M. Schmid

Notfallmedizin für Heilpraktikerinnen und Heilpraktiker

Markus Schmid

Notfallmedizin für Heilpraktikerinnen und Heilpraktiker

1. Auflage

ELSEVIER

Elsevier GmbH, Bernhard-Wicki-Str. 5, 80636 München, Deutschland
Wir freuen uns über Ihr Feedback und Ihre Anregungen an kundendienst@elsevier.com

ISBN 978-3-437-55193-2
eISBN 978-3-437-05169-2

Wichtiger Hinweis
Die medizinischen Wissenschaften unterliegen einem sehr schnellen Wissenszuwachs. Der stetige Wandel von Methoden, Wirkstoffen und Erkenntnissen ist allen an diesem Werk Beteiligten bewusst. Sowohl der Verlag als auch die Autorinnen und Autoren und alle, die an der Entstehung dieses Werkes beteiligt waren, haben große Sorgfalt darauf verwandt, dass die Angaben zu Methoden, Anweisungen, Produkten, Anwendungen oder Konzepten dem aktuellen Wissensstand zum Zeitpunkt der Fertigstellung des Werkes entsprechen.
Der Verlag kann jedoch keine Gewähr für Angaben zu Dosierung und Applikationsformen übernehmen. Es sollte stets eine unabhängige und sorgfältige Überprüfung von Diagnosen und Arzneimitteldosierungen sowie möglicher Kontraindikationen erfolgen. Jede Dosierung oder Applikation liegt in der Verantwortung der Anwenderin oder des Anwenders. Die Elsevier GmbH, die Autorinnen und Autoren und alle, die an der Entstehung des Werkes mitgewirkt haben, können keinerlei Haftung in Bezug auf jegliche Verletzung und/oder Schäden an Personen oder Eigentum, im Rahmen von Produkthaftung, Fahrlässigkeit oder anderweitig übernehmen.

Für die Vollständigkeit und Auswahl der aufgeführten Medikamente übernimmt der Verlag keine Gewähr.
Geschützte Warennamen (Warenzeichen) werden in der Regel besonders kenntlich gemacht (®). Aus dem Fehlen eines solchen Hinweises kann jedoch nicht automatisch geschlossen werden, dass es sich um einen freien Warennamen handelt.

Bibliografische Information der Deutschen Nationalbibliothek
Die Deutsche Nationalbibliothek verzeichnet diese Publikation in der Deutschen Nationalbibliografie; detaillierte bibliografische Daten sind im Internet über https://www.dnb.de abrufbar.

23 24 25 26 27 5 4 3 2 1

In ihren Veröffentlichungen verfolgt die Elsevier GmbH das Ziel, genderneutrale Formulierungen für Personengruppen zu verwenden. Um jedoch den Textfluss nicht zu stören sowie die gestalterische Freiheit nicht einzuschränken, wurden bisweilen Kompromisse eingegangen. Selbstverständlich sind **immer alle Geschlechter** gemeint.

Planung: Ingrid Puchner und Stefanie Schröder, München
Projektmanagement: Karin Kühnel, München
Redaktion: Dr. Nikola Schmidt, Berlin
Rechteklärung: Lisa Neulinger, Ottobrunn
Herstellung: Dietmar Radünz, Leipzig
Satz: Thomson Digital, Noida/Indien
Druck und Bindung: Printer Trento S.r.l., Trento/Italien
Umschlaggestaltung: SpieszDesign, Neu-Ulm
Titelfotografie: Ärztin © istock.com/mordalez / Tropf © colourbox.de / Rucksack © tim-macht-fotos.de - stock.adobe.com

Aktuelle Informationen finden Sie im Internet unter **www.elsevier.de**

Vorwort

Als begeisterter Vorwortleser anderer Autoren und Autorinnen und langjähriger Experte im Bereich der Notfallmedizin und Heilpraktik ist es für mich eine unglaubliche Ehre, mein erstes Buch über Notfallmedizin für Heilpraktikerinnen und Heilpraktiker zu veröffentlichen.

Meine Erfahrungen als ehemaliger hauptberuflicher Notfallsanitäter haben mir die Bedeutung von kompetentem und verantwortungsvollem Handeln in Notfallsituationen gezeigt. Seit 2005 widme ich mich mit Hingabe der Ausbildung von Heilpraktikern und Heilpraktikerinnen und bringe als staatlich anerkannter Berufsschullehrer für Notfallsanitäter und Notfallsanitäterinnen wertvolles Wissen und praktische Erfahrung in diesen Bereich ein.

Seit 2011 betreibe ich meine eigene Praxis in Miesbach und seit 2019 leite ich gemeinsam mit meiner Frau unser eigenes Institut für die Heilpraktikeraus- und weiterbildung D2HP. Beides erfüllt mich mit großer Freude und Stolz, da ich meinen Beruf liebe und das Ausbilden von angehenden Heilpraktikern und Heilpraktikerinnen meine Leidenschaft ist.

Es ist mir ein besonderes Anliegen, jeden neuen Heilpraktiker und jede neue Heilpraktikerin dazu zu ermutigen, verantwortungsvoll und professionell mit dem Beruf und den damit verbundenen Verantwortungen umzugehen. In diesem Buch möchte ich mein Wissen und meine Erfahrungen mit Ihnen teilen, um Ihnen als Heilpraktiker bzw. Heilpraktikerin wertvolle Einblicke in die Notfallmedizin zu geben. Mein Wunsch ist es, Ihnen so für den Weg durch die Prüfung, aber vor allem auch in der Praxis mehr Sicherheit im Umgang mit Notfallsituationen zu geben.

Geboren im Jahr 1974 und glücklich verheiratet mit zwei Kindern, bin ich überzeugt, dass ich durch meine persönlichen Erfahrungen und meine berufliche Laufbahn die notwendigen Kenntnisse und Fertigkeiten besitze, um Ihnen ein umfassendes und praktisches Werk über Notfallmedizin für Heilpraktiker zu präsentieren.

Ich wünsche Ihnen viel Freude und Erfolg beim Lesen und Anwenden der hier vermittelten Informationen. Möge dieses Buch Ihnen dabei helfen, in Notfallsituationen effektiv und sicher zu handeln, zum Wohle Ihrer Patienten und Patientinnen und zum Erfolg Ihrer Praxis.

Mit besten Grüßen,
Ihr Markus Schmid

Benutzerhinweise

MERKE
Alles Wichtige wird in diesem Kasten hervorgehoben.

INFO
Informatives zum Thema finden Sie in diesem Kasten

CAVE
Hier müssen Sie besonders aufmerksam sein. Vorsicht ist geboten.

FALLBEISPIELE

Exemplarisch dargestellte Fälle zur Verdeutlichung des Sachinhalts sind in diesem Kasten hervorgehoben.

Prüfungsfragen
Exemplarische Prüfungsfragen und -szenarien zur Prüfungsvorbereitung für angehende Heilpraktiker*innen finden Sie in diesem Kasten.

cABCDE Hier wird zu jedem Notfall das Vorgehen analog zum cABCDE-Schema angezeigt. Näheres zum cABCDE-Schema finden Sie in Kapitel ➤ 1.3.1.

Fehler gefunden?

An unsere Inhalte haben wir sehr hohe Ansprüche. Trotz aller Sorgfalt kann es jedoch passieren, dass sich ein Fehler einschleicht oder fachlich-inhaltliche Aktualisierungen notwendig geworden sind.
Sobald ein relevanter Fehler entdeckt wird, stellen wir eine Korrektur zur Verfügung. Mit diesem QR-Code gelingt der schnelle Zugriff.

https://else4.de/978-3-437-55193-2

Wir sind dankbar für jeden Hinweis, der uns hilft, dieses Werk zu verbessern. Bitte richten Sie Ihre Anregungen, Lob und Kritik an folgende E-Mail-Adresse: kundendienst@elsevier.com

Abkürzungen

A./Aa.	Arteria/Arteriae
AF	Atemfrequenz
ALS	Advanced Life Support
AMG	Arzneimittelgesetz
ANV	akutes Nierenversagen
AST	Aspartat-Aminotransferase
ATLS	Advanced Trauma Life Support
AV-Knoten	Atrioventrikularknoten
BLS	Basis Life Support
BSG	Blutungssenkungsgeschwindigkeit
CK	Creatinkinase
CO	Kohlenstoffmonoxid
CO_2	Kohlenstoffdioxid
COPD	chronisch-obstruktive Lungenerkrankung
CRP	C-reaktives Protein
CT	Computertomografie
DMS	Durchblutung, Motorik, Sensibilität
EKG	Elektrokardiogramm
Ery	Erythrozyten
EUG	Extrauteringravidität
GCS	Glasgow Coma Scale
GI-Trakt	Gastrointestinal-Trakt
GOT	Glutamat-Oxalacetat-Transaminase
Hb	Hämoglobin
HDL	High-density-Lipoprotein
HLW	Herz-Lungen-Wiederbelebung
HK	Hämatokrit
HP	Heilpraktiker
i.v.	intravenös
KHK	koronare Herzerkrankung
LDH	Laktatdehydrogenase
LDL	Low-density-Lipoprotein
M./Mm.	Musculus/Musculi
MRT	Magnetresonanztomografie
N./Nn.	Nervus/Nervi
NaCl	Natriumchlorid
ÖGD	Ösophagogastroduodenoskopie
PSA	persönliche Schutzausrüstung
PsychKHG	Psychisch Krankenhilfegesetz
PTBS	posttraumatische Belastungsstörung
RR	
SHT	Schädel-Hirn-Trauma
SpO_2	Sauerstoffpartialdruck
TEP	Totalendoprothese
TIA	transitorische ischämische Attacke
TVT	tiefe Beinvenenthrombose
V./Vv.	Vena/Venae
ZNS	Zentrales Nervensystem

Abbildungsnachweis

Der Verweis auf die jeweilige Abbildungsquelle befindet sich bei allen Abbildungen im Werk am Ende des Legendentextes in eckigen Klammern. Alle nicht besonders gekennzeichneten Grafiken und Abbildungen © Elsevier GmbH, München.

A400 Reihe Pflege konkret, Elsevier/Urban & Fischer
E896 Thobaben, Hogan: Fundamentals of Nursing – Caring and Clinical Judgment. 2007
E619-002 Myland D et al. Kaufman's Clinical Neurology for Psychiatrists. 9th ed. Elsevier, 2022
E1164 Holt EH et al. Goodman's Basic Medical Endocrinology. 5th ed. Elsevier, 2021
E1165 Shiland B. Medical Terminology & Anatomy for Coding. 4th ed. Elsevier, 2020
E1166 Bonewit-West K et al. Today's Medical Assistant, Clinical & Administrative Procedures. 4th ed. Elsevier, 2019
E1167 Edmunds M. Procedures for the Primary Care Provider. 3rd ed. Elsevier, 2015
E1168 Sass E et al. Nurse Anesthesia. 7th ed. Elsevier, 2022
E1169 McKinney ES et al. Maternal-Child Nursing. 6th ed. Elsevier, 2021
E1171 Seifter J et al. Integrated Physiology and Pathophysiology. 1st ed. Elsevier, 2021
F210-010 Teasdale G, Jennett B. Assessment of coma and impaired consciousness – A Practical Scale. The Lancet, 1974; 304(7872): 81–84. Elsevier
F1093-003 Aroor S et al. BE-FAST (Balance, Eyes, Face, Arm, Speech, Time) Reducing the Proportion of Strokes Missed Using the FAST Mnemonic. Stroke, 2017; 48(2): 479–481. American Heart Association.
G627 Silvestri LA. Saunders Comprehensive Review for the NCLEX-RN Examination. 5. Aufl. Elsevier Saunders, 2010
G879 Schmittenbecher P P. Pädiatrische Chirurgie. 1. Aufl. Elsevier/Urban & Fischer, 2010
G1225 Image reused with permissions from Complete Anatomy (www.3d4medical.com), copyright 3D4Medical LTD, 2021
H108-002 Freude G et al. Prähospitale Versorgung des Schädel-Hirn-Trauma. Der Notarzt, 2017; 33(6): 300–309. Thieme
H263-003 Tae Wuk Bae et al.: ECG PQRST complex detector and heart rate variability analysis using temporal characteristics of fiducial points. Biomedical Signal Processing and Control, 2021; 66. Elsevier
J747 Thomas Engbert, Design&Kommunikation, Kronsgaard
J748-107 Fotolia.com / awfoto.
K115 Andreas Walle, Hamburg
K324 Michaela Mejta
L106 Henriette Rintelen, Velbert
L115 Rainer Dunkel, Berlin
L119 Karin Wurlitzer, Greifswald
L126 Dr. med. Katja Dalkowski, Erlangen
L138 Martha Kosthorst, Borken
L143 Heike Hübner, Berlin
L157 Susanne Adler, Lübeck
L190 Gerda Raichle, Ulm
L231 Stefan Dangl, München
L234 Helmut Holtermann, Dannenberg
L238 Sonja Klebe, Großhelfendorf
L255 Irina Kart, Berlin
L264 Claudia Flüss, München
M108 Dr. med. Hans-Joachim Frercks, Malente
M117 Prof. Dr. Gerhard Grevers, München
M181 Dr. med. Steffen Krautzig, Bad Münder
M332 Prof. Dr. A. Ficklscherer, München
M519 Prof. Dr. med. O. Trentz, Zürich
P243 Manfred Vavrinek, Bergen
P1306 Markus Schmid, Irschenberg
R161 Luxem, Kühn, Runggaldier: Lehrbuch Rettungsdienst. 3. Aufl., Elsevier, Urban & Fischer
S010-2-16 Benninghoff A. Anatomie, Bd. 2. 16. Aufl. Urban & Schwarzenberg, 2004
S149 Roche Lexikon Medizin. 5. Aufl. Urban & Schwarzenberg, 2003
T112 Bennek J, em. Ordinarius für Kinderchirurgie der Universität Leipzig
T192 Dr. med. Kay Goerke, Rheine Mathias Spital, Rheine
T209 Gruber/Hansch: Die interaktive Blickdiagnostik, CD-Rom, G. Gruber, Universitätsklinikum Leipzig, Zentrum für Innere Medizin, Leipzig
T409 Fotosammlung des Dr. von Haunerschen Kinderspitals, München
T467 Prof. Dr. med. Dr. med. dent. Michael Ehrenfeld, München, Direktor Klinik und Poliklinik für Mund-, Kiefer- und Gesichtschirurgie
U243 B. Braun Avitum AG, Melsungen
V1007 Servopax GmbH
W1103 Deutsche Gesellschaft für Kinderschutz in der Medizin e.V. (DGKiM)
W1138 Stiftung Gesundheitswissen, Berlin

Inhaltsverzeichnis

KAPITEL

1 Notfallmedizinische Grundlagen

1

1.1 Was ist ein Notfall?

Wann ein Notfall vorliegt, ist nicht abschließend definiert. Der Notfall wird aber als Situation beschrieben, in der dringend **Hilfe von Fachpersonal** benötigt wird.

Heilpraktiker*innen und Ärzt*innen üben die Heilkunde aus. Sie können deswegen grundsätzlich selbst entscheiden, ob eine Situation einen Notfall darstellt. Das bedeutet, dass der Heilpraktiker bzw. die Heilpraktikerin eigenverantwortlich abschätzen kann, ob und wann er bzw. sie Hilfe holt. Man sollte als Heilpraktiker*in hierbei nicht mit falschem Ehrgeiz die Patient*innen gefährden und lieber bei Bedarf frühzeitig den Notruf absetzen.

Grundsätzlich sollte der Rettungsdienst gerufen werden, wenn eine Situation eintritt, die für die Therapeut*innen nicht mehr händelbar ist.

Wie in diesem Buch gezeigt wird, muss nicht in jeder Notfallsituation der Rettungswagen mit Blaulicht und Martinshorn verständigt werden. Heilpraktiker*innen sind in der Lage, viele brenzlige Situationen selbstständig zu lösen bzw. die wertvolle Zeit bis zum Eintreffen des Rettungsdienstes erstversorgend zu nutzen.

1.2 Rechtliche Vorgaben

Da Heilpraktiker*innen die Heilkunde ausüben, haben sie eine besondere Stellung im medizinischen Bereich, ebenso in der „Notfallmedizin".
Im Bereich des Notfalls gelten für Heilpraktiker*innen folgende rechtliche Besonderheiten:
- Garantenstellung
- Rechtfertigender Notstand

Bei der **Garantenstellung** handelt es sich um die Pflicht aus dem Strafrecht, dafür einzustehen, dass ein bestimmter tatbestandlicher Erfolg nicht eintritt. (https://www.juraforum.de/lexikon/garantenstellung)

Garantenstellung

Heilpraktiker*innen bürgen für das Wohlergehen ihrer Patient*innen und besitzen somit eine Garantenstellung. Im Notfall müssen sie ihr Fachwissen im Rahmen Ihrer Möglichkeiten anwenden.

FALLBEISPIEL

Sollte eine Heilpraktikerin bei einem Unfallgeschehen keine Erste Hilfe leisten und der Patient versterben, kann dies als Totschlag durch Unterlassung gewertet werden. Sie ist somit ihrer Garantenstellung nicht nachgekommen und hat den Tatbestand der unterlassenen Hilfeleistung erfüllt.

Rechtfertigender Notstand

Nach §34 StGB wird eine Handlung nicht als Straftat gewertet, wenn sie begangen wird, um eine *„nicht anders abwendbaren Gefahr für Leben, Leib …"* abzuwenden.

FALLBEISPIEL

Eine Patientin isst im Wartezimmer Erdnüsse. Daraufhin entwickelt sie akut eine Atemnot mit inspiratorischem Stridor, ein Anschwellen der Schleimhäute, Blässe und Kaltschweißigkeit.
Der Heilpraktiker vermutet berechtigterweise, dass sich hier ein anaphylaktischer Schock entwickelt. Nach Erfassen der Vitalparameter lagert er die Patientin in Schocklage mit erhöhtem Oberkörper. Er setzt den Notruf (akute anaphylaktische Reaktion) ab. Anschließend injiziert er Adrenalin mit dem Pen, legt einen intravenösen Zugang und lässt NaCl auf höchster Geschwindigkeit laufen.

Rechtlich betrachtet hat der Heilpraktiker durch das Injizieren und das Legen des Zugangs ohne vorherige Einwilligung den Straftatbestand der Körperverletzung nach §223 StGB erfüllt.
Da er aber durch das Injizieren von Adrenalin und die Gabe von Volumen die unmittelbare, lebensbedrohliche Gefahr für das Leben abwenden konnte, ist somit der rechtfertigende Notstand nach § 34 StGB erfüllt und diese Handlung ist als straffrei zu betrachten.

Aber auch in Notsituationen gilt die Sorgfaltspflicht für Heilpraktiker*innen, nach der sie nur Maßnahmen anwenden sollten, die sie auch vollkommen beherrschen.

Arzneimittelgesetz (AMG)

Nach §48 AMG dürfen bestimmte Stoffe nur gegen ein ärztliches bzw. zahnärztliches Rezept an Verbraucher*innen abgegeben werden. Dies bedeutet, dass eine Apotheke ein verschreibungspflichtiges Medikament nur an Patient*innen abgeben darf, wenn das Rezept von Ärzt*innen oder Zahnärzt*innen ausgestellt wurde.

Sollte Heilpraktiker*innen versehentlich ein verschreibungspflichtiges Medikament rezeptieren, wird die Apotheke dies prüfen und das Arzneimittel nicht aushändigen. Heilpraktiker*innen machen sich dabei nicht strafbar.

Die **absichtliche Verordnung von verschreibungspflichtigen Medikamenten** würde allerdings als Anstiftung zur Straftat bewertet werden können, denn die Apotheke würde strafbar handeln, wenn sie das Medikament aushändigen würde.

Viele Heilpraktiker*innen, aber auch Heilpraktikerschulen leiten aus dieser Regelung nun die Ansicht ab, dass Heilpraktiker*innen auch keine verschreibungspflichtigen Arzneimittel anwenden dürften. Dies ist nicht richtig.

MERKE

Heilpraktiker*innen dürfen, gerade auch im Hinblick auf Notfälle, verschreibungspflichtige Medikamente anwenden, soweit sie diese zu Verfügung haben. Des Weiteren müssen sie Wirkung, Nebenwirkungen, Gegenanzeigen und richtige Anwendung (de lege artis) der angewendeten Medikamente kennen und beherrschen.

Um dies zu unterstreichen, gibt es die Regelung, dass z. B. für die Notfallbehandlung im Rahmen der Neuraltherapie Dexamethason (Dexamethasondihydrogenphosphat) und Epinephrin (Adrenalin) in der Apotheke bezogen werden können. Hierfür benötigt man nur ein selbstausgestelltes Privatrezept, einen Lichtbildausweis und ein Schreiben des Gesundheitsamts, dass man die Heilkunde ausübt. Falls es zu einem anaphylaktischen Notfall im Rahmen der neuraltherapeutischen Behandlung kommen sollte, dürften die Medikamente als Maßnahme der Ersten Hilfe bis zum Eintreffen des Rettungsdienstes eingesetzt werden.

Betäubungsmittel hingegen dürfen mit wenigen Ausnahmen nicht rezeptiert werden.

Darüber hinaus darf z. B. auch das Nitrospray, das Patient*innen bei sich haben, bei Verdacht auf eine akute Angina pectoris angewendet werden.

1.3 Systematische Diagnosestellung

1.3.1 Das cABCDE-Schema im Notfall

Das cABCDE-Schema gilt als **Standardschema in der Notfallmedizin**. Egal ob von Heilpraktiker*innen, Rettungsdienstmitarbeiter*innen oder in der Notaufnahme – dieses Schema wird **bei zeitkritischen Patient*innen** abgearbeitet. Hierbei wird ausschließlich anhand der Symptome gearbeitet und die Frage, was den Erkrankten fehlt, ist in diesem Moment zweitrangig.

Jeder einzelne Punkt dieses Schemas wird nacheinander abgearbeitet. Innerhalb der einzelnen Abschnitte wird jeweils anamnestisch, mithilfe von Untersuchungen und ggf. behandelnd vorgegangen (➤ Tab. 1.1).

Tab. 1.1 Notfallvorgehen nach cABCDE

Akronym	Bedeutung
c	**C**ritical Bleeding → Kritische Blutungen sofort stillen. Kritische Blutungen sind stark blutende oder spritzende Verletzungen sowie Amputationen.
A	**A**irway → Atemwegsverlegung prüfen, evtl. Kopf überstrecken, Esmarch-Handgriff (➤ Abb. 1.1), Wirbelsäulenstabilisation bei Trauma
B	**B**reathing z. B. bei respiratorischer Insuffizienz → evtl. Sauerstoffgabe oder assistierte Beatmung (➤ Kap. 2)
C	**C**irculation → Prüfung auf Kreislaufinsuffizienz (Puls und Blutdruck, Schocksymptome)
D	**D**isability Ausfälle des zentralen Nervensystems, z. B. Bewusstseinsstörungen Kopfschmerzen, Schwindel, Lähmungserscheinungen → evtl. Sauerstoffgabe, Volumengabe und Lagerung
E	„**E**xposure" Störungen des Wärmehaushalts → weiterführende körperliche Untersuchung

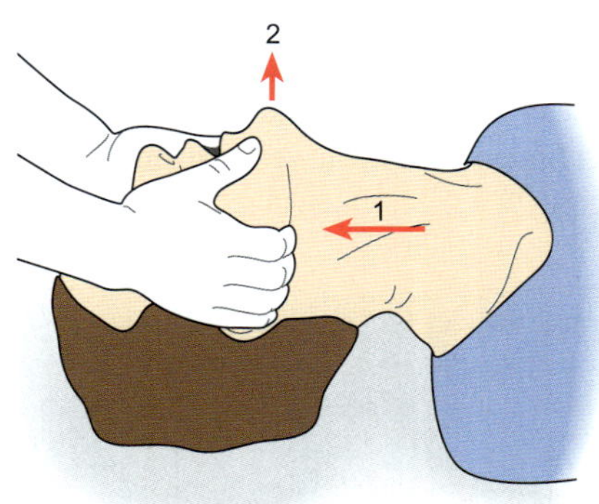

Abb. 1.1 Zum Überprüfen der Atemwege eignet sich der Esmarch-Handgriff. So kann gut die Mundhöhle und der Rachen eingesehen werden und eine Verlegung der Atemwege schnell erkannt werden. [L106]

Dieses cABCDE-Schema ist Teil des ATLS (Advanced Trauma Life Support) und soll vitale Bedrohungen schnell erkennbar und behandelbar machen.

Treat first what kills first

MERKE

Wichtig bei diesem Schema ist das konsequente **Abarbeiten von „oben nach unten".** Sollte sich der Zustand der Patient*innen verschlechtern, beginnt man das komplette Schema von vorne. Erst, wenn beispielsweise die Atemwege frei sind, beurteilt man die Atmung und greift eventuell unterstützend ein. Sollte es an diesem Punkt plötzlich zu Blutungen kommen, würde man wieder bei „c" beginnen. Und dann anschließend das Schema wieder weiter bearbeiten.

CAVE

Eine Ausnahme ist die kardiopulmonale Reanimation. Liegt ein Kreislaufstillstand vor, wird **sofort** mit der Herz-Lungen-Wiederbelebung nach geltenden Vorschriften begonnen.

1.3.2 Das SAMPLER-Schema im Notfall

Das SAMPLER-Schema gibt eine Hilfestellung, welche Fragen im Falle eines Notfalls unbedingt gestellt werden sollten. Es stellt eine **Ergänzung des cABCDE-Schemas** dar und kann auch als Notfallanamnese bezeichnet werden (➤ Tab. 1.2).

Tab. 1.2 SAMPLER-Schema

Akronym	Bedeutung
S	**S**ymptome Aktuelle Beschwerden?
A	**A**llergien Sind Allergien bekannt?
M	**M**edikamente Welche Dauermedikation hat der Patient/Drogen?
P	**P**atientengeschichte Vorerkrankungen, ehemalige Operationen, Krankenhausaufenthalte?
L	**L**etzte Nahrungsaufnahme Welche Mahlzeit und Menge sowie Zeitpunkt der letzten Mahlzeit?
E	**E**reignisse Welches Ereignis löste das aktuelle Problem aus?
R	**R**isikofaktoren Arbeits-, Sozial-, familiäre, genetische, Reise-, toxische Anamnese (Rauchen, Alkohol)?

Tab. 1.3 Prüfungssituation: Notfall nach EVD-AIPPAFL(A)

Akronym	Bedeutung
E	Erster Eindruck Wie sieht der Patient aus? Wie kommt er zur Türe rein? Ist er kaltschweißig? Gesichtsfarbe? Schmerzverzerrtes Gesicht? Alkoholgeruch? Humpelt der Patient?
V	Vitalparameter in Ruhe (RR/Puls/AF/ggf. BZ)
D	Immer laut an die wichtigste Differenzialdiagnose denken
A	Anamnese („W-Fragen" + Notfallanamnese)
I	Inspektion des jeweiligen Organs
P	Palpation des jeweiligen Organs
P	Perkussion des jeweiligen Organs
A	Auskultation des jeweiligen Organs
F	Funktionsprüfung des jeweiligen Organs
L	Laborbefund des jeweiligen Organs
A	Apparative Diagnostik des jeweiligen Organs

1.3.3 Das AIPPAFL-Schema im Notfall

AIPPAFL wird in der Medizin als **Standardreihenfolge für die Diagnostik** angewendet. Natürlich muss das Schema auf die jeweilige Situation angepasst werden. Im Notfall ist die Untersuchung auf die vorliegenden Symptome zu konzentrieren. Sie stellt eine wichtige Maßnahme dar, um die richtige (Verdachts- oder Arbeits-)Diagnose zu finden.

AIPPAFL sollte im Notfall nur angewendet werden, wenn man **keine zeitkritischen Patient*innen** hat.

Die Kenntnis dieses Abfrageschemas ist in der mündlichen Heilpraktikerprüfung vollkommen ausreichend und das Schema ist anerkannt.

In Prüfungssituationen empfiehlt es sich, das AIPPAFL zu erweitern und mit dem Prä-Akronym EVD zu verwenden
Notfall nach EVD-AIPPAFL(A) ➢ Tab. 1.3
AIPPAFL ➢ Tab. 3.3
IPPAFL Y ➢ Tab. 5.1

In der Praxis ist das Schema an den jeweiligen Notfall anzupassen. Welche Anamnesefragen und welche Untersuchungen bei welchem Notfall besonders wichtig sind, lässt sich in den jeweiligen Kapiteln nachlesen.

1.4 Korrektes Vorgehen bei der Diagnose

1.4.1 Richtige Blutdruckmessung

Einer der wichtigsten Aufgaben in der Notfallsituation ist das Bestimmen der Vitalparameter, unter anderem des Blutdruck. Das Messen des Blutdrucks sollte regelmäßig geübt werden, damit die Handgriffe und das Vorgehen in einer Notfallsituation routiniert erfolgen und so auch die Ergebnisse aussagekräftig sind (➢ Abb. 1.2).

Blutdruckentgleisungen ➢ Kap. 2.1.4

Der Blutdruck wird bei der Erstmessung **immer** an beiden Armen gemessen

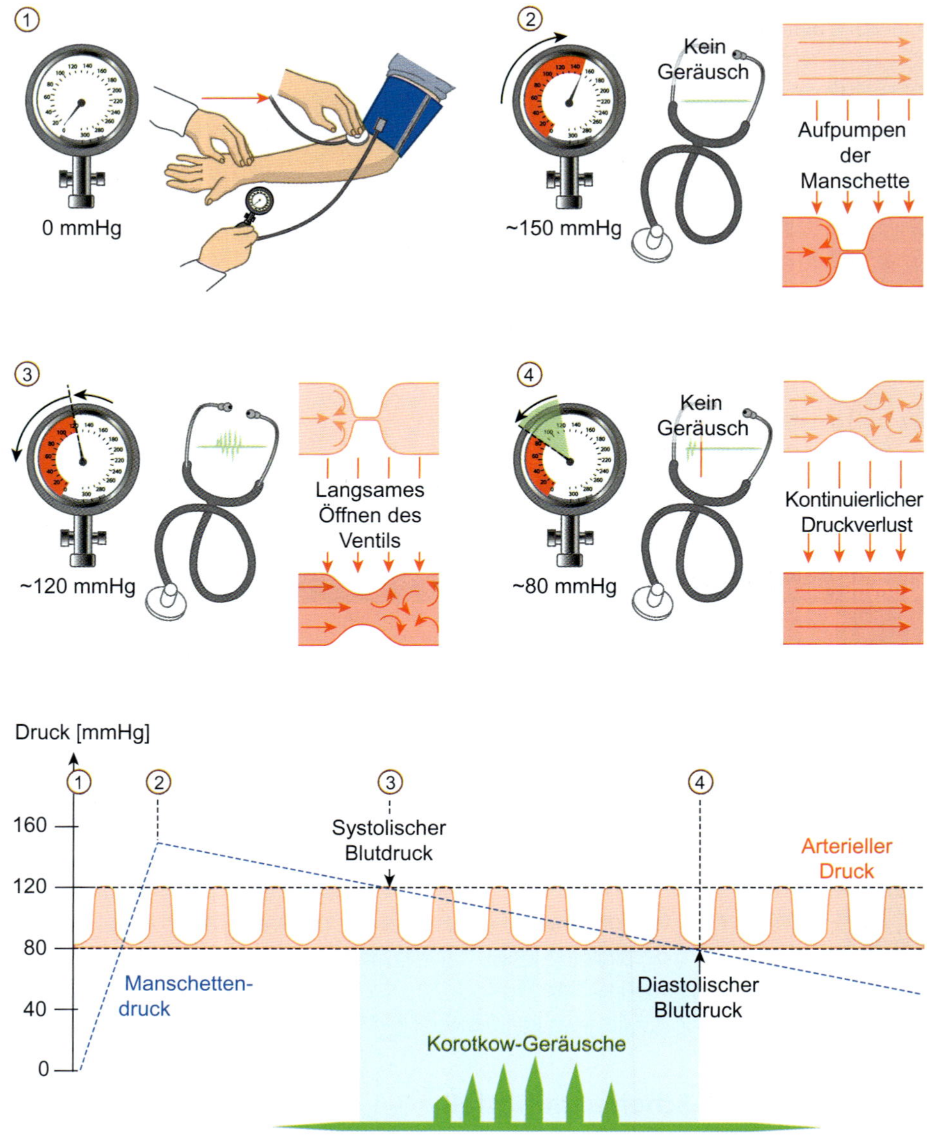

Abb. 1.2 Richtig Blutdruck messen: Für eine Messung am Oberarm wird die luftleere Manschette 2–3 cm oberhalb des Ellenbogens angelegt. Der Arm sollte während der Messung entspannt auf Herzhöhe aufliegen. Dann: 1. Radialis-Puls tasten. 2. Manschette aufpumpen, bis kein Puls mehr tastbar ist (ca. 20–30 mmHG höher pumpen als tastbarer Puls). 3. Stethoskopmembran distal der Blutdruckmanschette mit leichtem Druck auf die Haut oberhalb der darunter laufenden Arterie auflegen. 4. Den Druck aus der Manschette langsam entweichen lassen (3–5-mm HG/Sek.). Das Hören des ersten Geräuschs ist der systolische RR-Wert und das letzte hörbare Geräusch ist der diastolische Wert. [L138]

MERKE

Kontraindikationen und Fehlervermeidung

Die Blutdruckmanschette darf nicht schneller als mit 3–5 mmHg/Sek. abgelassen werden, sonst verursacht dies evtl. falsch hohe diastolische oder falsch niedrige systolische Werte.

Absolute Kontraindikationen
- Dialyse-Shunt-Arm
- Frische Wunden, z. B. nach Operationen
- Z. n. Brustentfernung

Relative Kontraindikationen
- Lymphödem
- Lähmungen auf der betroffenen Seite
- Venöse Gefäßzugänge

Prüfungsfragen

Prüfungsfragen

Amtsärztliche Frage: „Was sind Systole und Diastole?"

Lösungsansatz

Prüfling: „Meinen Sie die Phasen am Herzen oder beim Blutdruckmessen?"
Antwort: „Beim Blutdruckmessen."
Prüfling: „Der systolische Blutdruck misst den Druck in den Arterien, wenn sich die linke Herzkammer zusammenzieht und sauerstoffreiches Blut in die Arterien pumpt.
Der diastolische Blutdruck misst den Druck auf die Arterien, wenn die Windkesselfunktion die Systole weitergeleitet hat. Man spricht auch vom Restdruck in der Arterie.
Der diastolische Druck ist immer niedriger als der systolische Druck."

1.4.2 Richtiges Pulsmessen

Bei der Pulsmessung verschafft man sich einen Überblick über die Geschwindigkeit und die Art des Pulses. Dies kann wichtige Hinweise auf einen Notfall geben.
Folgende Pulsveränderungen bzw. -qualitäten können sich hierbei feststellen lassen:

- Tachykardie, Bradykardie
- Rhythmisch/arrhythmisch
- Pulsus durus: harter Puls, z. B. arterielle Hypertonie
- Pulsus filiformis: fadenförmiger, kaum tastbarer Puls, z. B. Kollaps, Schock
- Pulsus mollis: weicher Puls, z. B. arterielle Hypotonie
- Pulsus celer et altus: wasserharter Puls bei großer Blutdruckamplitude, z. B. Aortenklappeninsuffizienz

Beim ansprechbaren Patient*innen wird der Puls üblicherweise an der A. radialis gemessen (➤ Abb. 1.3).

MERKE
Nicht mit dem Daumen, sondern immer mit den Fingerbeeren tasten (➤ Abb. 1.4)!

Wer Schwierigkeiten hat in der Prüfung oder im Praxisalltag × 4 zu rechnen, sollte × 2 und × 2 rechnen.
Beispiel: In 15 Sek. werden 17 Schläge gezählt. 17 × 2 = 34 × 2 = 68 Schläge/Min.

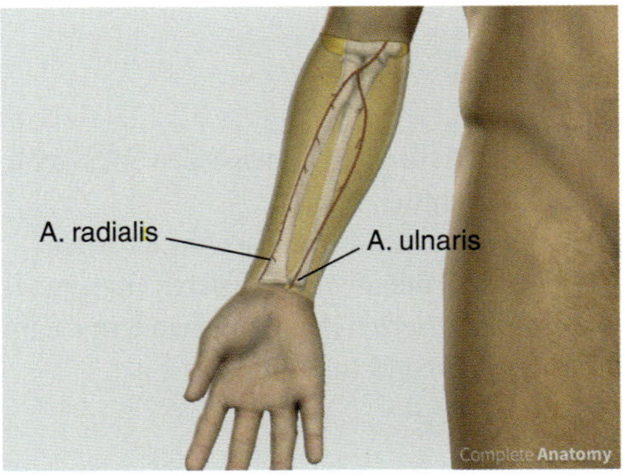

Abb. 1.3 Pulsort A. radialis und A. ulnaris [G1225]

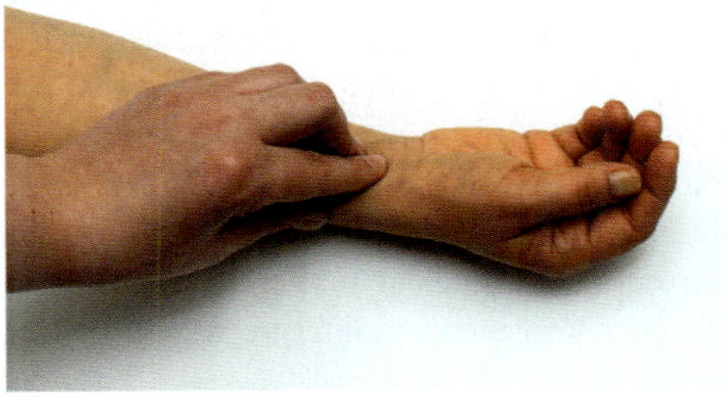

Abb. 1.4 Richtiges Pulsmessen. Um den Pulsschlag zu ertasten, werden der Zeige- und Mittelfinger proximal des Daumens auf das Handgelenk gelegt. Mit gering dosierten Druck auf Höhe der A. radialis ist es leicht möglich, den Puls zu erfühlen. Zu starkes Drücken kann dazu führen, dass die Arterie abgedrückt wird und kein Puls mehr palpabel ist. [K115]

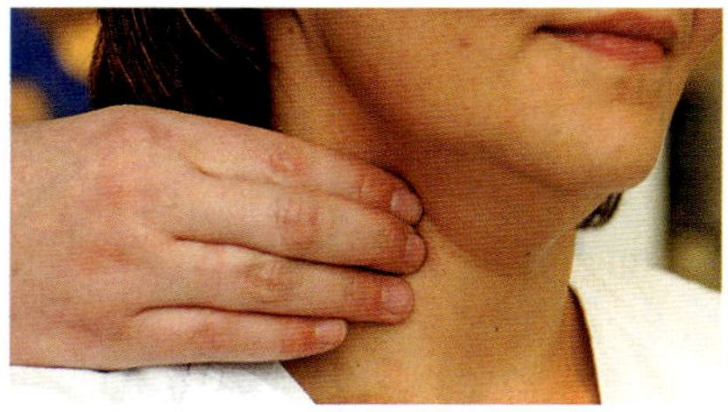

Abb. 1.5 Pulsmessen an der A. carotis communis [K115]

Ist der Puls beim ansprechbaren Patienten an der A. radialis zu tasten, kann davon ausgegangen werden, dass der Blutdruck systolisch mehr als 80 mmHg beträgt.

Rhythmischer Puls Die Anzahl der Pulswellen wird 15 Sek. gezählt und dann mit 4 multipliziert.

Arrhythmischer Puls Der Puls muss eine volle Minute durchgezählt werden, um die Frequenz zu bestimmen.

Nicht tastbarer Puls Sollte der Puls peripher nicht tastbar sein, empfiehlt es sich, die A. carotis zu palpieren (➤ Abb. 1.5).

CAVE

Die Carotiden dürfen immer nur einseitig palpiert werden! Anderenfalls kann es wegen der Barorezeptoren an der A. carotis communis zu einem massiven Blutdruckabfall kommen.

1.4.3 Richtiges Blutzuckermessen

Blutzuckerentgleisungen ➤ Kap. 2.3.7
Hypoglykämie ➤ Kap. 3.9
Hyperglykämie ➤ Kap. 3.10

Die Blutzuckermessung gehört nicht zu den Standardvitalparametern, sondern wird dann angewendet, wenn die Patient*innen folgende Auffälligkeiten zeigen:

- Verlangsamung
- Verwirrtheit
- Schlaganfall-ähnliche Symptome
- Unklare Somnolenz oder Bewusstlosigkeit

Um den Blutzuckerspiegel zu messen, ist es notwendig, mit einer feinen Lanzette einen Tropfen Blut aus der Fingerspitze abzunehmen. Dieser wird danach auf den Teststreifen gezogen. Je nach Messgerät dauert es 3–15 Sek., bis der Wert angezeigt wird.

Vorgehen

Die Desinfektion bei der BZ-Messung wird seit Jahren diskutiert. Da es sich um eine Verletzung der intakten Haut handelt, muss die Stelle desinfiziert werden.

- Alle Materialien zusammenstellen: Messgerät, inkl. Teststreifen, Stechhilfe, Handschuhe, Desinfektionsmittel, Tupfer
- Händedesinfektion, Handschuhe anziehen
- Finger des Patienten desinfizieren (Kategorie 1)
- Stichhilfe ansetzen (bei Rechtshändern die linke Hand benutzen, am besten an der Seite des Ringfingers) und auslösen

MERKE

Wichtig: Den ersten Tropfen verwerfen und den zweiten Tropfen für die Messung verwenden!

Umrechnung

mg/dl in mmol/l: mg/dl, geteilt durch 18, ergibt den mmol/l-Wert
mmol/l in mg/dl: mmol-Wert ×2, dann ×10, minus den verdoppelten Wert.

- Den eingesteckten Messtreifen an den Bluttropfen halten. Durch die Kapillaraszensionswirkung wird das Blut automatisch „angezogen".
- Je nach Blutzuckergerät dauert es ein paar Sekunden, bis der Wert (in mg/dl oder in mmol/l) angezeigt wird.

Patient*innen sollten nüchtern sein, um einen relevanten Wert feststellen zu können. Da dies bei der notfallmäßigen Blutzuckerbestimmung selten der Fall ist, hängt der Normwert stark davon ab, wann und vor allem was gegessen wurde (➤ Tab. 1.4).

Weiteres Vorgehen und Interpretation der Werte: ➤ Kap. 3.

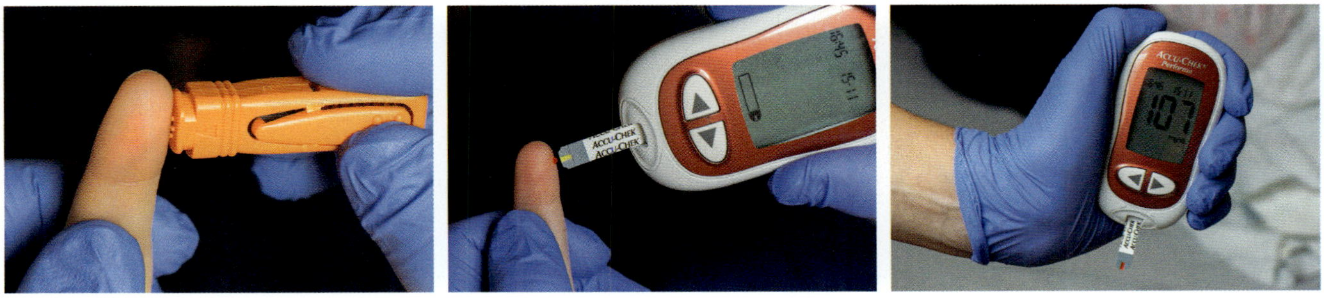

Abb. 1.6 Ablauf der Blutzuckermessung [K115]

Tab. 1.4 Blutzuckernormwerte

Essenszeitpunkt	Blutzuckerwert beim Gesunden
Nüchtern	60–100 mg/dl
Postprandial (nach dem Essen)	< 140 mg/dl

1.4.4 Pulsstatus

Bei starken Schmerzen in einer Extremität, kann es für den Heilpraktiker notwendig sein, einen Pulsstatus durchzuführen, um einen akuten Extremitätenverschluss zu diagnostizieren.

Die Puls-Taststellen werden immer im direkten Seitenvergleich palpiert, um so die Pulsstärke beurteilen zu können (➤ Abb. 1.7). Für die Praxis als auch für die Prüfung sollte strukturiert von oben (kranial) nach unten (kaudal) gearbeitet werden.

1.4.5 Schnelltests

Schnelltest bei Verdacht auf Infarkt!

Troponin

Myokardinfarkt ➤ Kap. 3.2
Angina pectoris ➤ Kap. 3.3

Troponin ist ein Protein und wird bei Gewebeuntergang der quergestreiften Muskulatur freigesetzt. Circa 2–3 Std. nach dem Beginn eines Infarkts wird Troponin im Blut nachweisbar (➤ Abb. 1.8). Besondere Relevanz findet der Troponin-Schnelltest bei Verdacht auf Herzinfarkt.

Man benötigt Serumblut (kein Kapillarblut) und tropft nach Bedienungsanleitung auf den Schnelltest.
Der Toponintest zeigt das Resultat nach ca. 15 Min. an (➤ Abb. 1.9).

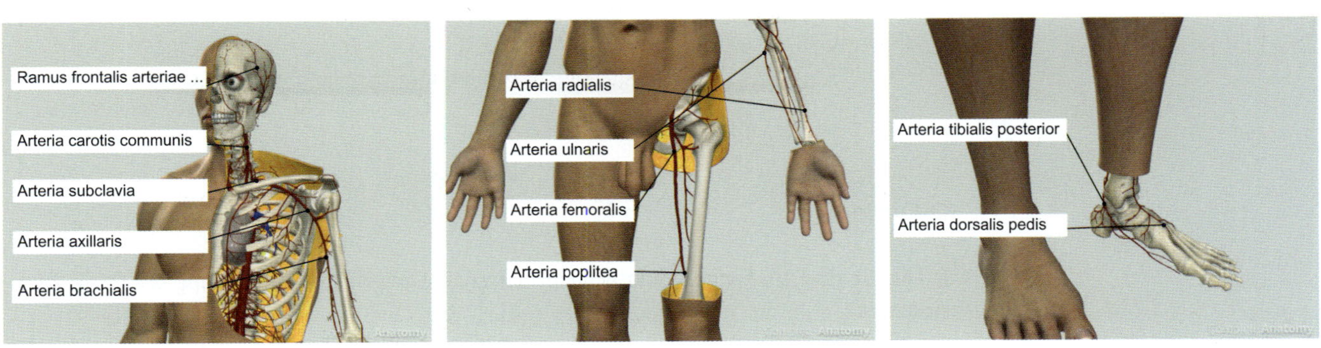

Abb. 1.7 Puls-Taststellen: a) Am Kopf, Thorax. b) In der Leiste. c) Am Fuß. [G1225]

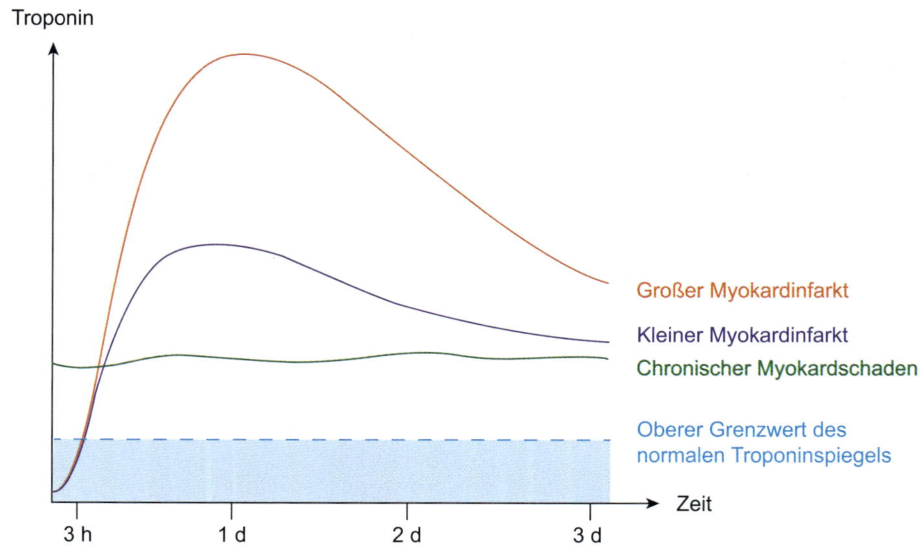

Abb. 1.8 Zeitlicher Verlauf des Troponinspiegels bei Infarkt [L138]

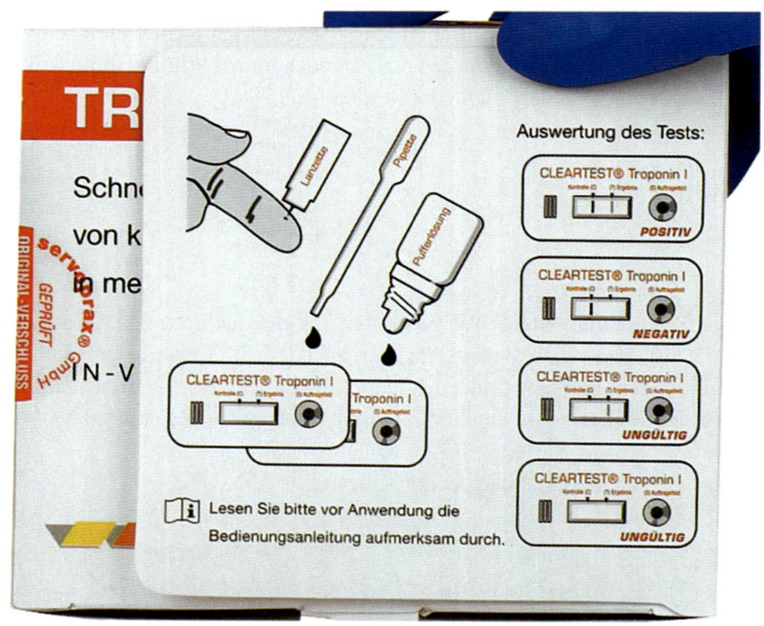

Abb. 1.9 Durchführung des Troponintests [V1007]

D-Dimere

Schnelltest bei Verdacht auf tiefe Venenthrombose oder Lungenembolie!

Lungenembolie ➤ Kap. 3.7
Myokardinfarkt ➤ Kap. 3.2
Zerebrale Sinus- und Venenthrombose ➤ Kap. 4.9

D-Dimere sind ein Spaltprodukt der Fibrinolyse und zeigen eine Aktivierung des Gerinnungssystems an.

Sollten die vorherige Anamnese und Untersuchung auf ein Krankheitsbild hinweisen (z. B. tiefen Venenthrombose), wird ein positiver Wert wird als weiteres Indiz dieser Erkrankung gesehen. Der D-Dimere-Wert ist erhöht bei:

- Tiefer Beinvenenthrombose
- Lungenembolie
- Verbrauchskoagulopathie

- Myokardinfarkt
- Septischem Schock
- Thrombolyse
- Schwangerschaft
- Entzündungen
- Malignome
- Leberzirrhose

MERKE

Sollte der D-Dimere-Test negativ sein, kann man eine TVT (tiefe Venenthrombose) oder Lungenembolie zu 99 % ausschließen.

Bei der Durchführung gibt es je nach Test verschiedene Möglichkeiten (➤ Abb. 1.10). Die Durchführungsanleitung ist zu beachten.

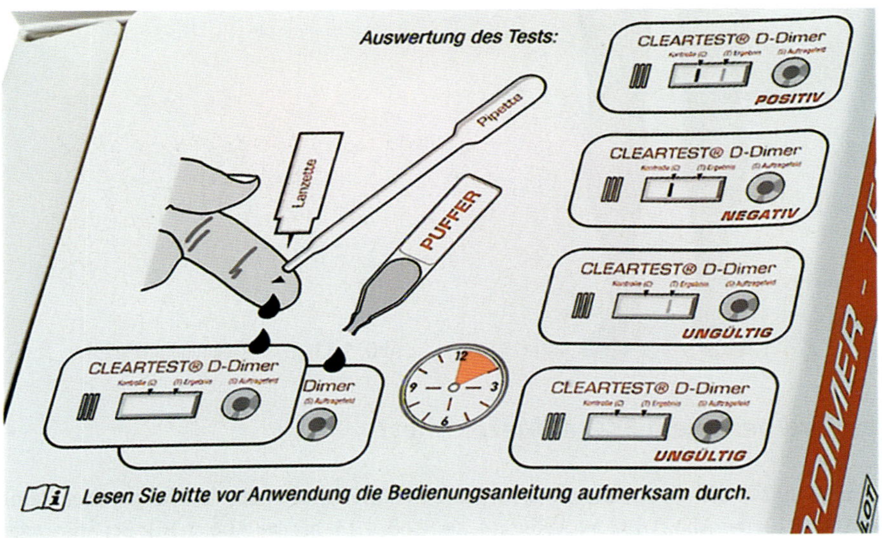

Abb. 1.10 Durchführung des D-Dimers-Tests [V1007]

1.4.6 EKG-Grundlagen

Wie funktioniert das EKG?

Bei einem Elektrokardiogramm (EKG) wird die elektrische Spannung (in mV), die von dem Erregungsleitsystem des Herzens produziert wird, über eine bestimmte Zeit (Zeitachse) aufgezeichnet.

Um die Stromweiterleitung im Myokards messen zu können, werden auf den Körper Messelektroden aufgeklebt (➤ Abb. 1.11). Man benötigt hierfür mindestens ein 6-Kanal-EKG. Hierfür werden drei Elektroden (rot, grün, gelb) und ein Erdungskabel (schwarzes Kabel) angebracht.

Das EKG misst nun die Ableitungen. Als **Ableitung** wird die Messung zwischen zwei Elektroden bezeichnet, z. B. zwischen rot und gelb = Ableitung 1; zwischen rot und grün = Ableitung 2.

1

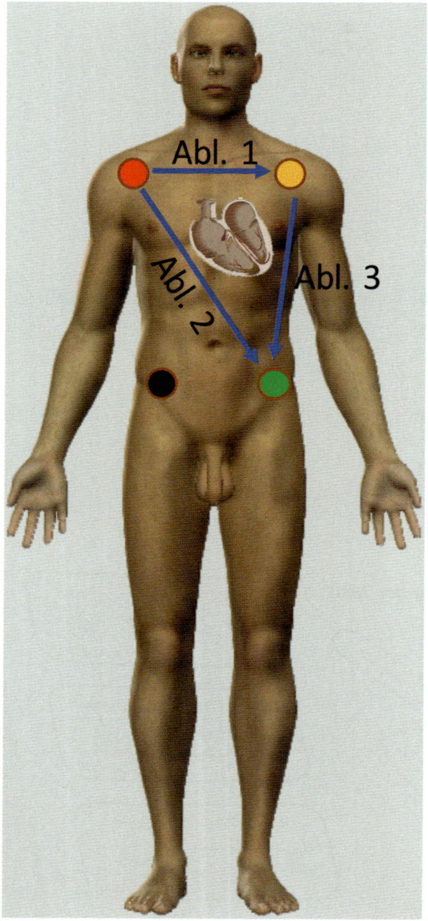

Abb. 1.11 EKG-Ableitungen [G1225]

Was wird bei einem EKG aufgezeichnet?

Myokardinfarkt ➤ Kap. 3.2
Angina pectoris ➤ Kap. 3.3
Herzrhythmusstörungen ➤ Kap. 3.4
AV-Block ➤ Kap. 3.5
Tachykardie/Bradykardie ➤ Kap. 3.6

Das EKG misst den Spannungsfluss, beginnend am Sinusknoten bis in die Herzkammern (➤ Abb. 1.12, ➤ Abb. 1.13, ➤ Abb. 1.14, ➤ Abb. 1.15, bis ➤ Abb. 1.16). Bei Störungen des Erregungsleitungssystems oder bei Veränderungen des Spannungsflusses zeigt das EKG entsprechend Auffälligkeiten.

Die Ableitungen sehen deshalb so unterschiedlich aus, weil das Herz mit jeder Ableitung von einem anderen Blickwinkel betrachtet wird (➤ Abb. 1.17). Man kann sich das ungefähr wie einen Maler vorstellen, der sein Portrait von verschiedenen Seiten betrachtet und dann abzeichnet. Um ein EKG befunden zu können, geht man wie folgt vor:

1. Bestimmung des Rhythmus:
   - Sinusrhythmus? Ersatzrhythmus?
2. Bestimmung der Herzfrequenz:
   - Zeigt das EKG meist an. Bradykardie/Tachykardie?
3. Lagebestimmung:
   - Die elektrische Herzachse verschiebt sich im Laufe des Lebens nach links.
   - Hierzu benötigt man einen erweiterten Grundlagenkurs EKG.

4. Zeitabstände PQ-, QRS- und QT-Dauer:
   - Mit einem EKG-Lineal ablesbar (PQ-Zeit kleiner 200 ms; QRS-Komplex kleiner 100 ms)
   - Hierzu benötigt man einen erweiterten Grundlagenkurs-EKG.
5. QRS-Komplex:
   - Ist der QRS-Komplex schmal oder weist er Verformungen auf?
6. ST-Strecke:
   - Ist eine ST-Streckenhebung, -senkung zu beobachten (> Abb. 1.18)?

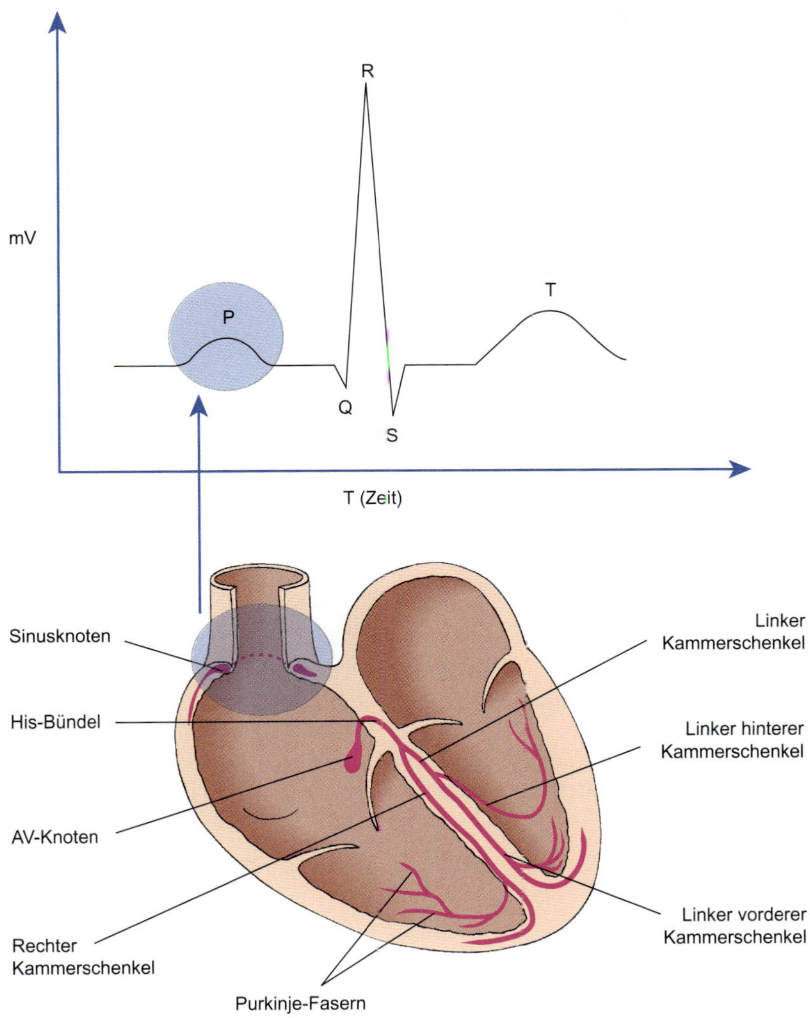

Abb. 1.12 Die Erregung des Sinusknotens zeigt sich im EKG mit der ersten Welle (P-Welle). Ist die P-Welle im EKG zu sehen, bedeutet dies also, dass ein Sinusrhythmus vorhanden ist. Zeigt sich keine typische Welle, sondern hektische Zacken, kann dies ein Hinweis auf Vorhofflimmern sein. [L190/L138]

1

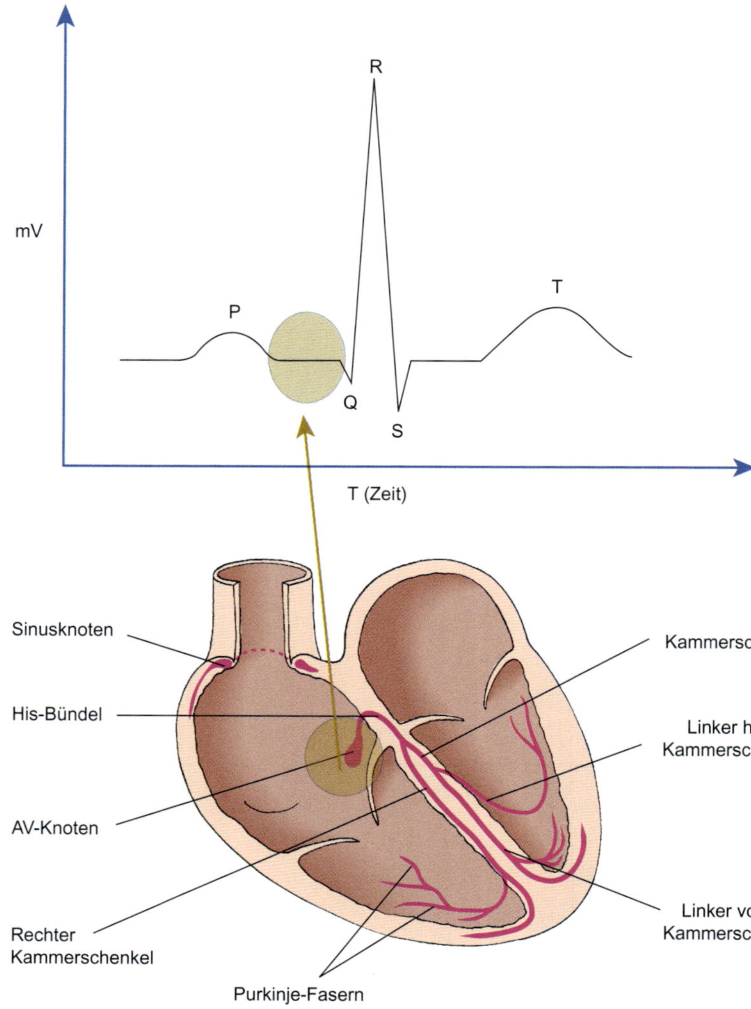

Abb. 1.13 Der AV-Knoten „kontrolliert", ob es sich bei dem ankommenden Spannungsimpuls um ein durchleitungsfähiges Signal handelt. Aus diesem Grund ist das Signal verzögert und hier im EKG kein Ausschlag zu sehen. [L190/L138]

Prüfungsfragen

Prüfungsfragen

Fall 1

Amtsärztliche Frage: „In Ihrem Wartezimmer wird es laut und ein Patient (kaltschweißig) legt seine Hand schmerzerfüllt auf den Thorax. Was vermuten Sie und wie gehen Sie vor?"

Lösungsansatz (Kurzfassung)

1. Notruf wählen (lassen) mit Verdacht auf Herzinfarkt
2. Lagerung mit erhöhtem Oberkörper ca. 30°
3. Vitalparameter prüfen (RR/Puls/SpO_2/AF)
4. EKG anbringen:
   - Amtsärztliche Zwischenfrage: Was sehen Sie am EKG bei einem typischen Herzinfarkt?
   - Antwort: eine ST-Strecken-Hebung
5. i. v.-Zugang legen: Blutabnahme, inkl. Troponin-Schnelltest, dann Infusion tropfenweise laufen lassen
6. Reanimationsbereit machen (inkl. Defibrillator)

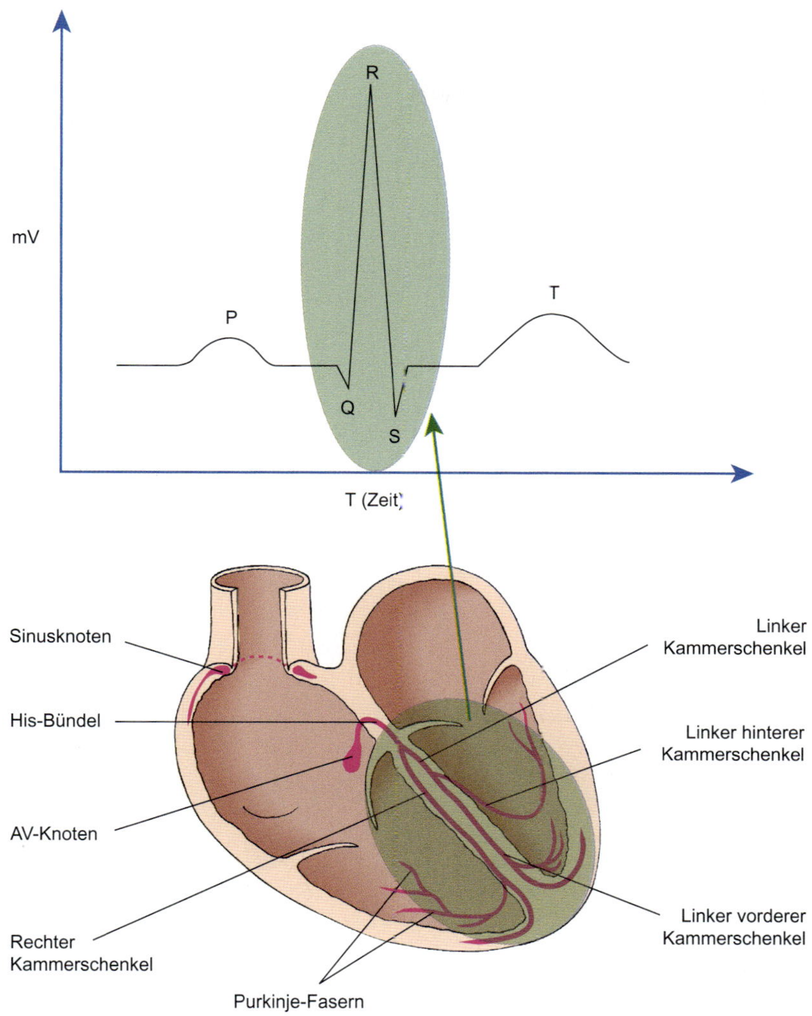

Abb. 1.14 Das Signal wird vom AV-Knoten über das His-Bündel (Q) in die Kammer weitergeleitet. Wenn die Spannung an der Herzscheidewand in Richtung Herzspitze entlangfließt, wird das im EKG durch die R-Zacke sichtbar gemacht. Durch das „Zurückfließen" von der Herzspitze an der Herzaußenwand entlang bildet sich die S-Zacke. [L190/L138]

Fall 2

Amtsärztliche Frage: „Sie werden zu einem Hausbesuch gerufen. Eine Ihnen bekannte Patientin mit Diabetes berichtet von Unwohlsein und Galoppieren in der Brust. Was vermuten Sie/wie gehen Sie vor?"

Lösungsansatz (Kurzfassung)

1. Notruf wählen (lassen) mit V.a. „stiller Herzinfarkt" aufgrund diabetischer Polyneuropathie
2. Lagerung mit erhöhtem Oberkörper: ca. 30°
3. Vitalparameter prüfen (RR/Puls/SpO_2/AF/BZ Messung)
4. EKG-Elektroden aufkleben
   - Zwischenfrage des AA: „Was sehen Sie am EKG bei einem typischen Herzinfarkt?"
   - Antwort: „Eine ST-Strecken Hebung."
5. i.v.-Zugang legen → Blutabnahme, inkl. Troponin Schnelltest, dann Infusion tropfenweise laufen lassen
6. Reanimationsbereit machen (inkl. Defibrillator)

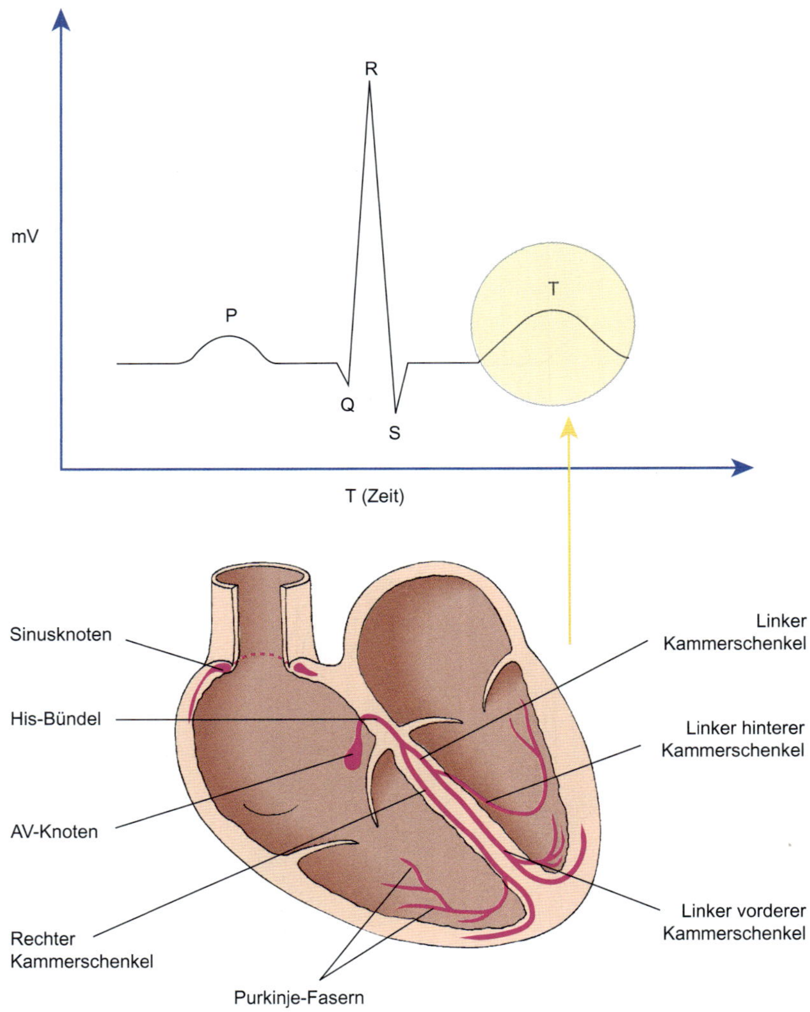

Abb. 1.15 Bei der T-Welle wird die „Restspannung", die noch im Herzen vorhanden ist, entladen. Erst dann kann der Sinusknoten mit der erneuten Erregung von vorne beginnen. Besondere Aufmerksamkeit richtet man im EKG auf die ST-Strecke, da sich hier ein Herzinfarkt zeigen kann. [L190/L138]

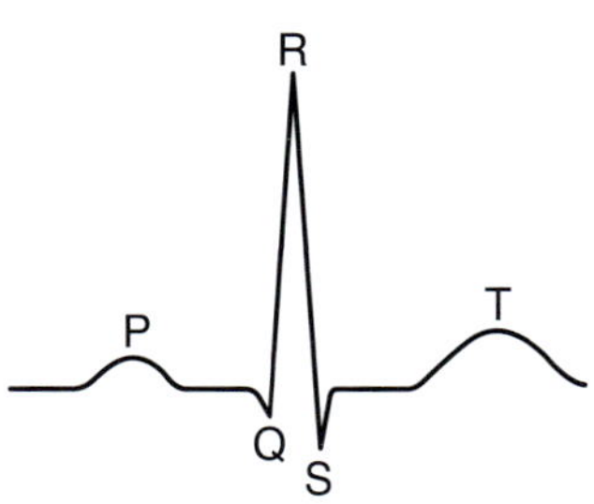

Abb. 1.16 Ein normales EKG mit verschiedenen Ableitungen im Überblick [H263-003]

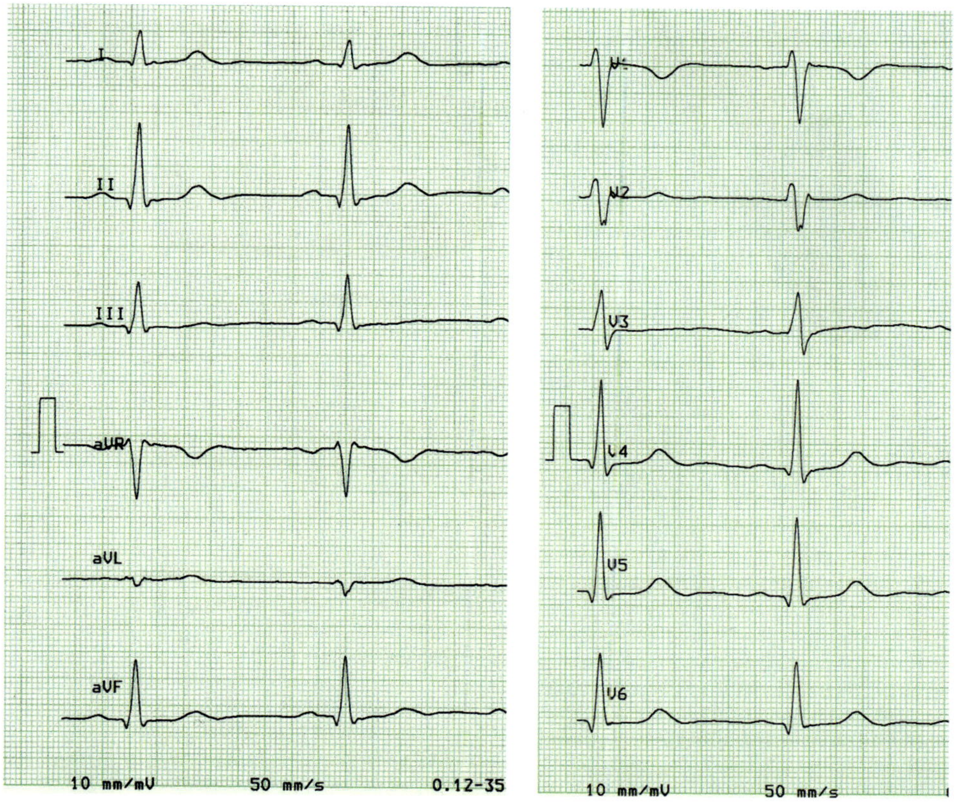

Abb. 1.17 Normales EKG [M181]

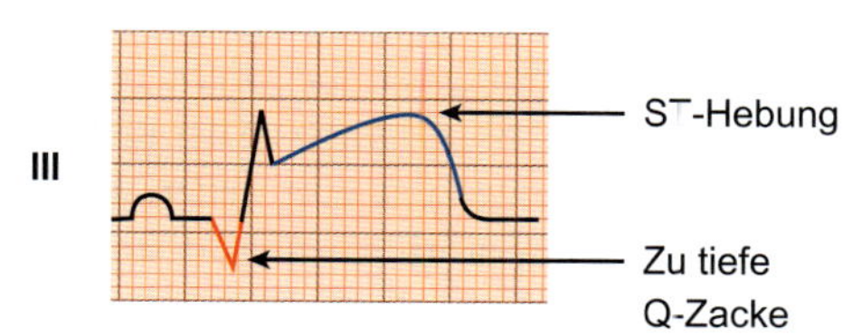

Abb. 1.18 Typisches Infarkt-EKG, wobei hier das Augenmerk auf der ST-Hebung liegt [L106]

1.4.7 Pulsoxymeter

Mit dem Pulsoxymeter wird die Sauerstoffkonzentration des Blutes gemessen.

Nagellack an den Fingernägeln oder zu kalte Finger können den Messwert verfälschen.

MERKE

Der Normalwert beträgt Normalwert: 95–99 %. Falsch hohe Werte findet man bei: Nikotinabusus, Methämoglobin oder CO-Intoxikation (bei einfachen Geräten).

Mithilfe des Spektralphotometers (Pulsoxy) wird eine bestimmte Wellenlänge (ca. 700–900 nm) durch die Haut gesendet. Hämoglobin absorbiert je nach Sauerstoffbeladung unterschiedlich viel Licht. Die absorbierte Menge der Wellenlänge lässt einen Rückschluss des Oxyhämoglobins am Gesamthämoglobin zu (➤ Abb. 1.19).

CAVE

Pulsoxymeterwerte unter 95 % müssen dringend medizinisch abgeklärt werden!

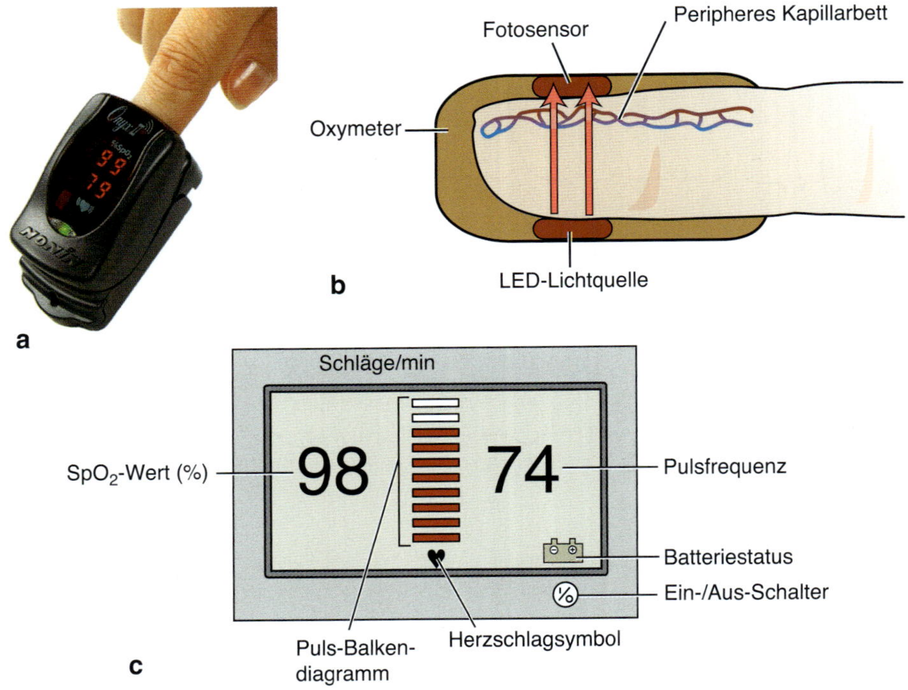

Abb. 1.19 Pulsoxymeter (a): Funktionsweise (b) und Display (c) [a: E1165; b, c: E116]

1.5 Rettungskette (mit HP)

Der Ausspruch „die Kette ist nur so stark, wie ihr schwächstes Glied" passt auch hier sehr gut!

Die Rettungskette regelt klar, wer, wann, was im Falle eines Notfalls macht. Im Normalfall umfasst die Rettungskette fünf Glieder (es gibt Bücher, die sprechen auch von nur vier Gliedern). ➤ Abb. 1.20 zeigt die Position des Heilpraktikers innerhalb der Rettungskette.

Generell macht jeder Beteiligte der Rettungskette dort weiter, wo der vorangegangene Beteiligte aufgehört hat. Je besser in jeder Ebene gearbeitet wurde, desto schneller können Patient*innen versorgt werden. Hat ein Laie z. B. noch keine Erste-Hilfe-Maßnahmen vorgenommen, müssen die Heilpratiker*innen diese zuerst ausführen und können erst dann ihre Aufgaben erfüllen.

Deshalb ist es auch für Heilpraktiker*innen so wichtig zu wissen, welche Notfallmaßnahmen sie bereits durchführen können. So kann lebensrettende Zeit im Rettungsdienst oder in der Notaufnahme gespart werden.

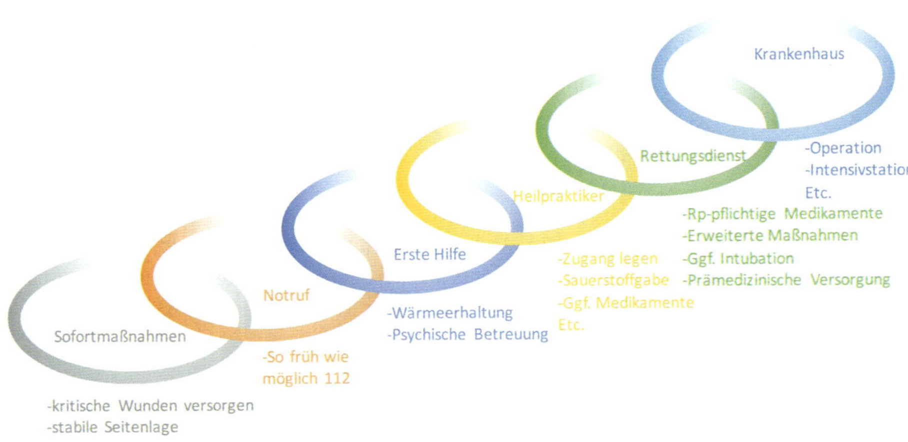

Abb. 1.20 Rettungskette mit Heilpraktiker*in [P1306]

1.6 Ausrüstung Notfallkoffer für Heilpraktiker*innen

Gerade in der mündlichen Heilpraktikerprüfung wird häufig nach der Zusammenstellung des Notfallkoffers gefragt (s. u.). Nun stellen sich nach erfolgreichem Bestehen der Prüfung viele angehende Heilpraktiker*innen die Frage, ob sie wirklich solch einen reichlich bestückten Notfallkoffer brauchen oder ob nicht ein Erste-Hilfe-Koffer ausreichend ist.

MERKE
Grundsätzlich sollte in jeder Praxis ein erweiterter Erste-Hilfe-Kasten/-Koffer bereitstehen.

Als Faustregel gilt, dass für den Notfall die gesamte Praxisausstattung in klein zu Verfügung stehen sollte. Die Ausstattung des Notfallkoffers hängt auch vom individuellen Tätigkeitsgebiet ab: Bei Tätigkeiten, die ein erhöhtes Risiko bergen, z. B. bei der Neuraltherapie oder Bienentherapie, sollte der Erste-Hilfe-Koffer um entsprechende Notfallmedikamente und Infusionsmaterial erweitert werden.

In der mündlichen Überprüfung haben Heilpraktiker immer alles dabei bzw. in der Praxis sind alle Gerätschaften vorhanden. Gefühlt umfasst die Praxis so mindestens 250 m^2, inkl. Kellerabteil, in dem alle Materialien untergebracht sind. So sind auch zur Diagnostik alle Untersuchungsgeräte, wie z. B. EKG, Ultraschallgerät (separater Kurs erforderlich), Laufband für die Gehstreckenbestimmung oder auch eine Sauerstoffflasche vorhanden.

Um alle benötigten Materialien möglichst gut lernen zu können, empfiehlt es sich, die Belegung des Notfallkoffers anhand von Notfallsituationen bzw. Tätigkeit zu merken:

- **Wunde:**
  - Wunddesinfektionsmittel
  - Sterile Tupfer und Kompressen 10 × 10 cm
  - Handelsübliche Pflaster
  - Fixierpflaster
  - Mullbinden und Verbände
  - Pinzette
  - Zeckenzange
  - Schere
  - Brandwundenverbandtuch
  - Dreieckstuch
  - Rettungsdecke
- **Infusion:**
  - Hautdesinfektionsmittel
  - Stauschlauch
  - Keimarme Tupfer
  - Einmal-Untersuchungshandschuhe
  - Venenverweilkanüle, verschiedene Größen
  - Infusion (NaCl 0,9 %, 500 ml)
  - Infusionsbesteck
  - Spritzen 2 ml, 5 ml, 10 ml
  - Kanülen verschieden Größen
  - Fixierpflaster
  - Abwurfbox
- **Untersuchung:**
  - Blutdruckmessgerät, inkl. Kindermanschette
  - Stethoskop
  - Blutzuckermessgerät
  - Fieberthermometer

- Pulsoxymeter
- Urostick
- Holzspatel
- Reflexhammer
- Diagnoseleuchte
- Stimmgabel A440 Hz
- Otoskop
- Troponin- bzw. D-Dimere-Schnelltest

- **Reanimation:**
  - Beatmungsbeutel, inkl. drei verschiedener Masken
  - Sauerstofflasche: 2 l
  - Sauerstoffbrille/-maske
  - Handabsaugpumpe
  - Defibrillator
  - Ggf. Guedel-Tubus in drei verschiedenen Größen
  - Ggf. Larynxtubus in drei verschiedenen Größen
- **Hygiene:**
  - Abfallbeutel
  - Abwurfbox
  - Desinfektionsmittel für Wunden/Haut/Hände/Flächen/Instrumente
  - Einmal-Untersuchungshandschuhe
  - Face-Shield
  - Mund-Nasen-Schutz
- **Medikamente (➤ Kap. 1.7):**
  - Adrenalin-Pen
  - Glukokortikoide
  - Antihistaminika
  - ASS
  - Paracetamol
  - Medizinische Kohle
  - Lokalanästhetikum, z. B. Procain
  - Glukose G40 %, 10 ml
  - Spasmolytika
  - Antiemetika

Prüfungsfragen

Prüfungsfragen

Amtsärztliche Frage: „Sind Sie verpflichtet, einen Notfallkoffer in der Praxis zu haben?"

Lösungsansatz

Prüfling: „Nein, es gibt keine gesetzliche Verpflichtung. Jedoch verlangt die Sorgfaltspflicht, dass ich einen auf meine Therapie abgestimmten Notfallkoffer in der Praxis habe. Sollte ich Angestellte haben, muss ich einen Erste-Hilfe-Kasten, inkl. Verbandbuch nach DIN 13169, haben."
Amtsärztliche Frage: „Was haben Sie denn alles in Ihrem Notfallkoffer?"
Prüfling: (zählt oben aufgelistete Inhalte auf)

1.7 Sauerstoffgabe

Die **Sauerstoffsättigung** eines gesunden Erwachsenen beträgt 95–98 %.

Die Gabe von medizinischem Sauerstoff stellt eine wichtige Maßnahme in der erweiterten Erste Hilfe der Heilpraktiker*innen dar. Bei spontan atmenden Patient*innen wird Sauerstoff mithilfe der Atemluft in den Atemtrakt aufgenommen. In den Alveolen wird er durch die Diffusion an Hämoglobin gebunden und wird so im Blut zu den Zellen transportiert.

Im Notfall wird bei einer Sauerstoffsättigung unter 92 % mit der Sauerstofftherapie begonnen. Als Zielwert sollten generell 95 % anvisiert werden.

Myokardinfarkt ➤ Kap. 3.2
Angina pectoris ➤ Kap. 3.3
Lungenembolie ➤ Kap. 3.7
Pneumothorax ➤ Kap. 3.8

Indikationen

- Akute oder chronische Herzinsuffizienz
- Lungenembolie
- Dyspnoe bei vorliegendem Cor pulmonale
- Herzinfarkt, Angina pectoris (sofern die SpO_2-Sättigung < 90 % liegt)
- CO-Vergiftung (ein normaler Pulsoxymeter misst die Bindung eines Gases am Hämoglobin – im Regelfall Sauerstoff. CO hat eine 300-mal höhere Affinität an Hämoglobin als Sauerstoff. Bei einer CO-Vergiftung ist daher CO am Hämoglobin gebunden. Der Pulsoxymeter zeigt deshalb eine 99%ige Sättigung von Kohlenmonoxid an.
- Dyspnoe, z. B. bei Anämie
- Akute Atemnot (z. B. bei anaphylaktischen Schock, Pneumothorax)

CAVE

Bei Patient*innen mit einer chronischen Lungenerkrankung (z. B. COPD) ist der Atemantrieb vom Absinken des Sauerstoffgehalts abhängig. Durch die Gabe von Sauerstoff kann daher der Atemanreiz vermindert werden und es kann im Extremfall zu einem Atemstillstand kommen.
Deshalb gilt: Bei Patient*innen mit **chronischer Hypoxie** keine Sauerstoffgabe, da sonst der Atemreflex aussetzen könnte!

Vorgehen

Zum Vorgehen siehe ➤ Abb. 1.21, ➤ Abb. 1.22, ➤ Abb. 1.23, ➤ Abb. 1.24, ➤ Abb. 1.25.

MERKE

- Medizinischer Sauerstoff ist hochexplosiv. Kein Feuer im näheren Umkreis!
- Die Gewindearmaturen nicht fetten (Vorsicht nach Händedesinfektion)!

Medizinische Sauerstoffflaschen gibt es unterschiedlichen Größen: 1/2/5/10/20 l und größer. Der Sauerstoff wird mit hohem Druck (200 Bar) in die Flasche gepresst und ist somit komprimiert.

Mit welchem Durchflussvolumen der Sauerstoff gegeben werden sollte, ist von der jeweiligen Notfallursache und der Pulsoxymetrie abhängig. Eine Dosierungsempfehlung wird deshalb in den folgenden Kapiteln separat gegeben.

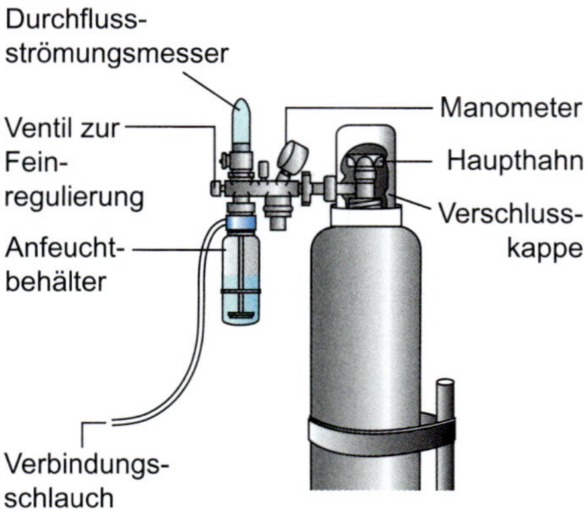

Abb. 1.21 Sauerstoffflasche. Am Haupthahn wird die Flasche aufgedreht. Der Druckminderer (Durchströmungsmesser) regelt den Flaschendruck (200 Bar) auf einen Arbeitsdruck (fest eingestellt, je nach Hersteller bei 4–5 Bar). Am Druckminderer ist die Feinregulation möglich (je nach Hersteller von 0–15 l/Min.). [L190]

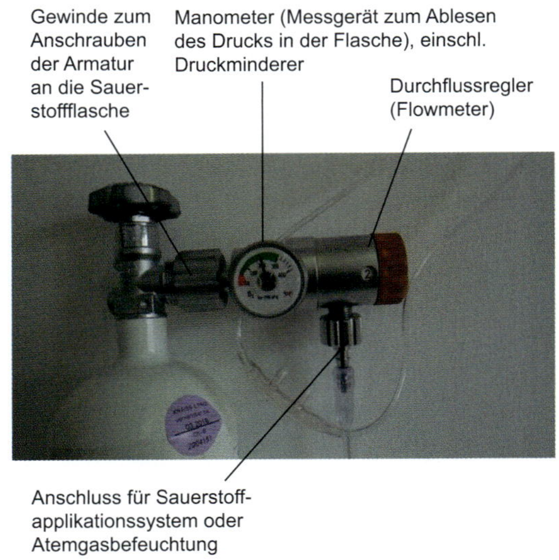

Abb. 1.22 Am Anschluss für die Sauerstoffapplikation wird der Schlauch für die Nasenbrille/Sauerstoffmaske aufgesteckt. [P243]

Prüfungsfragen

Prüfungsfragen

Amtsärztliche Frage: „Wie lange ist eine volle (200 Bar) 2-Liter-Sauerstoffflasche bei kompletter Leerung zu benutzen, wenn man der Patientin 5 l Sauerstoff/Min. zur Inhalation zur Verfügung stellt?"

Lösungsansatz

$$\frac{\text{Bar x Flascheninhalt}}{\text{Liter / Min.}} = \text{Min}$$

$$\frac{\text{200 Bar x 2l}}{\text{5l / Min.}} = \text{80 Min}$$

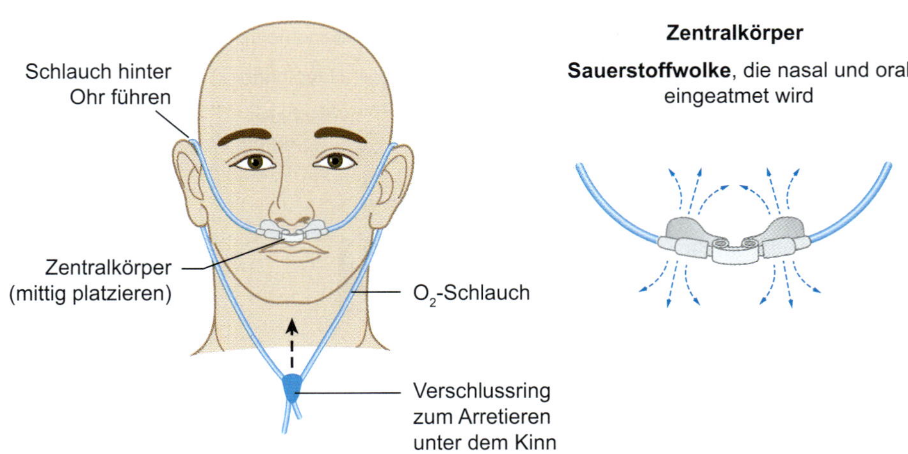

Abb. 1.23 Bei leichtem Sauerstoffmangel wird gerne die Sauerstoffbrille zur Unterstützung gegeben. Vorteil: Patient*innen sind „freier" im Gesicht, die Brille wird besser toleriert. Nachteil: geringere Durchflussmenge (bis 6 l). Patient*innen müssen durch die Nasen atmen, um zusätzlichen Sauerstoff aufnehmen zu können. [L231]

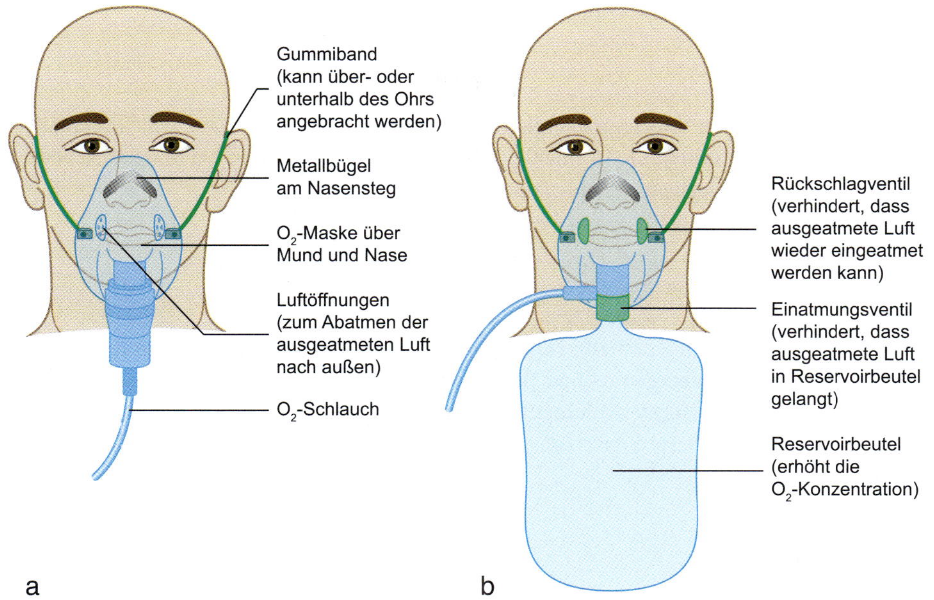

Abb. 1.24 Das Aufsetzen der Sauerstoffmaske ist im Notfall die Standardmaßnahme: a) Suaerstoffmaske, b) Nicht-Rückatemmaske. Vorteil: Patient*innen bekommen über Nase oder Mund Sauerstoff. Größere Mengen an Sauerstoff bis 15 l/Min. lassen sich gut inhalieren. Nachteil: Patient*innen können sich am Anfang durch die Abdeckung von Mund und Nase bedroht fühlen. [L231]

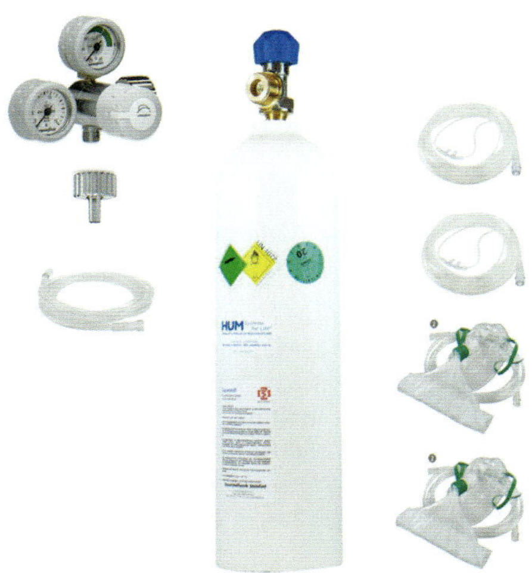

Abb. 1.25 Notfallset „Sauerstoff": eine Sauerstoffflasche (2 l), ein Druckminderer, ein Schlauchanschluss, ein Sauerstoffschlauch, zwei Sauerstoffmasken mit Reservoir für Erwachsene, zwei Sauerstoffbrillen für Erwachsene [L231]

1.8 Notfallmedikamente der Heilpraktiker*innen

Heilpraktiker*innen dürfen alle Medikamente (Ausnahme Betäubungsmittel) benutzen, wenn diese zur Verfügung stehen. Hierbei sollten sie, wie bereits erwähnt, die Arzneimittel in ihrer Wirkung, Dosierung sowie im Hinblick auf ihre UAW (unerwünschten Arzneimittelwirkung) beherrschen. In der Heilpraktikerprüfung sollte jedoch darauf verwiesen werden, dass Ärzt*innen die medikamentöse Therapie beginnen.

Rechtliche Vorgaben ➤ Kap. 1.2

Sollten keine (Not-)Ärzt*innen in adäquater Zeit anwesend sein können, greift der §34 StGB, der **rechtfertigende Notstand.** Wie zu Beginn ausgeführt, stellt dieser nur einen „Absicherungsparagraf" dar, da Heilpraktiker*innen grundsätzlich auch durch die „Erlaubnis zur Ausübung der Heilkunde" dazu berechtigt sind.

Nachfolgend werden die wichtigsten Notfallmedikamente für die Praxis und die Prüfung aufgeführt.

1

1.8.1 Adrenalin (Pen, Autoinjektor)

Indikationen

Hauptindikation:
- Anaphylaktischer Schock (➤ Kap. 3.1.2)
- Herzstillstand (➤ Kap. 2.3.3)
- Asthmaanfälle (➤ Kap. 6.6)

Notfallbehandlung einer schweren allergischen Reaktion (Anaphylaxie) auf z. B. Insektenstiche oder -bisse, Nahrungsmittel, Medikamente oder anderen Allergene und bei idiopathischer oder durch Anstrengung ausgelöster Anaphylaxie.

Wirkmechanismus

Das Sympathomimetikum Adrenalin (Epinephrin) ist ein physiologisches Nebennierenhormon und ein Agonist an adrenergen α- und β-Rezeptoren. Die Substanz wirkt positiv inotrop und chronotrop, erhöht das Herzzeitvolumen, steigert den Blutdruck, erweitert die Bronchien und hemmt die antigeninduzierte Freisetzung von Histamin und andere Mediatoren aus den Mastzellen.

Kontraindikationen

- Hypertonie
- Thyreotoxische Krise
- Phäochromozytom
- KHK, Herzmuskelerkrankungen
- Cor pulmonale
- Engwinkelglaukom

Dosierung

INFO

10. Verordnung zur Änderung der Arzneimittelverschreibungsverordnung Dexamethason/ Epinephrin

Die 10. Verordnung zur Änderung der Arzneimittelverschreibungsverordnung des Bundesministeriums für Gesundheit und des Bundesministeriums für Ernährung, Landwirtschaft und Verbraucherschutz tritt nach Zustimmung des Bundesrates vom 11. Februar 2011 und Veröffentlichung im Bundesanzeiger am **25.2.2011 zum 1. März 2011 in Kraft.** In dieser Verordnung wird die Liste der verschreibungspflichtigen Arzneimittel geändert und in folgenden für den Heilpraktiker relevanten Formulierungen neu formuliert. Damit wurde die schon 2009 vom Sachverständigenausschuss für Verschreibungspflicht gefasste Empfehlung bezüglich der Notfallmedikation bei anaphylaktischen Reaktionen nun umgesetzt. Der Verordnungstext lautet (auszugsweise):

„Dexamethason und seine Ester – ausgenommen Dexamethasondihydrogenphosphat zur einmaligen parenteralen Anwendung in wässriger Lösung in Ampullen/Fertigspritzen mit 40 mg Wirkstoff und bis zu maximal 3 Packungseinheiten (entsprechend 120 mg Wirkstoff) für die Notfallbehandlung schwerer anaphylaktischer Reaktionen beim Menschen nach Neuraltherapie bis zum Eintreffen des Rettungsdienstes –". „Epinephrin – ausgenommen Autoinjektoren in Packungsgrößen von einer Einheit zur einmaligen parenteralen Anwendung für die Notfallbehandlung schwerer anaphylaktischer Reaktionen beim Menschen nach Neuraltherapie bis zum Eintreffen des Rettungsdienstes."

Zusammenfassend lässt sich festhalten, dass Heilpraktiker Kortison und Adrenalin zur Behandlung von schweren anaphylaktischen Reaktionen von der Apotheke beziehen können und dürfen.

Erwachsene und Kinder ab 25 kg Körpergewicht: 0,3 mg Adrenalin (Epinephrin) intramuskulär mit dem Autoinjektor intramuskulär injiziert.
Patient*innen mit einem Körpergewicht von 7,5–25 kg : 0,15 mg Epinephrin pro Einmaldosis.

1.8.2 H1-Antihistaminika (Injektionslösung, Tabletten)

Indikationen

- Kurzfristige Akutbehandlung von schweren allergischen Erkrankungen
- Chronische idiopathische Urtikaria (Nesselsucht ohne erkennbare Ursache) und symptomatische Linderung von allergischer Rhinitis (Heuschnupfen und ganzjährigem allergischem Schnupfen), wenn gleichzeitig eine Ruhigstellung angezeigt ist

Hauptindikation:
- Allergien
- Anaphylaxie (Kap. ➤ 3.1.2)
- Juckreiz

Wirkmechanismus

H1-Antihistaminika setzen an H1-Rezeptoren an und heben die Wirkung des Histamins auf. Da diese Wirkung aber verzögert auftritt, muss im Falle eines allergischen Notfalls immer erst lebensrettend mit Epinephrin gearbeitet werden.

Kontraindikationen/Vorsichtsmaßnahmen

- Kinder unter 1 Jahr
- Engwinkelglaukom
- Leber -und Niereninsuffizienz
- Bei Schwangeren und in der Stillzeit
- Überempfindlichkeit gegenüber dem Wirkstoff
- Blasenentleerungsstörungen, Prostatahyperplasien
- Magengeschwüre
- Glaukom
- Porphyrie
- Herzrhythmusstörungen

Dosierung

- Injektionslösungen sollten Kindern unter 1 Jahr nicht gegeben werden, ansonsten richtet sich die Gabe nach dem Körpergewicht. Die Injektionslösung wird intravenös langsam (1 Ampulle nicht unter 2 Min.) gegeben.
- Tabletten (erst ab 6 Jahren):
  - Erwachsene und Jugendliche ab 12 Jahren: morgens und abends je 1 Tablette. In schweren Fällen können täglich bis zu 6 Tabletten verabreicht werden.
  - Kinder von 6–12 Jahren: 2-mal täglich eine halbe Tablette, in schweren Fällen 2-mal täglich 1 Tablette

1.8.3 Glycerolnitrat

Indikationen

- Akuter Angina-pectoris-Anfall
- Prophylaxe der Angina pectoris: zur vorbeugenden Einnahme unmittelbar vor körperlichen Belastungen oder anderen Situationen, die erfahrungsgemäß Angina-pectoris-Anfälle auslösen können
- Akuter Myokardinfarkt
- Akuter Linksherzinsuffizienz

Hauptindikation:
- Allergien
- Angina-pectoris-Anfall (➤ Kap. 3.3)
- Akuter Myokardinfarkt (➤ Kap. 3.2)

1

Wirkmechanismus

Glycerolnitrat zählt zu den Nitraten, die als Prodrug erst im Organismus zur eigentlichen Wirksubstanz Stickstoffmonoxid (NO) überführt werden.

NO bewirkt über eine Reihe von Prozessen eine Abnahme der intrazellulären Kalziumkonzentrationen und dadurch eine Erniedrigung des Tonus der glatten Gefäßmuskulatur (bei Venen stärker als bei Arterien). Dadurch kommt es zur Vasodilatation und Blutdrucksenkung.

Am Herzen wird die Vor- und Nachlast gesenkt, der Sauerstoffbedarf reduziert und das Sauerstoffangebot verbessert.

Kontraindikationen

- Akutes Kreislaufversagen (Schock, Kreislaufkollaps, hypovolämischer Schock)
- Ausgeprägte Hypotonie
- Kardiogener Schock
- Bei erhöhtem intrakraniellen Druck, wie z. B. zerebrale Blutungen oder Schädelhirntrauma
- Schwere Anämie
- Einnahme von Phosphodiesterase-5-Hemmern (Viagra®, Wirkstoff Sildenafil) zur Behandlung der erektilen Dysfunktion, da durch diese der blutdrucksenkende Effekt erheblich verstärkt werden kann
- Die gleichzeitige Einnahme mit Acetylcystein kann die gefäßerweiternde Wirkung von Glycerolnitrat verstärken.

CAVE
Bei Gabe von Nitrolingual® kann es zu einer Hypoxämie kommen.

Dosierung

- 1–2 Hübe sublingual (1 Hub entspricht 0,3 mg)

MERKE
Vor Gabe von Nitrolingual muss immer der Blutdruck gemessen werden. Bei Werten **< systolisch 100 mmHg** oder einer Einnahme von potenzsteigernden Mitteln innerhalb der letzten 72 Std. darf keine Nitrogabe erfolgen.

1.8.4 Butylscopolamin

Indikationen

Hauptindikation:
- Gastrointestinale Krämpfe (> Kap. 5.1)
- Nieren- und Gallenkoliken (> Kap. 5.1)
- Menstruationsbeschwerden

- Krampfartige Schmerzen jeder Art, v. a. Magen-Darm-Trakt, Gallenkolik, Nierenkolik, Dysmenorrhö

Wirkmechanismus

Butylscopolaminiumbromid ist ein halbsynthetisches Derivat des Pflanzeninhaltsstoffs Scopolamin.
Butylscopolaminiumbromid wirkt spasmolytisch auf die glatte Muskulatur des Körpers.

Kontraindikationen

- Engwinkelglaukom
- Myasthenia gravis
- Megakolon
- Schwere Leber- oder Niereninsuffizienz

Dosierung

- Erwachsene: 3× tgl. 1–2 Tabletten
- Kinder und Jugendliche ab 12 Jahren: ebenfalls 3× tgl. 1–2 Tabletten

1.8.5 Paracetamol

Indikationen

- Leichte bis mäßig starke Schmerzen, wie Kopfschmerzen, Zahnschmerzen, Regelschmerzen und Fieber

Hauptindikation:
- Schmerzlinderung
- Fieberreduktion

Wirkmechanismus

Paracetamol ist ein nichtsteroidales Analgetikum. Die Substanz hemmt ausgeprägt die zerebrale und nur schwach die periphere Prostaglandin-Synthese. Paracetamol wirkt analgetisch (schmerzstillend), antipyretisch (fiebersenkend) und schwach antiphlogistisch (entzündungshemmend).

Kontraindikationen

- Schwere Leberfunktionsstörung
- Schwere Niereninsuffizienz

Dosierung

- Abhängig von Gewicht und Alter
- Tabletten: 500–1.000 mg bis zu 4× am Tag

MERKE

Zwischen mehreren Einnahmen von Paracetamol müssen mindestens 4 Std. liegen. Die Maximaldosis beträgt 4.000 mg/Tag.

1.8.6 Acetylsalicylsäure

Indikationen

- Schmerzen und FieberEntzündungen
- Akuter Myokardinfarkt, instabile Angina pectoris
- Thrombozytenaggregationshemmung („blutverdünnend" nur in 100 mg)

Hauptindikation:
- Schmerzlinderung
- Fieberreduktion
- Entzündungshemmung
- Kardiovaskulärer Schutz, da gerinnungshemmend

1

Wirkmechanismus

Acetylsalicylsäure gehört zu den nichtsteroidalen Analgetika/Antiphlogistika. Die Substanz hemmt die Cyclooxygenase und damit die Synthese der Prostaglandine, Thromboxan A2 und Prostacyclin. Acetylsalicylsäure wirkt analgetisch, antipyretisch und antiphlogistisch. Der Arzneistoff besitzt eine ausgeprägte thrombozytenaggregationshemmende Wirkung.

Kontraindikationen

- Absolute Kontraindikationen:
  - Asthma bronchiale → Asthmaanfall
  - Kinder unter 15 Jahren → Reye-Syndrom
  - Bekannte Acetylsalicylsäure-Allergie → Quincke-Ödem
  - Keine Einnahme mehr 2 Wochen vor einer Operation
  - Schwangere im 3. Trimenon, Stillzeit
- Relative Kontraindikationen:
  - Vorsicht bei Magen-Darm-Geschwüren, Leber- und Nierenschäden
  - Erhöhte Blutungsneigung bei gleichzeitiger Einnahme mit Antikoagulanzien z. B. Marcumar®)
  - Vorsicht bei Patientinnen mit Menorrhagien → verstärkte, verlängerte Blutung
  - Eine Überdosierung von Aspirin kann evtl. zu einem Tinnitus führen.

Dosierung

- Erwachsene und Jugendliche ab 16 Jahren:
  - Alle 4 Std. 1 Tablette (500 mg)
  - Nicht mehr als 6–7 Tabletten am Tag

MERKE
- Die Tageshöchstdosis liegt bei 3.500 mg.
- Ab 65 Jahren liegt die Tageshöchstdosis bei 2.000 mg.

1.8.7 Kortison

Kortison: ein Glukokortikoid

Hauptindikation:
- Entzündungshemmung
- Autoimmunerkrankungen

Kortison ist ein Steroidhormon und basiert auf Kortisol, einem lebenswichtigen Hormon, das in der Nebennierenrinde u. a. aus Cholesterin gebildet wird. In der Medizin spricht man von Glukokortikoiden.

Glukokortikoide haben lebensnotwendige Funktionen, u. a.:
- Steuerung von Stoffwechselabläufen
- Regulation der Körpertemperatur und Anpassung an Temperaturwechsel
- Blutgefäßweit- und -engstellung
- Konstanthaltung des pH-Werts im Blut
- Anpassung des Körpers an den Tag-Nacht-Rhythmus
- Schlüsselrolle in der Stressbewältigung, weshalb sie auch zu den Stresshormonen gezählt werden

Kortison zählt somit zu einem der wichtigsten Hormone des Menschen, ohne das ein Leben nicht möglich wäre.

In der Medizin sowie der Notfallmedizin werden Glukokortikoide vielfältig eingesetzt.

Indikationen und Wirkmechanismus

- Akute und chronische Entzündungen: Hauptwirkung ist die Unterdrückung von Entzündungsprozessen sowie übertriebenen Immunreaktionen.
- Akute allergische Reaktionen
- (Allergischer) Schock: Prednisolon verhindert, dass Entzündungszellen in geschädigtes Gewebe eindringen und Entzündungsreaktion auslösen können. Patient*innen, die an Allergien leiden, sollten immer Fenistil-Tropfen und Celestamine bei sich haben.
- Dämpfung der Antikörperbildung
- Steigert die Neubildung von Zucker (Glukoneogenese) in der Leber und hemmt gleichzeitig die Aufnahme von Glukose in die Zellen.

Nebenwirkungen

Werden Glukokortikoide nur kurz oder als Stoßtherapie angewendet, sind sie praktisch frei von Nebenwirkungen.

Bei der längeren und systemischen Einnahme können sich folgende Nebenwirkungen einstellen:

- Hohe Infektanfälligkeit wegen Unterdrückung des Immunsystems und gedämpfter Antikörperbildung
- Anstieg des arteriellen Blutdrucks
- Anstieg des Blutzuckerspiegels und evtl. diabetesähnliche Beschwerden
- Hyperlipidämie und Stammfettsucht wegen einer Mobilisation von Fetten aus dem Fettgewebe. Sie wirken zusätzlich appetitanregend.
- Osteoporosegefahr bei langfristiger Einnahme: Glukokortikoide hemmen die Kalziumaufnahme im Darm und in der Niere, wodurch der Kalziumgehalt im Blut absinkt. Kompensatorisch wird von der Nebenschilddrüse vermehrt Parathormon ausgeschüttet, was zu einer Entmineralisierung der Knochen führt.
- Schlafstörungen
- Entstehung von Magengeschwüren, da Glukokortikoide die Magensaftsekretion steigern
- Libidoverlust, weil Glukokortikoide die Bildung der Sexualhormone beeinflussen

Bei Glukokortikoideinnahme kann sich ein **Cushing-Syndrom** entwickeln:

- Hypertonie
- Ödeme
- Fettstoffwechselstörungen
- Adipositas mit Stammfettsucht
- Diabetes mellitus
- Vollmondgesicht
- Hirsutismus
- Dehnungsstreifen

Die Symptome bilden sich nach Absetzen der Therapie meist vollständig zurück

MERKE

Bei langfristiger Glukokortikoideinnahme

- Zusätzlich müssen täglich 2× 500 mg Kalzium und 2× 500 Einheiten Vitamin D_3 eingenommen werden.
- Eine vorbeugende Behandlung mit einem magensäurehemmenden Medikament, einem Protonenpumpenhemmer, wird notwendig.

Darreichungsformen

- Da Glukokortikoide vielfältig in der medizinischen Praxis eingesetzt werden können, gibt es verschiedene Darreichungsformen, z. B. Salben, Sprays, Tabletten, Zäpfchen, Dosieraerosole oder Lösungen.
- Bei einem Notfall werden Glukokortikoide intravenös verabreicht.

INFO

Hinweise für Patient*innen

- Kortisonhaltige Asthmasprays oder -pulver entfalten ihre volle Wirkung erst nach Tagen bis Wochen. Gegen akute Asthmaanfälle wirken sie nicht direkt. Hier sind β_2-Sympathikomimetika einzusetzen.
- Glukokortikoide dürfen nicht abrupt abgesetzt werden, sondern müssen in ihrer Dosis langsam reduziert werden, bis der Körper wieder genügend eigenes Kortison herstellt. Anderenfalls droht eine Schockreaktion oder ein Kreislaufversagen.

1

1.9 Exkurs: wichtige Medikamente in der medizinischen Praxis

1.9.1 Beta-Rezeptorenblocker

Indikationen

Hauptindikation:
- Bluthochdruck
- Angina pectoris (➤ Kap. 3.3)
- Herzinsuffizienz

- Hypertonie
- Angina pectoris
- Tachykarde Arrythmien (➤ Kap. 3.4)
- Supraventrikuläre Tachykardie (➤ Kap. 3.5)
- Erhaltungstherapie nach Myokardinfarkt
- Migräneprophylaxe
- Herzinsuffizienz

Wirkmechanismus

Der β-Rezeptorenblocker Metoprololsuccinat („Metoprolol") hemmt die Wirkung von Adrenalin und Noradrenalin durch kompetitiven Antagonismus an den β-Adrenozeptoren. Hierdurch wird der stimulierende Effekt des Sympathikus auf das Herz gedämpft wird. Die Substanz wirkt v. a. antihypertensiv und negativ inotrop, chronotrop und dromotrop. Metoprolol zählt zu den kardioselektiven β-Blockern.

Kontraindikationen

- Gabe von Betablockern erst ab 6 Jahren
- Nicht bei einem Verdacht auf einen Myokardinfarkt oder bei unbehandelter dekompensierter Herzinsuffizienz
- Vorsicht bei Patient*innen mit arteriellen Durchblutungsstörungen (Morbus Raynaud, Claudicatio intermittens), da eine Behandlung mit β-Rezeptorenblockern diesen Zustand verschlimmern kann.
- Die Behandlung mit β-Rezeptorenblockern sollte nicht abrupt abgesetzt werden, da dies zu einer Verschlechterung der Herzinsuffizienz, verbunden mit einem erhöhten Risiko für einen plötzlichen Herztod oder einen Herzinfarkt, führen kann.

1.9.2 ACE-Hemmer = Angiotensin-Converting-Enzym-Hemmer

Indikationen

Hauptindikation:
- Bluthochdruck
- Herzinsuffizienz
- Nach Herzinfarkt (➤ Kap. 3.2)

- Hypertonie
- Kardiovaskuläre Prävention, z. B. koronare Herzerkrankungen, periphere arterielle Verschlusskrankheit
- Nierenerkrankungen
- Symptomatische Herzinsuffizienz
- Sekundäre Prävention nach akutem Myokardinfarkt (Therapie darf erst 48 Std. nach dem Myokardinfarkt begonnen werden)

Wirkmechanismus

ACE-Hemmer hemmen das Angiotensin-Converting-Enzym. Dadurch wird die Bildung des stark hypertensiv wirkenden Angiotensin II aus Angiotensin I unterdrückt und das Renin-Angiotensin-Aldosteron-System blockiert. Als Folge davon werden der periphere Gefäßwiderstand und die kardiale Vor- und Nachlast gesenkt.

Kontraindikationen

- ACE-Hemmer sollten nicht in der Schwangerschaft gegeben werden.

CAVE

ACE-Hemmer führen oft zu einem chronischen Reizhusten! Wichtig für Heilpraktiker in der Differenzialdiagnose!

1.9.3 Herzglykoside

Indikationen

- Manifeste chronische Herzinsuffizienz (aufgrund systolischer Dysfunktion)
- Tachyarrhythmia absoluta bei Vorhofflimmern/Vorhofflattern
- Paroxysmales (anfallsweise) Vorhofflimmern/Vorhofflattern

Hauptindikation:
- Herzinsuffizienz
- Herzrhythmusstörungen (➤ Kap. 3.4)

Wirkmechanismus

Das herzwirksame Glykosid Digitoxin hemmt die Na^+/K^+-ATPase. Durch eine veränderte Ionenverteilung an der Herzzellmembran kommt es zu einer Zunahme an verfügbarem Kalzium zum Zeitpunkt der elektromechanischen Kopplung. Herzglykoside steigern die Kontraktionskraft der Herzmuskulatur (positiv inotrop), verlangsamen die Schlagfrequenz (negativ chronotrop), verzögern die Erregungsleitung (negativ dromotrop) und bewirken eine gesteigerte Erregbarkeit, besonders im Bereich der Kammermuskulatur (positiv bathmotrop).

Durch Digitalis wird ein dilatiertes Herz wieder kleiner. Zudem werden kardial bedingte Ödeme ausgeschwemmt.

Kontraindikationen

- Erhöhte Digitalisempfindlichkeit bei:
  - Hypokaliämie
  - Hyperkaliämie
  - Nieren- bzw. Leberinsuffizienz
  - Myokarditis
  - Hypothyreose (verminderte Empfindlichkeit)

CAVE

Überdosierungserscheinungen

- Alle Formen von Herzrhythmusstörungen, evtl. tödlich
- Gastrointestinale Symptome: Übelkeit, Erbrechen, Diarrhö
- ZNS-Symptome: Sehstörungen (Gelbsehen), Benommenheit, Kopfschmerzen, Verwirrtheit, Halluzinationen, Schmerzen (Neuralgien), Krämpfe

1

1.9.4 Nifedipin

Indikationen

Hauptindikation:
- Bluthochdruck
- Angina pectoris (➤ Kap. 3.3)

- Chronische stabile Angina pectoris
- Vasospastische Angina pectoris
- Essenzielle Hypertonie
- Raynaud-Syndrom
- Hypertensiver Notfall

Wirkmechanismus

Nifedipin ist ein Kalziumkanalblocker. Die Substanz hemmt den Einstrom von Kalziumionen in die Zelle über den langsamen, spannungsabhängigen L-Typ-Kalziumkanal. Durch die Abnahme der intrazellulären Kalziumkonzentration kommt es an der glatten Gefäßmuskulatur zu einer Vasodilatation und damit zur Blutdrucksenkung. Am Herzen wirkt die Substanz negativ inotrop und senkt die Nachlast.

Kontraindikationen

- Herz-Kreislauf-Schock
- Höhergradige Aortenstenose
- Instabile Angina pectoris
- Akuter Myokardinfarkt (innerhalb der ersten 4 Wochen)
- Das Arzneimittel wird nicht empfohlen für die Anwendung bei Kindern und Jugendlichen unter 18 Jahren.
- Vor der 20. Schwangerschaftswoche

1.9.5 Marcumar®: Phenprocoumon

Indikationen

Hauptindikation:
Vorbeugung und Behandlung Blutgerinnseln z. B. bei
- Venenthrombosen
- Lungenembolien (➤ Kap. 3.7)
- Künstlichen Herzklappen
- KVorhofflimmern (➤ Kap. 3.4)

- Behandlung und Prophylaxe von Thrombose und Embolie
- Langzeitbehandlung des Myokardinfarkts, wenn ein erhöhtes Risiko für thromboembolische Komplikationen gegeben ist

Wirkmechanismus

Marcumar® ist ein Vitamin-K-Antagonist und hemmt in der Leber die Vitamin K-abhängige Synthese der Blutgerinnungsfaktoren. Die blutgerinnnungshemmende (antikoagulatorische) Wirkung tritt erst mit Latenz ein. Das heißt, erst wenn die Konzentration der im Blut bereits vorhandenen Gerinnungsfaktoren unter einen kritischen Wert absinkt, wird die verringerte oder fehlende Neubildung in der Leber bemerkbar.

Vorsichtmaßnahmen

- Regelmäßige die Gerinnungsparameter überprüfen (➤ Tab. 1.5)!
- Bei einer Überdosierung kann es zu lebensgefährlichen Spontanblutungen kommen.

Tab. 1.5 Blutwerte Gerinnung

	Quickwerte	INR
Normalwert	70–125 %	1,0
Therapeutischer Zielwert	15–35 %	2,0–4,0
Gefährliche Überdosierung	< 15 %	4,0

- Intramuskuläre (i.m.) Injektionen unter Marcumar® sind zu vermeiden, da sie zu lokalen Blutungen führen können. Injektionen in die Vene (intravenös) oder unter die Haut (subkutan) oder Blutentnahmen sind dagegen unbedenklich.
- Vor Operationen und/oder Zahnextraktionen sollte Marcumar® abgesetzt werden, damit die Eingriffe gefahrlos und ohne Blutungsproblem erfolgen können. Marcumar® ist dabei mindestens 5, besser 7 Tage vor dem geplanten Eingriff abzusetzen.
- Grapefruit sollte vermieden werden, da sie das Blutungsrisiko erhöhen kann.
- Bei Einnahme von Marcumar® kann es eventuell zu Blut im Urin kommen.

Kontraindikationen

- Therapieresistente Hypertonie
- Diabetische Retinopathie
- Bakterielle Endokarditis
- Gastrointestinale Krankheiten wie Ulzera, Divertikel, Polypen, Karzinome, Ösophagusvarizen
- Schädel-Hirn-Trauma
- Hirnarterienaneurysma
- Größere Operationen in den letzten Wochen oder geplante Operationen in den kommenden Wochen
- Schwangerschaft
- Alkoholismus

Wechselwirkungen mit anderen Medikamenten

- Eine erhöhte Blutungsgefahr ergibt sich mit:
  - Acetylsalicylsäure (Aspirin®)
  - Bestimmten nichtsteroidalen Antirheumatika
  - Cholesterinsenkern aus der Gruppe der Fibrate
  - Heparin oder Abkömmlingen desselben
  - Gichtmittel Allopurinol
  - Alkoholentwöhnungsmitteln Disulfiram
  - Antiarrhythmika, wie Amiodaron und Chinidin sowie Propafenon
  - Schilddrüsenhormonen
  - Trizyklischen Antidepressiva

MERKE

Prinzipiell ist eine erhöhte Blutungsbereitschaft möglich, wenn gleichzeitig Wirkstoffe verabreicht werden, die die Zusammenballung von Blutplättchen hemmen oder die Schleimhaut im Magen-Darm-Trakt schädigen, z.B. nichtsteroidale Antirheumatika und nichtsteroidale Schmerzmittel.

- Eine Wirkungsabschwächung ergibt sich mit:
  - Barbituraten
  - Glukokortikoiden
  - Diuretika
  - Cholesterinsenkern
  - Vitamin-K-haltigen Präparaten

Achtung! Eine plötzliche Umstellung der Ernährungsgewohnheiten kann die Wirksamkeit von Phenprocoumon verändern!

- **Alkohol:** Der einmalige Alkoholkonsum verstärkt die Wirkung von Phenprocoumon, während diese durch andauerndes Trinken von Alkohol abgeschwächt wird. Ist durch Alkoholmissbrauch eine Leberfunktionsstörung entstanden, kann es jedoch wieder zu einer Wirkungsverstärkung kommen.
- Mit oralen Antidiabetika kann es zu einer Unterzuckerung kommen.
- Missbrauch von Abführmitteln kann die Aufnahme von Vitamin K in den Körper vermindern und damit die blutverdünnende Wirkung von Phenprocoumon fördern.
- Eine Vitamin-K-reiche oder -arme Ernährung beeinflusst sehr deutlich die gerinnungshemmende Wirkung. Vitamin K ist ein fettlöslicher Bestandteil pflanzlicher Nahrung (Spinat, verschiedene Kohlsorten), aber auch von pflanzlichen Ölen wie Oliven-, Raps- und Sojaöl.

1.9.6 Fenoterol (Dosieraerosol)

Indikationen

Hauptindikation:
- Asthma (> Kap. 6.6)
- Chronisch-obstruktive Lungenerkrankung (COPD)

- Akute Asthmaanfälle
- Prophylaxe und symptomatische Behandlung von belastungsinduziertem Asthma bronchiale

Wirkmechanismus

Das kurzwirksame β_2-Sympathomimetikum Fenoterol ist ein selektiver Agonist an β_2-Adrenozeptoren. Die Substanz erschlafft die glatte Muskulatur der Bronchien und des Uterus und wirkt dadurch broncholytisch bzw. wehenhemmend. Darüber hinaus steigert Fenorterol die mukoziliären Clearance und besitzt einen leicht antiallergischen Effekt über eine Hemmung der Freisetzung bronchokonstriktorischer Mediatoren aus Mastzellen.

Kontraindikationen

- Hypertrophe obstruktive Kardiomyopathie und tachykarde Arrhythmien

CAVE

Die Therapie mit β_2-Agonisten kann eine möglicherweise schwerwiegende Hypokaliämie verursachen. Besondere Vorsicht ist bei schwerem Asthma angezeigt, weil dieser Effekt durch die gleichzeitige Behandlung mit anderen Asthma-bronchiale-Wirkstoffen (Xanthinderivaten), Glukokortikosteroiden und Diuretika verstärkt werden kann.

1.9.7 Metamizol-Natrium

Indikationen

- Akute, chronisch starke Schmerzen nach Verletzung oder Operationen
- Koliken
- Tumorschmerzen
- Hohes Fieber, das nicht auf andere Maßnahmen anspricht

Hauptindikation:
- Schmerzlinderung
- Fiebersenkung

Wirkmechanismus

Metamizol ist ein nichtsteroidales Analgetikum vom Pyrazolon-Typ. Die Substanz besitzt analgetische, antipyretische, spasmolytische und geringe antiphlogistische Wirkung. Metamizol hemmt unter anderem die Prostaglandinsynthese und wirkt auch reversibel auf die Thrombozytenaggregation.

Kontraindikationen

- Asthma bronchiale, Bronchospasmus
- Urtikaria
- Störungen der Knochenmarkfunktion
- Kinder unter 10 Jahren

CAVE

- Metamizol-Natrium kann zu einer lebensbedrohlichen **Agranulozytose** führen. Bei längerer Einnahme muss regelmäßig ein Differenzialblutbild angefordert werden.
- Metamizol kann zu hypotensiven Reaktionen führen. Ein anaphylaktischer Schock tritt gehäuft auf.

KAPITEL

2 Erste Schritte im Notfall

2.1 Erste Hilfe

„Erste Hilfe" beschreibt das Aufnehmen und Fortführen der Sofortmaßnahmen. Zusätzlich werden weitere Basismaßnahmen wie Wärmeerhaltung mit Rettungsdecke, psychische Betreuung, Versorgung kleinere Wunden etc. vorgenommen. Falls noch nicht geschehen, wird der Notruf abgesetzt und der*die Ersthelfende bleibt bei der hilfesuchenden Person, bis der Rettungsdienst/Arzt eintrifft.

2.2 Erste Hilfe für Heilpraktiker*innen

Sollte Heilpraktiker*innen die ersten bzw. einzigen Helfer*innen sein, müssen sie, wie bei der Rettungskette bereits angesprochen, die allgemeine Erste Hilfe leisten. Sollten sie hinzugerufen werden oder die Erste Hilfe bereits erfolgt sein, ergibt sich für Heilpraktiker*innen eine **erweiterte Erste Hilfe** mit folgenden Tätigkeiten:

- Bestimmung und kontinuierliche Kontrolle der Vitalparameter
- Legen eines intravenösen Zugangs (Infusion anschließen)
- Evtl. Sauerstoffgabe
- Evtl. Medikamentengabe (z. B. Katecholamine, Glukokortikoide, Antihistaminika)
- Dokumentationspflicht

2.3 Erkennen von Notfallsituationen

2.3.1 Herzrhythmusstörungen (Tachykardie oder Bradykardie)

Bei Rhythmusstörungen den Puls volle 60 Sek. messen!

Erkennen

- Schwindel, Synkope
- Palpitationen, Herzstolpern, -rasen
- Tachykardie bei Erwachsenen > 100 Schläge/Min.
- Bradykardie bei Erwachsenen < 60 Schläge/Min.
- ➤ Tab. 2.1

Tab. 2.1 Herzfrequenz nach Alter

Alter	Herzfrequenz/Min.	Atemfrequenz/Min.
Neugeborenes (bis 4. Lebenswoche)	120–140	40–45
Säugling (bis 1. Lebensjahr)	120–130	35–40
Kleinkind (bis 3. Lebensjahr)	100–120	20–30
Schulalter	80–100	18–25
Erwachsener	60–80	12–16

2.3.2 Hypoxie

Erkennen

- Atemnot mit verstärkter Atemarbeit, evtl. Einsatz der Atemhilfsmuskulatur (➤ Abb. 2.1, ➤ Abb. 2.2)
- Nasenflügeln
- Tachypnoe bis Orthopnoe
- Zyanose
- In- sowie exspiratorischer Stridor
- Atemgeräusche
- Unruhe, Angst

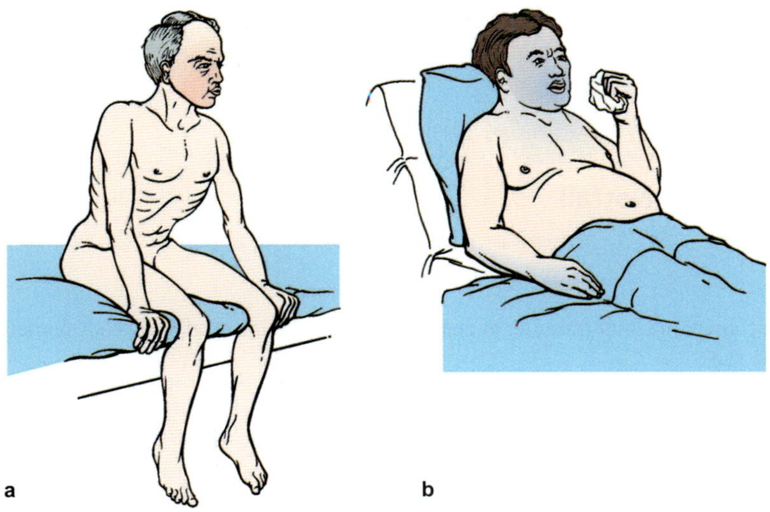

Abb. 2.1 Atemnot kann sich in zwei Varianten zeigen: a) Pink Puffer: Typisch sind die ausgeprägte Dyspnoe und eine zunehmende Kachexie. b) Blue Bloater. Charakteristische Merkmale sind das Übergewicht, die „Antriebsarmut" und die Zyanose. [T209]

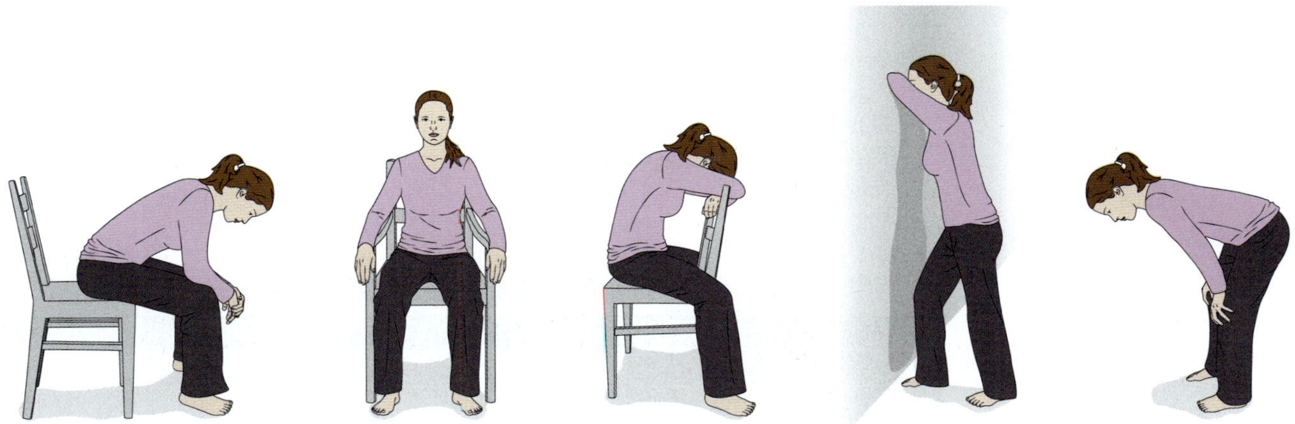

Abb. 2.2 Typische Positionen, mit denen der/die Betroffene versucht, der Atemnot durch den Einsatz der Atemhilfsmuskulatur entgegenzuwirken. [L264]

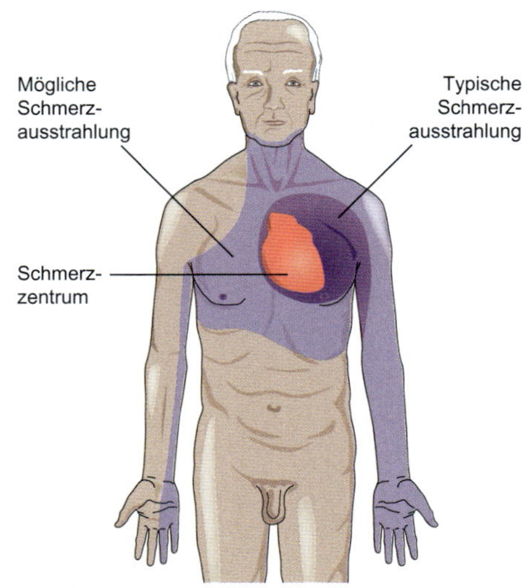

Abb. 2.3 Ausstrahlung des Thoraxschmerzes [L190]

2.3.3 Kardialer Notfall

Myokardinfarkt ➤ Kap. 3.2
Angina pectoris ➤ Kap. 3.3
Herzrhythmusstörungen ➤ Kap. 3.4
AV-Block ➤ Kap. 3.5
Tachykardie/Bradykardie ➤ Kap. 3.6

Erkennen

- Thoraxschmerz mit Ausstrahlung in den linken Arm, Kieferwinkel, Rücken, Oberbauch etc. (➤ Abb. 2.3)
- Schonhaltung (evtl. Hand auf der Brust)
- Unruhe, Angst
- Kaltschweißigkeit
- Dyspnoe
- Zyanose

2.3.4 Blutdruckentgleisungen (arterielle Hypo- und Hypertension)

Blutdruckmessung ➤ Kap. 1.4.1

Erkennen

- Hypertonie (➤ Tab. 2.2):
  - Roter Kopf
  - Blutunterlaufene Augen
  - Kopfschmerzen, Druckgefühl
  - Nasenbluten
  - Ohrengeräusche, Tinnitus

Tab. 2.2 Klassifikation der arteriellen Hypertonie anhand der Blutdruckwerte (WHO)

Grad	Systolisch	Diastolisch
Optimal	< 120 mmHg	< 80 mmHg
Normal	120–129 mmHg	80–84 mmHg
Hoch bis normal	130–139 mmHg	85–89 mmHg
Milde Hypertonie	140–159 mmHg	90–99 mmHg
Mäßige Hypertonie	160–179 mmHg	100–109 mmHg
Schwere Hypertonie	> 180 mmHg	> 110 mmHg
Maligne Hypertonie		> 120 mmHg
Hypertensive Krise	> 230 mmHg	130 mmHg

- Hypotonie:
  - Blässe
  - Schwindel, evtl. Kollaps
  - Tachykardie (kompensatorisch)
  - Müdigkeit, Konzentrationsstörungen, rasche Ermüdbarkeit
  - Ohrengeräusche, Tinnitus
  - Kalte Hände und Füße
  - Augenflimmern

Die hypertensive Krise wird in unterschiedlichen Fachbüchern verschieden angegeben, da dieser Wert nicht genau definiert wurde.

2.3.5 Bewusstseinseinschränkung (Vigilanzstörung)

Erkennen

➤ Tab. 2.3

Tab. 2.3 Quantitative Bewusstseinsstörungen

Stadium	Erklärung
Benommenheit	Verlangsamte Reaktion, Denken und Handeln sind deutlich verlangsamt, reduzierte Auffassungsgabe
Somnolenz	Schlafneigung, die jedoch durch äußere Reize durchbrechbar ist
Sopor	Schlafneigung, die nur durch äußere stärkste Reize etwas durchbrechbar ist. Mensch reagiert evtl. nur mit Reflexen, ist aber nicht orientiert.
Koma	Der Patient kann durch keine Reize mehr geweckt werden.

2.3.6 Fieber

Erkennen

- Rotes Gesicht
- Benommenheit
- Appetitlosigkeit
- Kopf- und Gliederschmerzen
- Hypotonie
- Tachypnoe
- Tachykardie
- ➤ Tab. 2.4

Pro 1 °C Temperaturanstieg steigt die Atemfrequenz um ca. 5 Atemzüge/Min. und die Pulsfrequenz um ca. 10 Schläge/Min.

Tab. 2.4 Fieberskala

Grad	Erklärung
Normaltemperatur	36,5–37,5 °C
Subfebrile Temperatur	37,6–38,0 °C
Mäßiges Fieber	38,1–38,5 °C
Fieber	38,6–38,9 °C
Hohes Fieber	> 39 °C
Hyperpyrexie	> 41 °C

2.3.7 Blutzuckerentgleisungen (Hypoglykämie oder Hyperglykämie)

Blutzuckermessung ➤ Kap. 1.4.3
Hypoglykämie ➤ Kap. 3.9
Hyperglykämie ➤ Kap. 3.10

Erkennen

- Hypoglykämie:
  - Tachykardie
  - Blässe
  - Kaltschweißigkeit
  - Kopfschmerzen
  - Heißhunger (Polyphagie)
  - Zittern, weiche Knie
  - Unruhe und Nervosität, Angstgefühle
  - Konzentrationsstörungen bis zu Verwirrtheit
  - Evtl. Schlaganfall-artige Symptome
- Hyperglykämie:
  - Polyurie, Polydipsie, Exsikkose
  - Trockene Haut und Juckreiz
  - Müdigkeit, Kraftlosigkeit, Erschöpfung
  - Sehstörungen
  - Schlechte Wundheilung
  - Pseudoperitonitis, Übelkeit, Erbrechen
- Normaler Blutzuckerwert: nüchtern 60–95 mg/dl
- Diabetes mellitus: nüchtern ab 126 mg/dl
- Hypoglykämie: nüchtern unter 50 mg/dl
- Hyperglykämie: Werte bis 600 mg/dl
- Hyperosmolares Koma: Werte über 600 mg/dl

2.3.8 Dysurie

Erkennen

Die Dysurie beschreibt eine erschwerte und ggf. schmerzhafte Blasenentleerung. Sie ist ein Leitsymptom für verschiedene, mit Harnblasenentleerungsstörungen verbundene Krankheiten.

- Polyurie: vermehrte Wasserausscheidung > 2.500 ml/24 Std.
- Oligurie: verminderte Wasserausscheidung < 500 ml/24 Std. (200 ml/m^2 Körperoberfläche/Tag)
- Anurie: verminderte Wasserausscheidung < 100 ml/24 Std. (5 ml/m^2 Körperoberfläche/Std.)
- Hämaturie: Erythrozyten im Urin
- Algurie: Schmerzen beim Wasserlassen
- Pollakisurie: häufiges Wasserlassen, jeweils mit Entleerung einer geringen Harnmenge, die Tagesmenge bleibt gleich.
- Nykturie: vermehrtes, nächtliches Wasserlassen (wenn der Schlaf für den nächtlichen Toilettengang unterbrochen werden muss)

2.3.9 Innere und äußere Blutungen

Akutes Abdomen ➤ Kap. 5.1
Gastrointestinale Blutung ➤ Kap. 5.4
Milzruptur ➤ Kap. 5.13
Wunden ➤ Kap. 5.15

Erkennen

- Sichtbare Wunden (➤ Abb. 2.4)
- Unruhe
- Kaltschweißigkeit
- Blässe
- Vitalparameterveränderung: abfallender Blutdruck, steigender Puls

Der Schockindex Puls/RRsyst soll nur ein orientierender Wert sein (➤ Abb. 2.5).

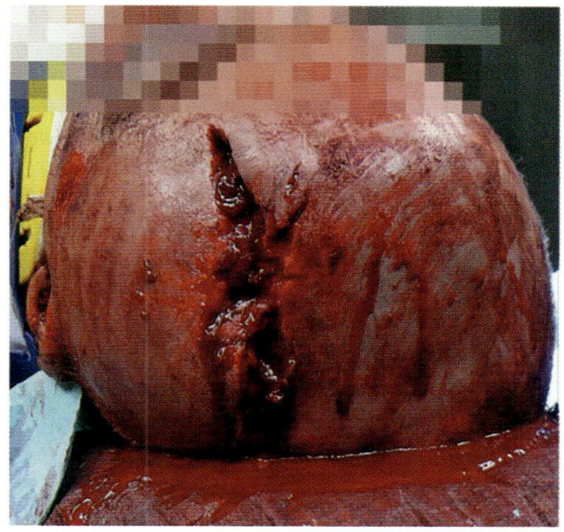

Abb. 2.4 Blutung nach Kopfverletzung [H108-002]

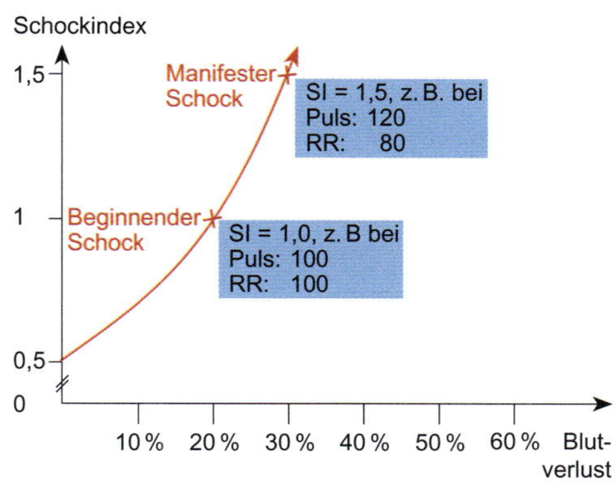

Abb. 2.5 Schockindex. Bei einem Blutverlust von 20% oder mehr kann davon ausgegangen werden, dass der Schockindex (SI) bei ca. 1 sein wird. [A400]

2.3.10 Trauma und Verletzungen

Erkennen

Frakturen ➢ Kap. 5.11
Milzruptur ➢ Kap. 5.13
Wunden ➢ Kap. 5.15

- Sichtbare Verletzungen
- Stumpfe oder spitze Gegenständen im Körper
- Blutungen, evtl. Schockzeichen
- Hämatome (➢ Abb. 2.6)
- Evtl. Frakturzeichen
- Sturzmechanismen erfragen

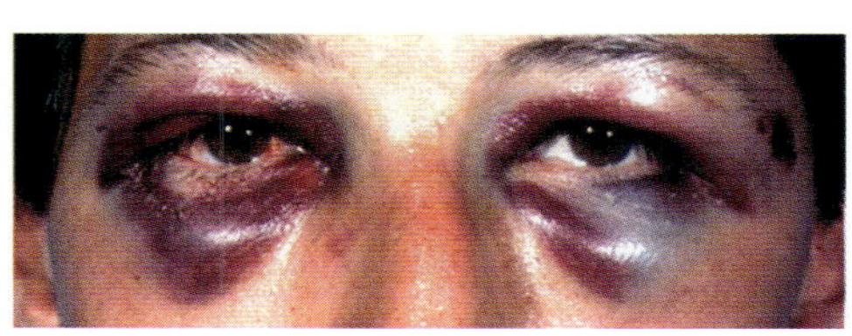

Abb. 2.6 Brillenhämatom [M117]

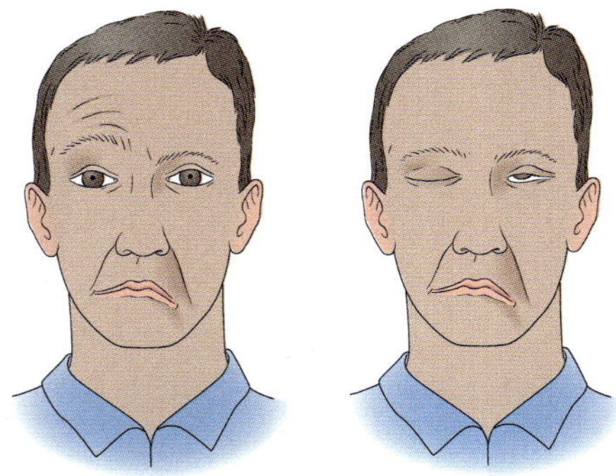

Abb. 2.7 Fazialisparese: Lähmung der Gesichtsmuskulatur [L190]

2.3.11 Neurologische Störungen

Neurologische Untersuchungen ➤ Kap. 4.1

Erkennen

- Muskelschwächen oder Koordinationsstörungen
- Empfindungsstörungen
- Lähmungserscheinungen (➤ Abb. 2.7)
- Sprachstörungen
- Bewusstseinsstörungen
- Gedächtnisstörungen
- Schwindel
- Kopfschmerzen
- Übelkeit und Erbrechen (frühmorgendlich oder nach Verletzung)
- Störungen des Seh-, Geschmacks-, Geruchs- und Hörsinns

2.4 Eigenschutz/Unfallstelle absichern

PSA = Persönliche Schutzausrüstung (Handschuhe, Brille, Mundschutz etc.)

Bevor man den Patient*innen helfen kann, gilt es immer, sein eigenes Leben und die eigene körperliche Unversehrtheit zu bewahren. Unter dem Begriff „Eigenschutz" werden verschiedene Maßnahmen zusammengefasst, die befolgt werden sollten, bevor man Hilfe leistet. Darunter fällt z. B. das Absichern der Unfallstelle oder das Tragen einer PSA (➤ Tab. 2.5).

MERKE

Bevor man hilft, immer diese Reihenfolge beachten:
- Erkennen
  - Welcher Notfall liegt vor (Verkehr, häuslicher Notfall, Vergiftung etc.)?
- Überlegen:
  - Welche Gefahren drohen für mich und andere Helfer*innen?
  - Wie gehe ich vor?
- Handeln:
  - Der Situation entsprechend handeln

Tab. 2.5 Beispiele für Eigenschutz

Situation	Gefahr	Maßnahme
Wunden	Infektion	Einmalhandschuhe
Stromunfall	Stromschlag	Stecker ziehen Sicherung entfernen
Gifte	Kontaktgift (E605)	Handschuhe

Tab. 2.5 Beispiele für Eigenschutz *(Forts.)*

Situation	Gefahr	Maßnahme
Unfall im Straßenverkehr	Nachfolgender Verkehr	Warndreieck Warnblinker Sicherheitsweste
Säuren, Laugen	Ätzwirkung	Sicherheitshandschuhe, Facesheeld

2.5 Lagerungspositionen, Notruf und Reanimation

Zu den ersten Schritten in dem Notfallvorgehen gehört es, die richtige Lagerung für die Patient*innen zu wählen, den Notruf abzusetzen und gegebenenfalls frühzeitig mit der Reanimation zu beginnen. Diese Maßnahmen müssen sofort und von jedem ergriffen werden können, um die Überlebenschancen der Patient*innen zu erhöhen.

2.5.1 Lagerungsarten

Die wichtigsten Lagerungsarten zeigt ➤ Abb. 2.8.

INFO

Die Patient*innen bestimmen selbst, in welcher Position sie sich am wohlsten fühlen. Sollten sie sich hierbei unsicher sein, gelten die Lagerungsvorschläge der jeweiligen Krankheitsbilder (➤ Abb. 2.9, ➤ Abb. 2.10).

2.5.2 Notruf absetzen

Einheitliche Notrufnummer in Europa: 112

Der Notruf sollte so früh wie möglich abgesetzt werden. Sogar während eines Anrufs mittels Freisprecheinrichtung lässt sich während des Notrufs an den Patient*innen weiterarbeiten.

In einigen Rettungsleitstellen ist es zudem üblich, dass die Leitstellendisponenten dem Helfenden zur Seite stehen und hilfreichen Tipps bzw. Anleitungen geben.

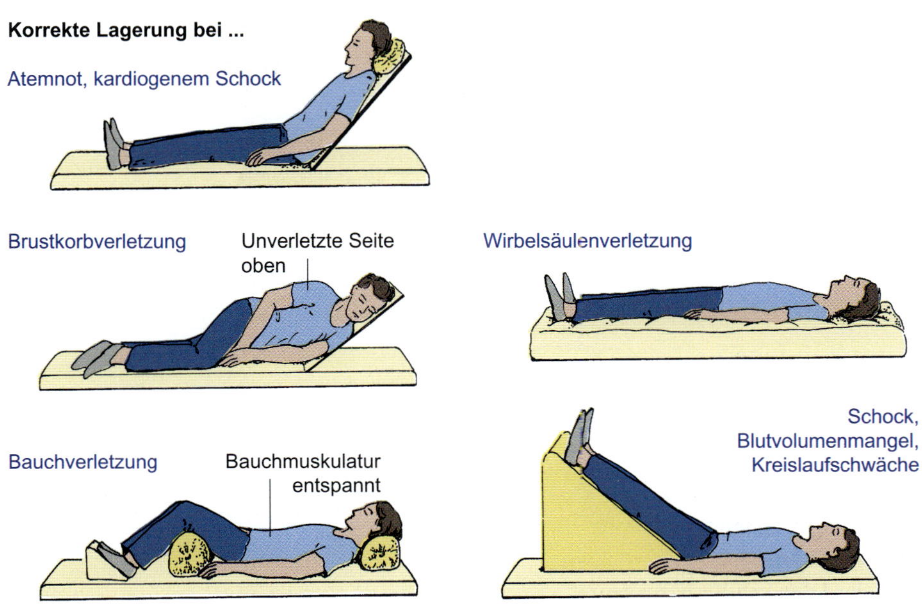

Abb. 2.8 Lagerungsarten [L190]

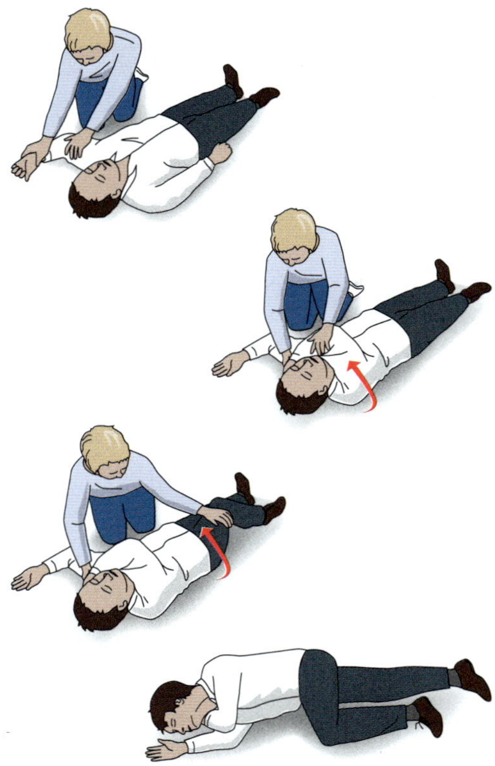

Abb. 2.9 Bewusstlose Patient*innen mit erhaltender Atmung kommen in die stabile Seitenlage. [L157]

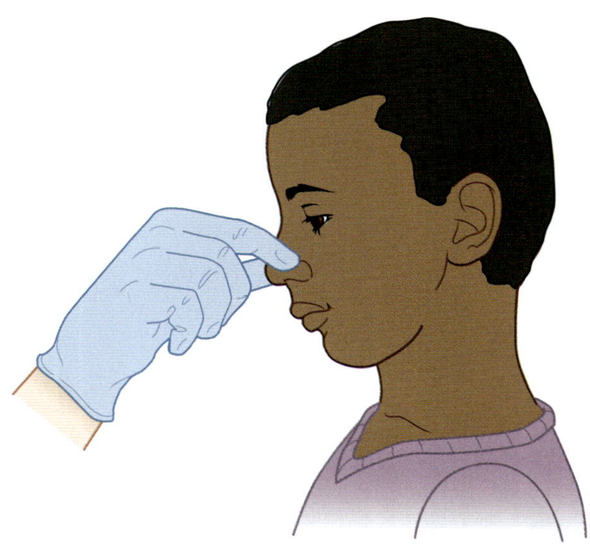

Abb. 2.10 „Lagerung" des Kopfes bei Blutungen im vorderen Nasenbereich (Locus Kiesselbachii) [E1167]

Im Notruf sollte enthalten sein:

- Wo ist der Einsatz?
- Was ist geschehen?
- Wie viele Verletzte?
- Welche Arten von Verletzungen?
- Wer ruft an bzw. wer ist der Ansprechpartner*in, inkl. Rückrufnummer?

Das erscheint in einer Stresssituation sehr viel, doch Leitstellendisponent*innen fragen alle Daten nach Schema ab und vermitteln zudem Ruhe.

CAVE

Die Leitstellendisponent*innen beenden das Gespräch und nicht der*die Anrufende!

2.6 Herz-Lungen-Wiederbelebung (HLW)

Die Herz-Lungen-Wiederbelebung stellt einen sehr wichtigen Teil des Notfallmanagement dar. Jede*r Ersthelfende, aber auch Heilpraktiker*innen müssen sich im Falle eines Notfalls jederzeit bereithalten, mit der Reanimation zu beginnen. Kritische Patient*innen sind genau im Auge zu behalten und die Vitalparameter müssen fortlaufend kontrolliert werden, um eine Verschärfung der Notlage frühzeitig erkennen zu können.

2.6.1 BLS (Basis Life Support): Basisreanimation

Die Basismaßnahmen der Reanimation (BLS) basieren auf den aktuellen Empfehlungen der Bundesärztekammer, der European Resuscitation Council (ERC) und der American Heart Association (AHA). Hierbei werden Sofortmaßnahmen formuliert, die von Ersthelfenden leicht durchgeführt werden können und durchzuführen sind (➤ Abb. 2.11, ➤ Tab. 2.6).

MERKE

Zur Erinnerung: vor Beginn der Reanimation ist immer der Notruf abzusetzen!

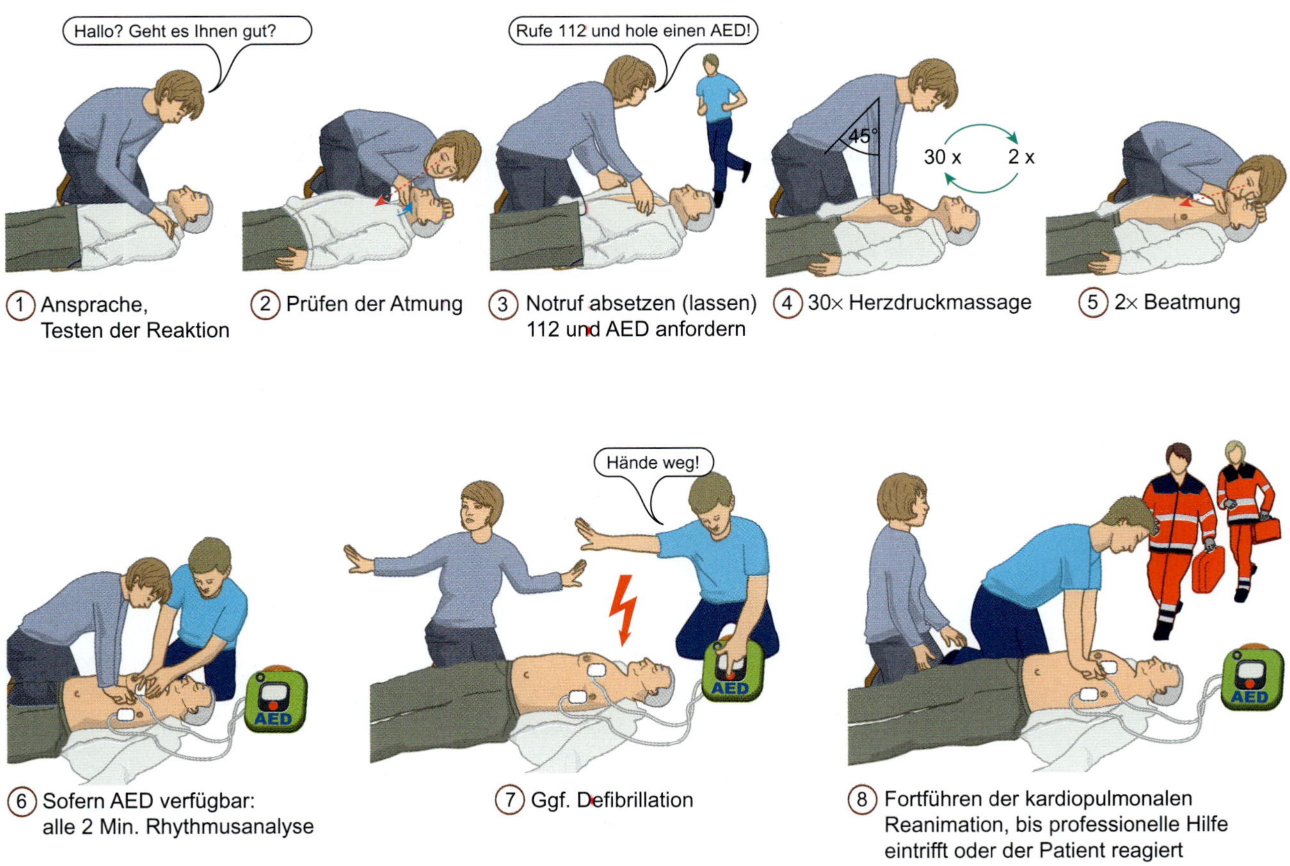

Abb. 2.11 Algorithmus Basisreanimation [L138]

Tab. 2.6 Vorgehen beim Auffinden einer bewusstlosen Person

Reihenfolge	Erläuterung
1. Ansprechen	• Laut anschreien und an den Schultern rütteln
2. Überprüfen der Atmung	• Atemwege freimachen (kurze Kontrolle, ob sich Erbrochenes im Mund-Rachen-Raum befindet) • Kopf überstrecken • Überprüfen, ob Patient*in atmet (Hören, Sehen, Fühlen) • Eine Schnappatmung tritt in 30–40 % der Fälle am Anfang des Herzkreislaufstillstands auf. Diese wird als „Keine Atmung" gewertet.
3. Herzdruckmassage und Beatmung beginnen	• 30 Thoraxkompressionen, danach 2 Beatmungen
4. AED (Defibrillator), sofern verfügbar, verwenden	• Klebeelektronen nach Vorgabe des Geräts anbringen • Sprachanweisungen des Geräts folgen • Den AED während der Reanimation nicht mehr abnehmen oder ausschalten
5. Reanimation fortführen, bis professionelle Hilfe kommt oder Patient*in reagiert	

CAVE

Da der Eigenschutz immer Vorrang hat, ist im Falle einer Pandemie die Beatmung mit Mund zu Mund/Mund zu Nase wegen möglicher Übertragung von Erregern auszusetzen. Damit ergibt sich eine reine Thoraxkompression.

2.6.2 ALS (Advanced Life Support): erweiterte Reanimation) für Heilpraktiker*innen

Die erweiterten Reanimationsmaßnahmen für medizinisch geschultes Personal werden in dem ALS zusammengefasst. Da auch Heilpraktiker*innen rechtlich betrachtet medizinisch geschultes Personal darstellen, wird von ihnen im Notfall das Vorgehen nach dem ALS, mindestens aber BLS, erwartet (➤ Tab. 2.7).

Tab. 2.7 Vorgehen beim Auffinden einer bewusstlosen Person durch medizinisches Personal

Reihenfolge	Erläuterung
1. Ansprechen	• Laut anschreien und an den Schultern rütteln
2. Überprüfen der Atmung	• Atemwege freimachen (kurze Kontrolle, ob sich Erbrochenes im Mund-Rachen-Raum befindet) • Kopf überstrecken • Überprüfen, ob Patient*in atmet (Hören, Sehen, Fühlen) • Eine Schnappatmung tritt in 30–40 % der Fälle am Anfang des Herzkreislaufstillstands auf. Diese wird als „Keine Atmung" gewertet.
3. Herzdruckmassage und Beatmung mit Beatmungsbeutel	• 30 Thoraxkompressionen, danach 2 Beatmungen
4. AED (Defibrillator) sofern verfügbar verwenden	• Klebeelektronen nach Vorgabe des Geräts anbringen • Sprachanweisungen des Geräts folgen • Den AED während der Reanimation nicht mehr abnehmen oder ausschalten
5. Intravenöser Zugang	• Infusion anschließen und für Medikamentengabe vorbereiten
6. Sauerstoffgabe	• 12–15 l/Min. Sauerstoff an den Beatmungsbeutel anschließen
7. Atemwegssicherung durch 2 Personen	• Idealerweise Larynxtubus oder endotracheale Intubation • Wenn die Atemwege gesichert sind, durchgehende Thoraxkompression ca. 100×/Min. und zeitgleiche Beatmung ca. 12×/Min.
8. Medikamentengabe	• Notarzt- oder Notfallsanitäterkompetenz

KAPITEL

3 Internistische Notfälle

3.1 Schock

Definition

Unabhängig von der Ursache wird der Schock als ein **Missverhältnis** zwischen Sauerstoffangebot und Sauerstoffbedarf mit daraus resultierender Unterversorgung von Gewebe und Zellen definiert.

Pathomechanismus

Man unterscheidet verschiedene Schockformen (s.u.). Dabei hat jeder beim Schock entstehende Blutdruckabfall eine eigene Ursache (kardiogener Schock: verminderte Auswurfleistung; hypovolämischer Schock: absoluter Volumenmangel). Der Körper versucht jeweils, dem Blutdruckabfall auf die gleiche Weise gegenzusteuern (Ausnahme: anaphylaktischer Schock): Es kommt zur Zentralisation mit initial Makrozirkulations- und folgend Mikrozirkulationsstörungen (Gefäße < 100 μm).

Zentralisation

Um dem Blutdruckabfall gegenzusteuern, werden Adrenalin und Noradrenalin ausgeschüttet. Das bewirkt eine Vasokonstriktion in der Peripherie, das periphere Blut wird nach zentral gepumpt/gedrückt und gewährleistet eine Durchblutung der stammbetonten/akut lebenswichtigen Organe auf Kosten anderer Organe (➤ Abb. 3.1).

Makro- und Mikrozirkulationsstörungen

Die Engstellung der Gefäße und die damit verbundene Drosselung des Blutflusses bewirkt im weiteren Verlauf eine Minderversorgung der Gewebe, sodass dort eine Hypoxie entsteht. Als Folge häufen sich vermehrt saure Endprodukte des anaeroben Kohlenhydratstoffwechsels (Laktat) an. Dies führt sowohl zu einer messbaren Übersäuerung des Körpers **(metabolische Azidose)** als auch zu einer Gefäßweitstellung durch z.B. Histamin oder Endotoxine. Durch diese **Gefäßdilata-**

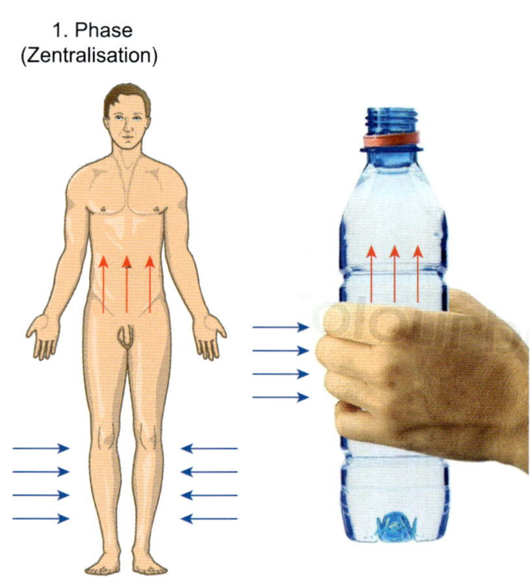

Abb. 3.1 Schock: Zentralisation. Gefäße der Peripherie verengen sich und „drücken" das Blut zentralwärts. Das Prinzip ähnelt dem Vorgang, wenn man eine halbvolle Plastikwasserflasche zusammenpresst und das Wasser nach „oben" gedrückt wird. [L138/J787]

Tab. 3.1 Schockindex: Rechenbeispiel mit Einschätzung

Werte	Berrechnung	Index	Einschätzung
Puls: 70/min RRsyst: 130 mmHg	$\frac{Puls}{RRsyst} = \frac{70}{130}$ = 0,54	< 1,0	Keine Schockgefahr
Puls: 110/min RRsyst: 120 mmHg	$\frac{Puls}{RRsyst} = \frac{110}{110}$ = 1,0	= 1,0	Beginnende Schockgefahr
Puls: 120/min RRsyst: 80 mmHg	$\frac{Puls}{RRsyst} = \frac{120}{80}$ = 1,5	> 1,5	**Schock:** • Alles < 1 ist physiologisch • 1 = drohender Schock • Alles > 1 ist per definitionem als Schock zu beschreiben

tion sammelt sich nun Blut in der Peripherie und versackt dort. Bedingt durch diese Stagnation kommt es zu einer Verklumpung der Erythrozyten und somit zur **Sludge-Bildung** (engl. *sludge* = Schlamm). Durch das Anlagern der Thrombozyten an die Erythrozyten kann es im Extremfall auch zu einer Verbrauchskoagulopathie kommen.
Hieraus könnten sich weitere Komplikationen ergeben:

- Innere Blutungen, petechiale Einblutungen durch die Verbrauchskoagulopathie
- Multiorganversagen durch Mikrothromben-bedingten Organausfall

INFO

Adrenalin und **Noradrenalin** wirken über verschiedene Rezeptoren auf das Gefäßsystem. Beide wirken vasokonstriktorisch (gefäßverengend) und somit Blutdruck steigernd (α-Rezeptoren).
Adrenalin wirkt zudem auf das Herz und steigert die Herzfrequenz und die Kontraktilität (β1-Rezeptoren). Im Bereich der Skelettmuskulatur sorgt es über eine Vasodilatation für eine verbesserte Durchblutung (β2-Rezeptoren), an den Bronchien für deren Erweiterung (β2-Rezeptoren). Diese letzten Aktivierungen haben i.d.R. keinen Einfluss auf den Blutdruck.
Noradrenalin hat im Vergleich zu Adrenalin nur eine geringe Wirkung auf andere Rezeptoren als die α-Rezeptoren, sodass hier die Vasokonstriktion im Vordergrund steht.

Als Hinweis, ob ein Schock droht, kann der Schockindex berechnet werden. Der Schockindex gilt allerdings als obsolet und wird nur noch als orientierender Wert im Notfallgeschehen angenommen, jedoch nicht als beweisender Parameter.

In der Prüfung wird der Schockindex immer wieder abgefragt!

MERKE

Schockindex = Puls/systolischer Blutdruckwert (➤ Tab. 3.1)

Nicht jeder positive Schockindex ist ein Notfall, er kann sich aber leicht zu einem Notfall entwickeln!

MERKE

Sobald der Pulswert höher wird als der systolische Blutdruckwert (beim Erwachsenen), muss das Schockgeschehen mit erhöhter Aufmerksamkeit beachtet werden!

3.1.1 Hypovolämischer Schock

Definition

Ein hypovolämischer Schock entwickelt sich bei einem **massiven Volumenverlust im Gefäßsystem.** Hierzu führen z.B. ein absoluter Blutverlust durch innere oder äußere Blutungen (Sonderform des hypovolämen Schock = hämorrhagischer Schock) sowie alle weiteren Zustände, die zu einem ausgeprägten Flüssigkeitsverlust führen (hypovolämer Schock = vermindertes Plasmavolumen).

In der Prüfung wird das Schockgeschehen relativ häufig mit den verschiedenen Formen und Ursachen abgefragt.

3

Ursachen

- Traumatisch: z.B. Blutungen, Polytrauma, Ösophagusvarizenblutungen, Aortenaneurysmaruptur
- Renal: Flüssigkeitsverlust durch z. B. tubuläre Erkrankungen, Diabetes mellitus, sonstige Ursachen für Polyurie
- Gastrointestinal: Diarrhö und Erbrechen, Blutungen
- Kutan: Verbrennungen/Verbrühungen
- Endogen: Diabetes insipidus
- Sonstiges: Medikamente (Furosemid etc.), hohe Umfeldtemperatur, verminderte Flüssigkeitsaufnahme bei Demenz, Exsikkose etc.

Symptome

Kreislauf

- Blässe, kaltschweißige Haut
- Hypotonie, systolisch < 90 mmHg
- Tachykardie
- Tachypnoe
- Evtl. kollabierte Halsvenen, trockene Schleimhäute, weiche Bulbi

Organbezogen

- Oligurie/Anurie
- Somnolenz
- Kopfschmerzen, Schwindel

cABCDE

Maßnahmen

➢ Abb. 3.2

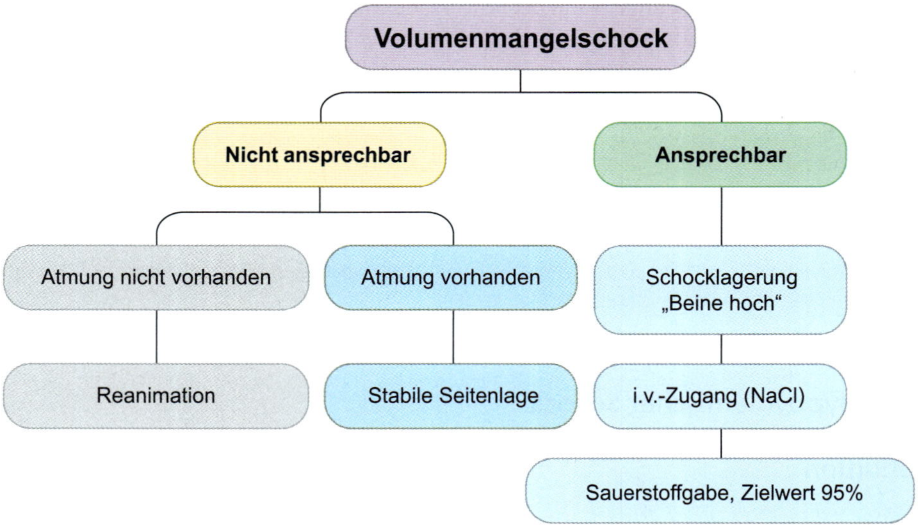

Abb. 3.2 Vorgehen bei hypovolämischen Schock [P1306/L138]

- Vorgehen nach cABCDE-Schema:
  - Vitalparameter prüfen (RR, Puls, SpO_2, AF, ggf. EKG) und alle 3–5 Min. kontrollieren
  - Lagerung: Schocklagerung (➤ Abb. 3.3)
  - Volumengabe: i. v.-Zugang (wenn möglich, 2 großlumige Venenverweilkanülen), z. B. NaCl oder Ringer als Infusion (hohe Durchflussgeschwindigkeit)
  - Sauerstoffgabe: Zielwert: SpO_2 ca. 95 %
  - Wärmeerhaltung: Patient*in mit Decken zudecken, falls er hypotherm ist
  - Notruf absetzen

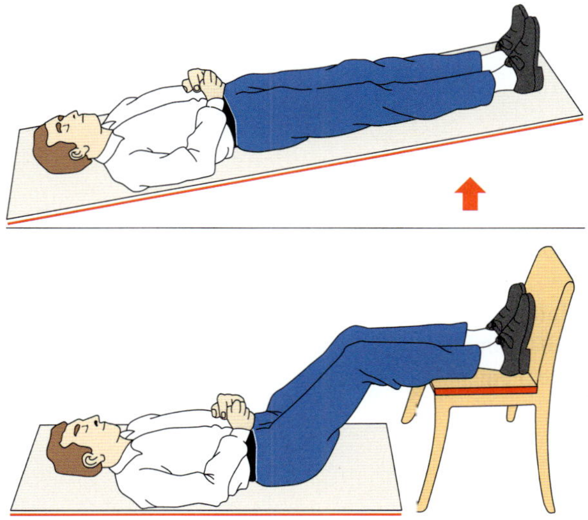

Abb. 3.3 Lagerung bei hypovolämischen Schock [S149]

Tab. 3.2 Auslöser

	Kinder	Erwachsene
Nahrungsmittel	60 %	16 %
Insektengifte	22 %	52 %
Arzneimittel	7 %	22 %
Sonstiges	5 %	3 %
Unbekannt	7 %	6 %

3.1.2 Anaphylaktischer Schock

Definition

Ein anaphylaktischer Schock ist die stärkste Form einer **Überempfindlichkeitsreaktion des Immunsystems.**

Adrenalin ➤ Kap. 1.8.1
Antihistaminika ➤ Kap. 1.8.2

Beim anaphylaktischen Schock fällt die Zentralisation weg. Infolge der massiven Histaminausschüttung kommt es direkt zu einer peripheren Gefäßerweiterung.

Ursachen

- Insektengifte, z.B. Bienen, Wespen (➤ Tab. 3.2)
- Nahrungsmittel, z.B. Erdnüsse, Erdbeeren
- Medikamente, z.B. Antibiotika

Symptome

- Flush, kaltschweißige Haut
- Übelkeit, Erbrechen
- Atemnot (evtl. inspiratorischer und/oder expiratorischer Stridor)
- Urtikaria, Juckreiz, Erythem, Rhinorrhö
- Angioödem
- Tachykardie
- Hypotonie
- Somnolenz
- Marmorierte Haut

cABCDE

Maßnahmen

➢ Abb. 3.4

- Vorgehen nach cABCDE-Schema:
  - Vitalparameter prüfen (RR, Puls, SpO_2, AF, ggf. EKG) und alle 3–5 Min. kontrollieren
  - Lagerung: Schocklagerung, ggf. Oberkörper hoch bei Atemnot (➢ Abb. 3.3)
  - Volumengabe: i. v. Zugang (wenn möglich, 2 großlumige Venenverweilkanülen) z. B. NaCl oder Ringer als Infusion (hohe Durchflussgeschwindigkeit)
  - Sauerstoffgabe (10 l/Min.) über O_2-Maske
  - Ggf. Medikamente (Epinephrin, Antihistaminikum, Glukokortikoide)
  - Notruf absetzen

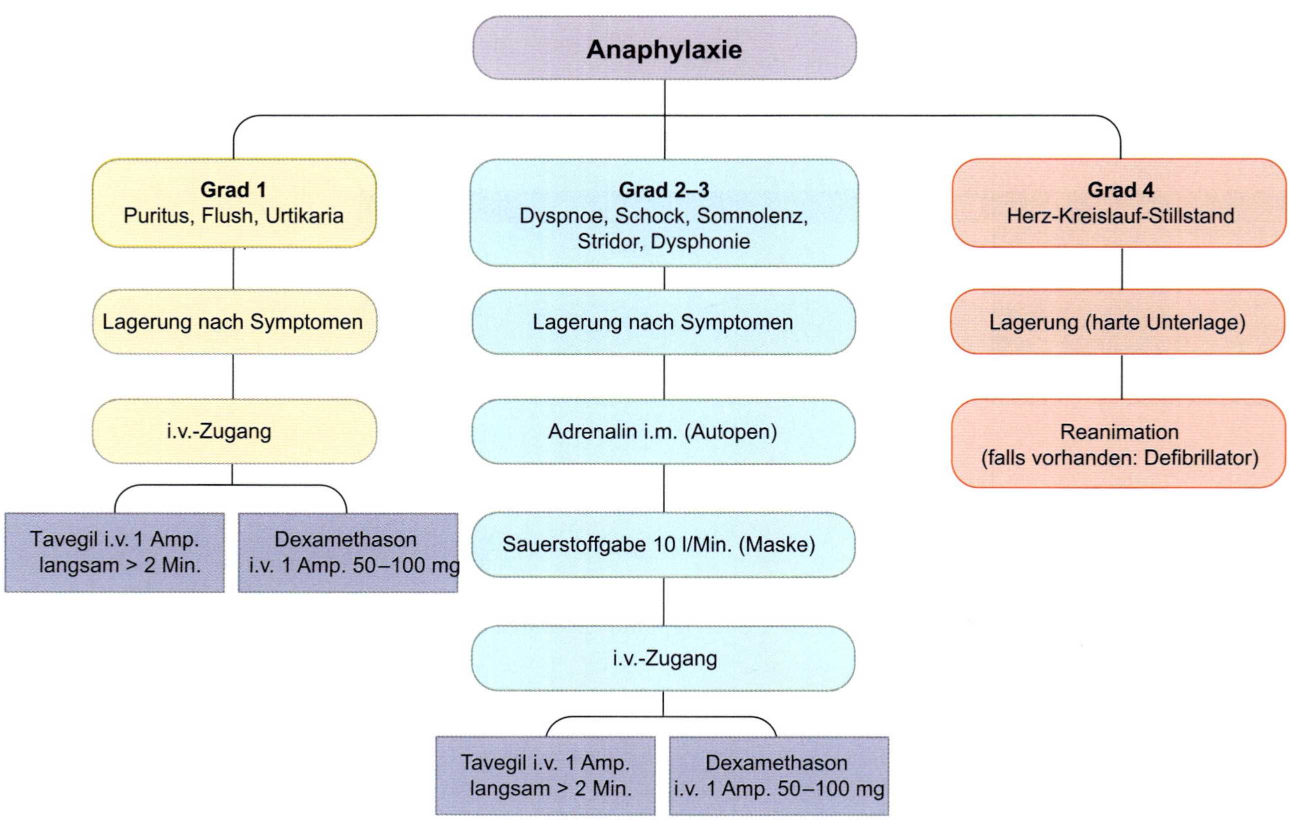

Abb. 3.4 Vorgehen bei anaphylaktischem Schock [P1306/L138]

MERKE

In jeder Heilpraktikerpraxis sollte, sofern invasiv gearbeitet wird, eine Ausrüstung zur Notfallbehandlung einer Anaphylaxie vorhanden sein.

Prüfungsfragen

Prüfungsfragen

Amtsärztliche Frage: „Welche Materialien/Medikamente benötigt man in der Heilpraktikerpraxis gegen einen anaphylaktischen Schock?“

Lösungsansatz

- 2 Venenverweilkanüle Grün (18G) oder Orange (14G)
- 2 Infusionsbestecke
- 2× 500 ml NaCl-Lösung
- Adrenalin Autoinjektor 0,5 mg Adrenalin
- Antihistaminikum (z.B. Clemastin 2 mg/2 ml)
- Glukokortikoide 40–100 mg

3.1.3 Kardiogener Schock

Definition

Schock durch verminderte Pumpleitung des Herzens, z. B. akute Linksherzinsuffizienz.

Ursachen

- Myokardinfarkt (Hauptursache)
- Lungenembolie
- Kardiomyopathie
- Myokarditis
- Herzklappenvitien
- Akut dekompensierte chronische Herzinsuffizienz (z. B. Herzbeuteltamponade)

Symptome

- Blässe, kaltschweißige Haut
- Atemnot
- Tachykardie/Bradykardie
- Hypotonie
- Je nach Ursache evtl. Thoraxschmerzen
- Gestaute Halsvenen
- Ursachenabhängige Zusatzsymptome (z. B. Lungenödem, Bradykardie, Hypotonie, Vorhofflimmern)

Maßnahmen

cABCDE

➤ Abb. 3.5

- Vorgehen nach cABCDE-Schema:
  - Vitalparameter prüfen (RR, Puls, SpO_2, AF, ggf. EKG) und alle 3–5 Min. kontrollieren
  - Lagerung: Vorlastsenkung: erhöhter Oberkörper (30–45°), evtl. Beine tief (➤ Abb. 3.6)
  - Sauerstoffgabe: Zielwert: SpO_2 ca. 95 %

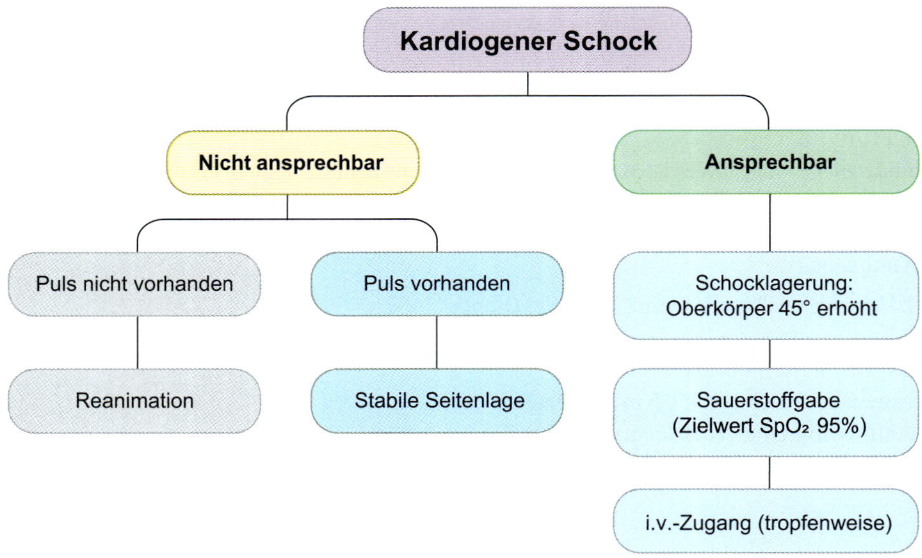

Abb. 3.5 Vorgehen bei kardiogenem Schock [P1306/L138]

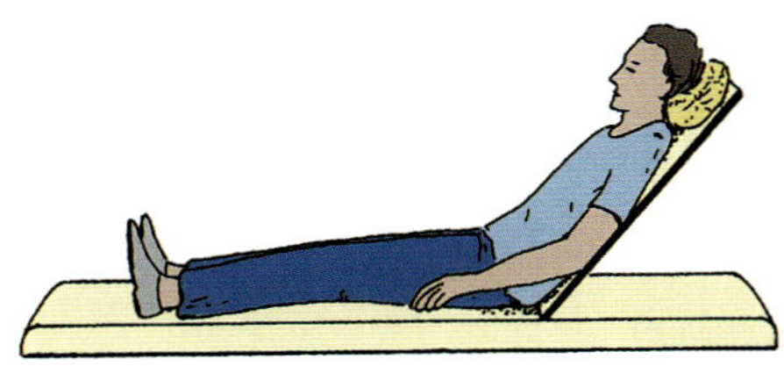

Abb. 3.6 Lagerung bei kardiogenem Schock, hier mit geraden Beinen. [L157]

- Volumengabe: i. v.-Zugang z. B. NaCl oder Ringer als Infusion (langsamste Durchflussgeschwindigkeit „tropfenweise")
- Notruf absetzen

3.1.4 Septischer Schock

Definition

Schock durch eine fehlgesteuerte Immunreaktion auf pathogene Mikroorganismen (Bakterien, Pilze, Viren, Parasiten) und deren Bestandteile und/oder Toxine ausgelöst.

Durch die hohe ausgeschüttete Menge an Erreger und Toxinen kommt es zu einer Aktivierung von Monozyten, neutrophilen Granulozyten und des Komplementsystems. Die aktivierten Neutrophilen schütten Zytokine und Chemokine (Signalproteine) aus, die wiederum Reaktionen auf die Körpertemperatur, Herz und Gefäße auslösen.

Ursachen

- Bakterielle Infektion, durch die es zu einer starken Freisetzung von Entzündungsmediatoren kommt
- Selten: Pilze, Viren, Parasiten

Symptome

- Anfänglich warme rötliche Haut: „warmer Schock“
- Hypotonie
- Fieber
- Tachykardie
- Tachypnoe
- Somnolenz
- Evtl. petechiale Einblutungen
- Organversagen

Maßnahmen

cABCDE

- Vorgehen nach cABCDE-Schema:
  - Vitalparameter prüfen (RR, Puls, SpO_2, AF, ggf. EKG) und alle 3–5 Min. kontrollieren
  - Lagerung: symptomorientiert (meist Beine leicht erhöht) (➤ Abb. 3.3)
  - Sauerstoffgabe: Zielwert: SpO_2 ca. 95 %
  - Volumengabe: i. v.-Zugang (wenn möglich, 2 großlumige Venenverweilkanülen) z. B. NaCl oder Ringer als Infusion (hohe Durchflussgeschwindigkeit)
  - Notruf absetzen

3.1.5 Neurogener Schock

Definition

Schock, bei dem das vegetative Nervensystem, meist aufgrund eines Traumas, gestört ist. Das vegetative Nervensystem reguliert die Gefäßweit- und Engstellung. In Folge der Störung kommt es beim neurogenen Schock zur Dyregulation der Gefäßweite (generalisierte Vasodilatation) und des Kreislaufs und daraus folgend zur Hypovolämie und Kreislaufinsuffizienz.

Ursachen

- Hirndrucksteigerung
- Rückenmarksverletzungen
- Intoxikationen des ZNS

INFO

Die häufigste Ursache für einen neurogenen Schock sind Läsionen des Rückenmarks infolge eines Traumas oder Intoxikation des Zentralen Nervensystems. Dadurch kommt es zu einer Unterbrechung der nervalen Versorgung und zu einer Vasoparalyse, was zu keiner Gegenregulation des Sympathikus führt und somit zu einer Weitstellung der Gefäße. Durch eine Unterbrechung der nervalen Versorgung der Blutgefäße entsteht eine Lähmung der glatten Muskulatur. Die Gefäße werden dadurch weitgestellt und es erfolgt keine Gegenregulation des Sympathikus.
Die für eine Hirndrucksteigerung typische Symptomatik (hoher Blutdruck, niedriger Puls) entfällt, wenn sich ein neurogener Schock entwickelt.

Symptome

- Hypotonie (plötzlicher Abfall des syst. arteriellen Wert < 100 mmHG)
- Normofrequent, Bradykardie bei hohem Querschnitt TH1–4
- Tachypnoe
  - Bewusstseintrübung (bei primär bulbärer Schädigung sehr schnell)

- Ausfallzeichen des Sympathikus (z. B. kein Schwitzen möglich)
- Evtl. Zeichen einer Querschnittslähmung/Lähmungen, Verlust der spinalen Reflexe
- Respiratorische Insuffizienz bei hohem Querschnitt C1–C4

cABCDE

Maßnahmen

- Vorgehen nach cABCDE-Schema:
  - Vitalparameter prüfen (RR, Puls, SpO_2, AF, ggf. EKG) und alle 3–5 Min. kontrollieren
  - Lagerung (bei unklarer Verletzung der Wirbelsäule so wenig wie möglich bewegen!):
    - Bei V.a. Wirbelkörperverletzung: Flachlagerung (ist von außen ohne Röntgen-Bild nicht sicher beurteilbar)
    - Bei Kopfverletzung: 30°-Oberkörperhochlagerung (auch hier so wenig wie möglich bewegen!)
  - Sauerstoffgabe: Zielwert: SpO_2 ca. 95 %
  - Volumengabe: i. v.-Zugang (wenn möglich, 2 großlumige Venenverweilkanülen) z. B. NaCl oder Ringer als Infusion (hohe Durchflussgeschwindigkeit)
  - Notruf absetzen

3.2 Myokardinfarkt (Herzinfarkt)

Definition

Reanimationsbereitschaft herstellen (Beatmungsmaske, Defi etc.)!

Nekrose von Herzmuskelzellen, ausgelöst durch eine akute Myokardischämie. Ursächlich ist meist eine koronare Herzerkrankung.

Ursachen

Risikofaktoren der 1. Ordnung:
- Bluthochdruck
- Diabetes mellitus (Zuckerkrankheit)
- Nikotin
- Nährstoffarme und fettreiche Ernährung

Risikofaktoren der 2. Ordnung:
- Übergewicht
- Stress
- Bewegungsmangel
- Erbliche Faktoren
- Erhöhte Harnsäurewerte

Symptome

Leitsymptome

- Atem**un**abhängige Thoraxschmerzen
- Retrosternales Druckgefühl
- Ausstrahlung in linken Arm (ulnarseitig), Hals, Kiefer, Schulterblätter oder Epigastrium (➤ Abb. 3.7)
- Vegetative Symptomatik (Schwindel, Kaltschweißig, Blässe, Übelkeit, Erbrechen)
- Starkes Angstgefühl
- Dyspnoe

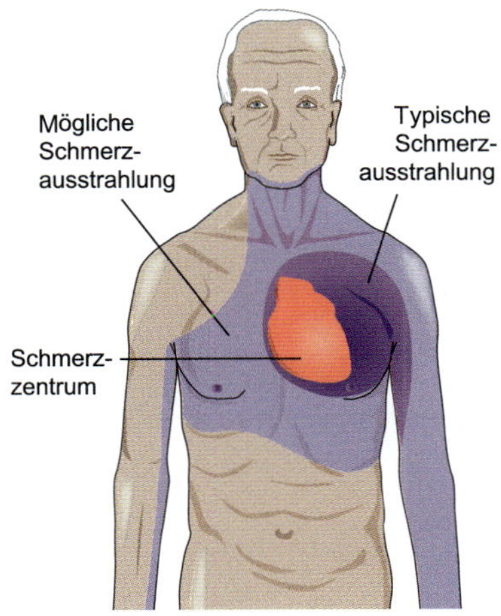

Abb. 3.7 Schmerzausstrahlung bei Herzinfarkt [L190]

Atypische Symptome (Stummer Infarkt)

- Unwohlsein und ggf. vegetative Symptomatik (s.o.)
- Hinweise auf stummen Infarkt:
  - Bei Patient*innen > 75 Jahre (Alterspolyneuropathie)
  - Bei Diabetes, Alkoholsucht, Multipler Sklerose, Vitamin-B_{12}-Mangel
  - Bei chronischer Niereninsuffizienz
  - Vorliegen einer Vergiftung

Maßnahmen

cABCDE

- Vorgehen nach cABCDE-Schema:
  - Vitalparameter prüfen (RR, Puls, SpO_2, AF, ggf. EKG) und alle 3–5 Min. kontrollieren (s.a. ➢ Abb. 1.19)
- Lagerung: kardiogene Schocklagerung, nur bei kardiogenem Schock nötig (➢ Abb. 3.6)
- i.v.-Zugang mit NaCl oder Jono (langsamste Tropfgeschwindigkeit)
- Labor: Troponin-Schnelltest
- Sauerstoffgabe bei Atemnot oder SpO_2 < 92 %; Zielwert dann: SpO_2 ca. 95 %
- Wärmeerhaltung: Patient*in mit Decken zudecken
- Notruf absetzen

MERKE
Patient*innen sollen in weniger als 60 Min. einer Notaufnahme vorgestellt werden. *Time is muscle!*

Medikamente

Glycerolnitrat ➢ Kap. 1.8.3
Acetylsalicylsäure ➢ Kap. 1.8.6

Heilpraktiker*innen	Notärzt*innen
Sauerstoff (erst < 92 % SpO_2)	Morphium
ASS 150–300 mg p.o.	Betablocker
Nitroglycerin-Spray s.l. (falls vorhanden)	Antikoagulanzien
Antiemetika (z.B. Dimenhydrinat)	

CAVE
Heilpraktiker*innen dürfen nur Medikamente verwenden, die sie sicher beherrschen. Patient*innen dürfen niemals aufgrund von Selbstüberschätzung gefährdet werden!

3.3 Angina pectoris

Definition

CAVE
Präklinisch nicht immer von akutem Myokardinfarkt zu unterscheiden, hierzu meist EKG und Labor nötig! Beweis nur über Herzkatheter-Untersuchung.

Anfallsartige, retrosternale Schmerzen infolge einer reversiblen myokardialen Minderperfusion.

Ursachen und Auslöser

- Bluthochdruck
- Diabetes mellitus (Zuckerkrankheit)
- Nikotin
- Nährstoffarme und fettreiche Ernährung
- Übergewicht
- Stress
- Bewegungsmangel
- Erbliche Faktoren
- Erhöhte Harnsäurewerte
- Übermäßiges Essen (Roemheld-Syndrom)
- Körperliche und seelische Belastung

Leitsymptome

- Atem**un**abhängige Thoraxschmerzen (➤ Abb. 3.7)
- Reversibles retrosternales Druckgefühl
- Ausstrahlung in linken Arm (ulnarseitig), Hals, Kiefer, Schulterblätter oder Epigastrium
- Vegetative Symptomatik (Schwindel, kaltschweißig, Blässe)
- Starkes Angstgefühl
- Besserung nach Gabe von Nitroglycerin

cABCDE

Reanimationsbereitschaft herstellen (Beatmungsmaske, Defi etc.)!

Maßnahmen

- Vorgehen nach cABCDE-Schema:
  - Vitalparameter prüfen (RR, Puls, SpO_2, AF, ggf. EKG) und alle 3–5 Min. kontrollieren
- Lagerung: kardiogene Schocklagerung (➤ Abb. 3.6)
- i. v.-Zugang mit NaCl oder Jono (langsamste Tropfgeschwindigkeit)
- Labor: Troponin-Schnelltest
- Sauerstoffgabe nur bei Atemnot oder SpO_2 <92 %; Zielwert dann: SpO_2 ca. 95 %
- Wärmeerhaltung: Patient*in mit Decke zudecken
- Notruf absetzen

MERKE
Patient*innen mit Angina pectoris müssen als Notfall abgeklärt werden.

Medikamente

➢ Kap. 1.7.3, ➢ Kap. 1.7.6

Heilpraktiker*innen

Diese Medikamente können Heilprakter*innen bei einem Angina-pectoris-Anfall verabreichen:
- Sauerstoff (erst wenn $SpO_2 < 92$ %)
- ASS 150-300 mg p. o.
- Nitroglycerin-Spray s. l. (falls vorhanden)

CAVE

Heilpraktiker*innen dürfen nur Medikamente verwenden, die sie sicher beherrschen. Patient*innen dürfen niemals aufgrund von Selbstüberschätzung gefährdet werden!

3

3.4 Herzrhythmusstörungen

Definition

AV-Block ➢ Kap. 3.5
Tachykardie/Bradykardie ➢ Kap. 3.6

Unter Herzrhythmusstörungen versteht man Unregelmäßigkeiten der Herzaktion. Hierbei wird die normale Herzfrequenz gestört, z.B. Vorhofflimmern, Extrasystolen.

Ursachen

Pro Tag können unterschiedlich viele, teils zahlreiche Extrasystolen nach ärztlicher Abklärung toleriert werden, sofern die Patient*innen unter keinen schwereren Beeinträchtigungen leiden.

- Koronare Herzerkrankung (KHK)
- Herzinfarkt
- Entzündungen des Herzmuskels (Myokarditis)
- Herzmuskelschwäche (Herzinsuffizienz)
- Herzklappenfehler
- Überfunktion der Schilddrüse (Hyperthyreose)
- Schwere Lungenerkrankungen
- Störungen im Mineralstoffhaushalt (z. B. Kalium- und Magnesiummangel)
- Medikamente
- Alkohol
- Starke seelische/psychische Belastungen

Symptome

- Palpitationen (Patient*in berichtet über Herzstolpern, -rasen)
- Herzstechen
- Unregelmäßiger Puls
- Schwindel, Schweißausbrüche
- Dyspnoe

Maßnahmen

cABCDE

- Vorgehen nach cABCDE-Schema:
  - Vitalparameter prüfen (RR, Puls, SpO_2, AF, ggf. EKG) und alle 3–5 Min. kontrollieren
  - Lagerung: leicht erhöhter Oberkörper
  - i. v.-Zugang mit NaCl oder Jono (langsamste Tropfgeschwindigkeit)
  - Blut für Laborbestimmung abnehmen und Patient*in in die Klinik mitgeben

Pulsoxymeter ➤ Kap. 1.4.7
Sauerstoffgabe ➤ Kap. 1.7

- Sauerstoffgabe nur bei Atemnot oder SpO_2 < 92 %; Zielwert dann: SpO_2 ca. 95 %
- Ggf. Wärmeerhalt: Patient*in mit Decke zudecken

INFO

Mittels EKG muss abgeklärt werden, um welche Art von Rhythmusstörungen es sich handelt.
Da es eine Vielzahl von Herzrhythmusstörungen gibt und diese je nach Art lebensgefährlich, aber auch unbedenklich, sein können, ist hier eine Untersuchung durch eine*n Kardiolog*in unentbehrlich.

3.5 AV-Block

Herzrhythmusstörungen ➤ Kap. 3.4

Definition

Verzögerung oder Unterbrechung der Erregungsüberleitung vom Vorhof auf die Kammer aufgrund einer funktionellen oder anatomischen Behinderung im AV-Knoten.

Die Diagnose kann man ohne EKG nur vermuten, wenn der/die Patient*in einen langsamen regelmäßigen Herzschlag hat. Ein EKG ist jedoch zur Diagnosestellung zwingend!

Ursachen

- Koronare Herzkrankheit
- Myokarditis
- Medikamentös-toxisch (z. B. Digitalis, Betablocker)
- Hyperkaliämie
- Bakterielle Endokarditis
- Infektionskrankheiten, z. B. Borreliose, Syphilis, Tuberkulose, Diphtherie, Toxoplasmose
- Altersbedingt

INFO

- Es muss abgeklärt werden, um welche Art des AV-Blocks (AV-Block I, IIa/b, III) es sich handelt.
- Bei einer stabilen normofrequenten Herzfrequenz handelt es sich um keinen klassischen Notfall. Je höher der AV-Block, desto geringe kann die Herzfrequenz werden.

Symptome

- Palpitationen
- Puls niedrig/niedriger (je nach Grad des AV-Blocks)
- Blutdruck ggf. erhöht (kompensatorisch)
- Synkope (Adams-Stokes-Anfall)
- Dyspnoe
- Angina pectoris

cABCDE

Maßnahmen

- Vorgehen nach cABCDE-Schema:
  - Vitalparameter prüfen (RR, Puls, SpO_2, AF, ggf. EKG) und alle 3–5 Min. kontrollieren
  - Je nach Herzfrequenz und Stabilität zum/r Hausärzt*in schicken oder sofort den Notruf absetzen

3.6 Tachykardie/Bradykardie

Herzrhythmusstörungen ➤ Kap. 3.4

Definition

- **Tachykardie:** Pulsfrequenz > 100/Min. Die Frage, ab welcher Herzfrequenz ein Notfall vorliegt, kann nicht eindeutig beantwortet werden. Hierbei ist zu berücksichtigen, welche Ursache der Tachykardie zugrunde liegt, wie alt der Patient ist und welche Vorerkrankungen er hat. Als Hinweis kann folgende Rechnung helfen: 220 Schläge/Min. – Lebensalter.
- **Bradykardie:** Pulsfrequenz < 60/Min.

Insbesondere das Vorliegen einer Tachykardie kann sich zu einem Notfall entwickeln!

Ursachen

➤ Abb. 3.8

Symptome

- **Tachykardie:**
  - Palpitationen
  - Herzrasen
  - Dyspnoe
  - Schwindel bis Ohnmacht
  - Evtl. Angina-pectoris-Anfall
  - Evtl. kardiogener Schock

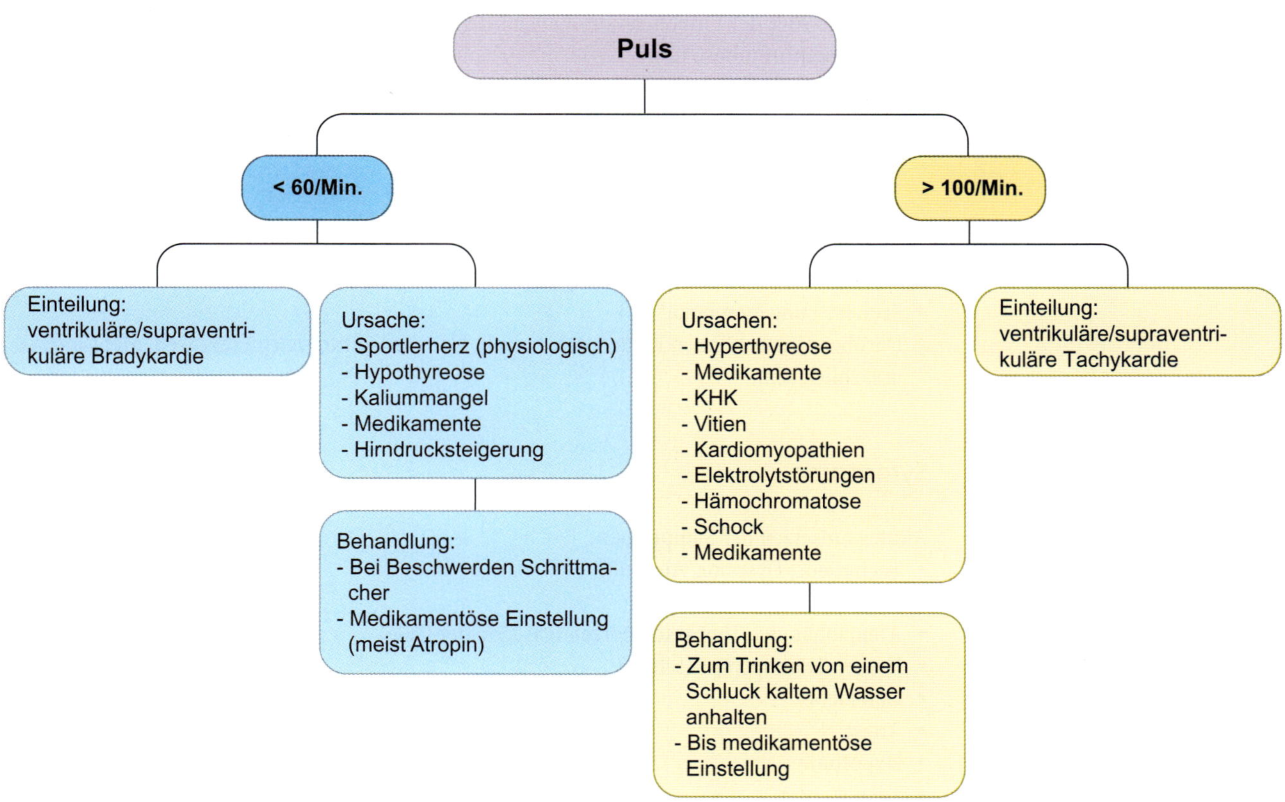

Abb. 3.8 Ursachen von und Vorgehen bei Bradykardie und Tachykardie [P1306/L138]

- **Bradykardie:**
  - Palpitationen
  - Müdigkeit
  - Schwindel bis Ohnmacht
  - Evtl. Angina-pectoris-Anfall
  - Dyspnoe
  - Evtl. kardiogener Schock

cABCDE

Maßnahmen

➢ Abb. 3.8

- Vorgehen nach cABCDE-Schema:
  - Vitalparameter prüfen (RR, Puls, SpO_2, AF, ggf. EKG) und alle 3–5 Min. kontrollieren
  - Je nach Herzfrequenz und Stabilität zum/r Hausärzt*in schicken oder sofort den Notruf absetzen

3.7 Lungenembolie

Zerebrale Sinus- und Venenthrombose ➢ Kap. 4.9

Definition

Partielle oder totale Verlegung des Lumens einer Pulmonalarterie aufgrund eines Embolus.

Ursachen

- Mehr als 90 % der Embolien kommen aus den tiefen Bein-/Beckenvenen aufgrund einer tiefen Beinvenenthrombose (TVT):
  - Operation v. a. der unteren Körperhälfte, innerhalb der letzten 12 Wochen
  - Immobilisierung (Flugreise „Economy-Class-Syndrom“, Krankheit, Bettlägerigkeit)
  - Malignom (paraneoplastisches Syndrom)
  - Einnahme der Pille und Zigarettenrauchen
  - Hämatologische Erkrankungen z. B. Polycythaemia vera
  - Bestehende Varikosis
  - Angeborene Gerinnungsstörungen
- Frühere Lungenembolie/TVT
- Darüber hinaus können Fetttröpfchen, Luft, Knochensplitter nach Frakturen, Metastasen o. ä. ursächlich sein.

Symptome

Auch bei milden akut auftretenden Symptomen immer frühzeitig differenzialdiagnostisch an eine Lungenembolie denken!

Akutes Einsetzen der Symptome:
- Tachypnoe, Dyspnoe, Atemnot
- Evtl. Lippenzyanose
- Atemabhängige Thoraxschmerzen (ca. 75 % der Fälle)
- Husten/Hämoptysen (selten)
- Ggf. Fieber
- Angst
- Hypotonie
- Tachykardie
- Synkope
- Evtl. Einflussstauung
- Evtl. Symptome der tiefen Beinvenenthrombose (TVT)

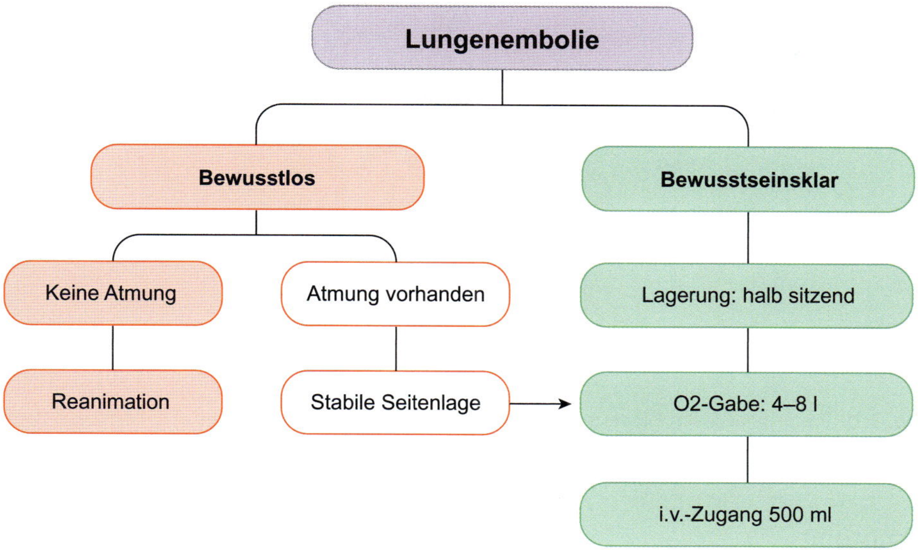

Abb. 3.9 Vorgehen bei Lungenembolie [P1306/L138]

Die Symptome einer Lungenembolie können in ihrer Stärke stark variieren.

Maßnahmen

cABCDE

➢ Abb. 3.9

- Vorgehen nach cABCDE-Schema:
  - Frühzeitiger Notruf
  - Halbsitzende Lagerung
  - Sauerstoffgabe ca. 6–8 l/Min, Zielwert > 93 Vol%
  - Volumengabe NaCl ca. 500 ml über 15–30 Min.
  - Reanimationsbereitschaft herstellen
  - D-Dimere-Testung
  - Vitalparameter prüfen (RR, Puls, SpO_2, AF, ggf. EKG) und alle 3–5 Min. kontrollieren

Blutdruckmessung ➢ Kap. 1.4.1
Pulsmessung ➢ Kap. 1.4.2
Blutzuckermessung ➢ Kap. 1.4.3

MERKE
Der D-Dimer-Test ist häufig falsch positiv, jedoch sehr selten falsch negativ.

3.8 Pneumothorax

Definition

Krankhafte Luftansammlung im Pleuraspalt zwischen Lunge (Pleura visceralis) und Brustwand (Pleura parietalis) (➢ Abb. 3.10).

Ursachen

- Spontanpneumothorax: meist große, schlanke, sportliche Männer zwischen 15–30 Jahren. Häufig nach körperlicher Anstrengung.
- Sekundärer Pneumothorax: aufgrund Lungenerkrankungen, z. B. COPD
- Traumatischer Pneumothorax: Stichverletzung oder Rippenfraktur
- Iatrogener Pneumothorax: therapeutisch verursacht, z. B. durch Akupunktur

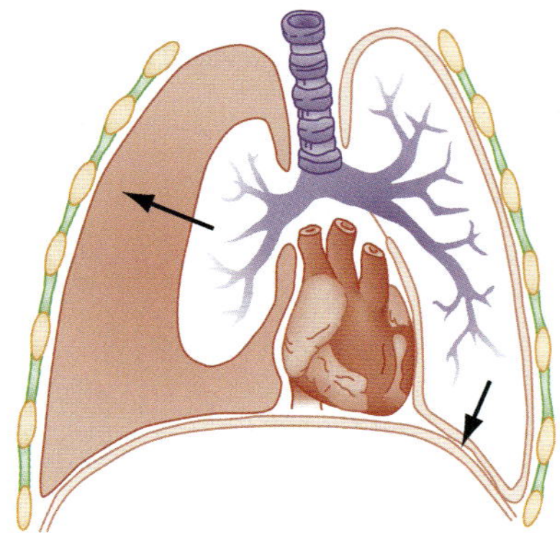

Abb. 3.10 Pneumothorax. Das Bild zeigt den Vergleich zwischen dem normalen Pleuraspalt auf der linken Patientenseite (Pfeil im Bild rechts) und einem Pneumothorax auf der anderen Seite, wobei der luftgefüllte Pleuraspalt (in rot, Pfeil links) den kollabierten Lungenabschnitt hervorhebt. [E1168]

Symptome

- Akuter einsetzender, stechender, atemabhängiger Schmerz auf der betroffenen Thoraxseite
- Tachypnoe, Dyspnoe
- Evtl. Lippenzyanose
- Husten
- Evtl. Zeichen einer Rechtsherzinsuffizienz (v.a. bei Spannungspneumothorax)
- Evtl. symptomarmer Verlauf
- Evtl. Hautemphysem

Untersuchung

AIPPAFL-Schema ➤ Kap. 1.3.3

➤ Tab. 3.3

cABCDE

Maßnahmen

- Vorgehen nach cABCDE-Schema:
  - Lagerung: Oberkörperhochlagerung
  - Vitalparameter prüfen (RR, Puls, SpO_2, AF, ggf. EKG) und alle 3–5 Min. kontrollieren
  - Sauerstoffgabe ca. 6–8 l/Min.
  - i. v.-Zugang und Volumengabe nach Kreislaufgeschehen

Tab. 3.3 Orientierende Untersuchung bei Pneumothorax

Abkürzung	Untersuchungsmethode	Fragestellung
I	Inspektion	Asymmetrische Thoraxbewegung? Abscherende Trachea? Evtl. Einflussstauung?
P	Palpation	Asymmetrische Thoraxexkursion? Stimmfremitus auf der betroffenen Seite reduziert bzw. aufgehoben?
P	Perkussion	Hypersonorer Klopfschall auf der betroffenen Seite?
A	Auskultation	Aufgehobenes Atemgeräusch auf der betroffenen Seite?
F	Funktion	Bis zu 50 % weniger Atemzugvolumen?
L	Labor	SpO_2 < 92 %?

Tab. 3.4 Orientierende Untersuchung bei Spannungspneumothorax

Abkürzung	Untersuchungsmethode	Fragestellung
I	Inspektion	Zunehmende Somnolenz? Blass und kaltschweißig, hypoton (Schockzeichen)? Zunehmende Tachypnoe? Tachykardie? Asymmetrische Thoraxbewegung? Abscherende Trachea? Einflussstauung?
P	Palpation	Asymmetrische Thoraxexkursion? Stimmfremitus auf der betroffenen Seite reduziert bzw. aufgehoben?
P	Perkussion	Hypersonorer Klopfschall auf der betroffenen Seite?
A	Auskultation	Aufgehobenes Atemgeräusch auf der betroffenen Seite?
F	Funktion	Bis zu 70 % weniger Atemzugvolumen?
L	Labor	SpO_2 < 85 %

CAVE

Aus einem Pneumothorax kann sich ein Spannungspneumothorax entwickeln!
Der Unterschied liegt in der hämodynamischen Instabilität der Patient*innen.

Spannungspneumothorax

Untersuchung

➤ Tab. 3.4

AIPPAFL-Schema ➤ Kap. 1.3.3

Maßnahmen

cABCDE

- Vorgehen nach cABCDE-Schema:
  - Lagerung: Oberkörperhochlagerung
  - Vitalparameter prüfen (RR, Puls, SpO_2, AF, ggf. EKG) und alle 3–5 Min. kontrollieren
  - Sauerstoffgabe ca. 10–15 l/Min.
  - Notfalldrainage mit einer großlumigen, mind. 12–14 G Venenverweilkanüle (z. B. Orange)
  - Ort: auf der betroffenen Seite am 2. ICR Medioklavikularlinie (➤ Abb. 3.11)
  - i. v.-Zugang und Volumengabe nach Kreislaufgeschehen

3.9 Hypoglykämie (Unterzucker)

Definition

Absinken der Blutzuckerwerte unter den Normalwert. Der genaue Grenzwert ist nicht definiert, jedoch werden Werte < 50 mg/dl typischerweise als Hypoglykämie beschrieben.

Ursachen

- Insulin gespritzt, ohne etwas zu essen
- Hypothyreose
- Körperliche Aktivität
- Nebenniereninsuffizienz
- Insulinom

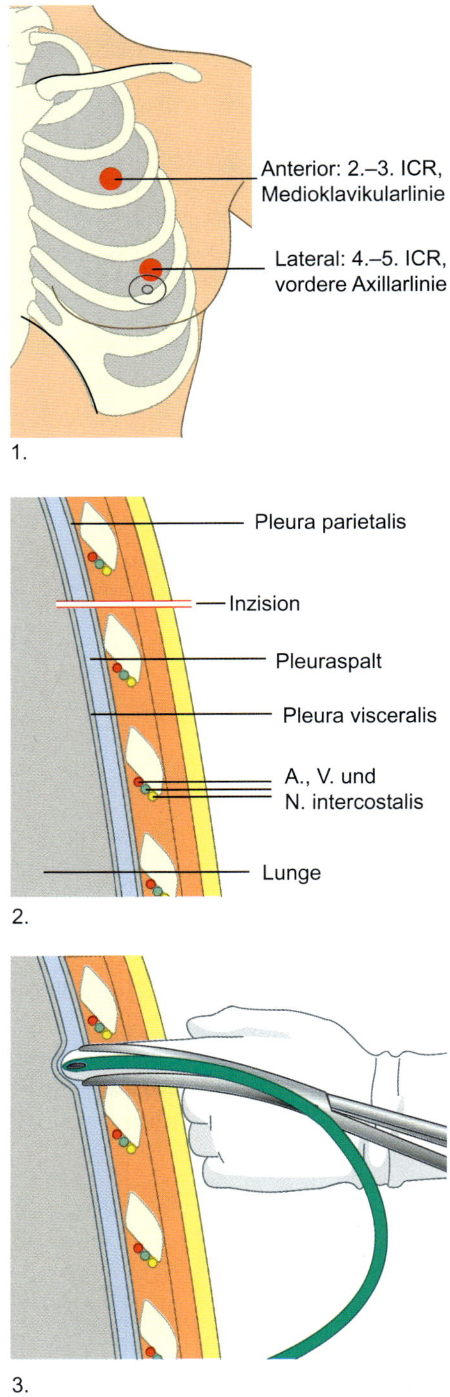

Abb. 3.11 Spannungspneumothorax: Punktion an der Oberseite der Rippe im 90°-Winkel zur Haut unter Aspiration. Vorstechen, bis Luft aspiriert werden kann. [L138]

- Cannabis-, Alkoholkonsum
- Morbus Addison
- Autoimmun: Nachweis von Insulin-Autoantikörpern

Symptome

- Sympathikotone Gegensteuerung:
  - Blasse kaltschweißige Haut
  - Tachykardie
  - Palpitationen
  - Tremor
- Neurologische Symptome:
  - Unruhe, reizbar teils aggressiv
  - Heißhunger
  - Somnolenz
  - Kopfschmerzen
  - Müdigkeit
  - Schlaganfallartige Symptome

INFO
Nervenzellen und Erythrozyten sind auf einen konstanten Blutzuckerspiegel angewiesen da diese keine eigene Glukoneogenese (Bildung von Glukose) betreiben können.

Maßnahmen

cABCDE

➤ Abb. 3.12
- Vorgehen nach cABCDE-Schema:
  - Blutzuckerkontrolle alle 3–5 Min.
  - Vitalparameter prüfen (RR, Puls, SpO_2, AF, ggf. EKG) und alle 3–5 Min. kontrollieren
  - Bei vollem Bewusstsein:
    - Traubenzucker geben
    - Schnell resorbierbare Glukose (Apfelsaft, Cola) geben
  - Bei eingetrübtem Bewusstsein oder Bewusstlosigkeit:
    - i. v.-Injektion, inkl. NaCl-Infusion
    - In die laufende Infusion 2–3 Ampullen G40 % zu 10 ml Glukose dazuspritzen oder unter laufender Infusion am Luer-Konus (Zuspritzport) des Venenverweilkanüle zuspritzen (➤ Abb. 3.13). Nur bei sicher liegender Kanüle!

Blutzuckermessen ➤ Kap. 1.4.3

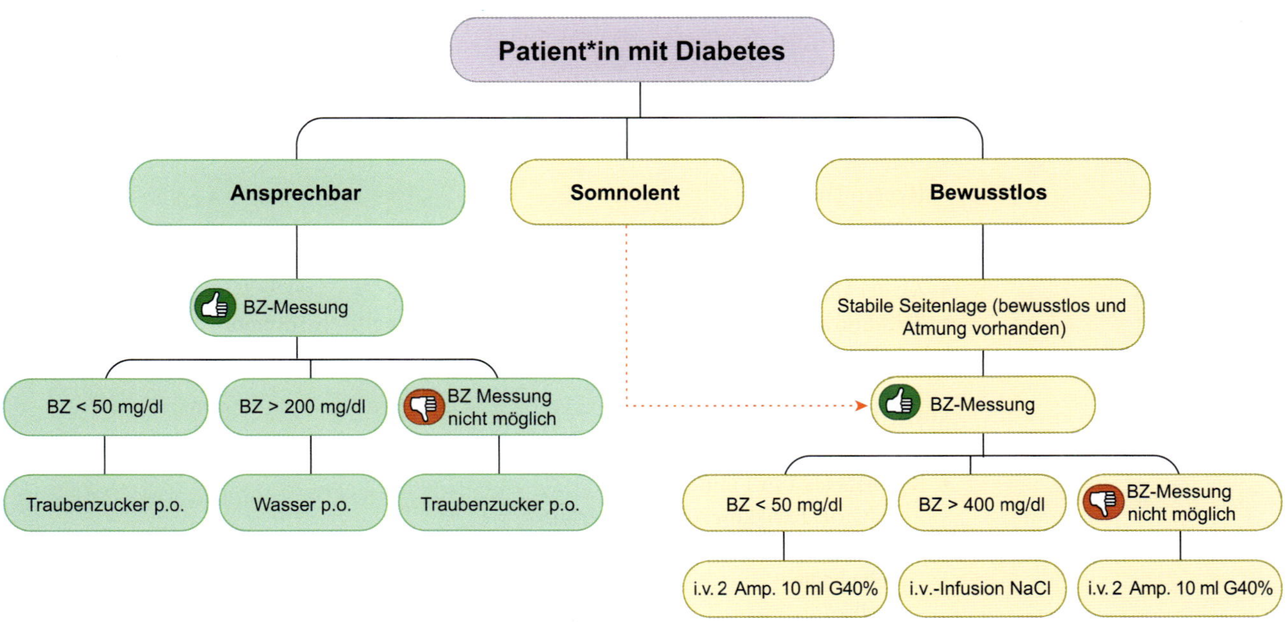

Abb. 3.12 Vorgehen bei Notfallpatient*in mit Diabetes [P1306/L138]

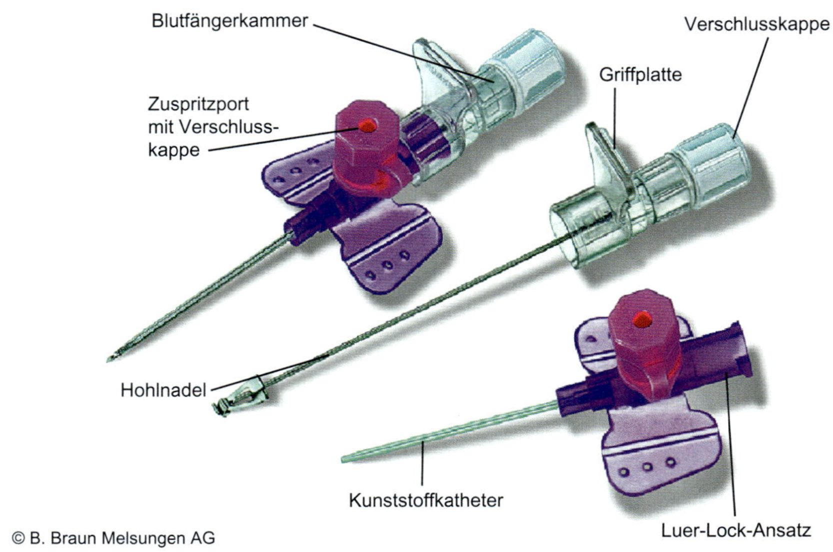

Abb. 3.13 Venenverweilkanüle [U243]

3.10 Hyperglykämie

Definition

Ansteigen der Blutzuckerwerte über den Normalwert. Der genaue Grenzwert ist nicht definiert, jedoch werden Werte > 100 mg/dl bzw. 140 mg/dl 2 Std. postprandial typischerweise als Hyperglykämie beschrieben.

INFO

Kritische Werte:
- Diabetische Azidose: Blutzuckerwerte um 400–700 mg/dl (Diabetes Typ 1)
- Hyperosmolares Koma: Blutzuckerwerte um 500–1100 mg/dl (Diabetes Typ 2)

Ursachen

Bestehende Grunderkrankungen, z.B.:
- Diabetes mellitus
- Hyperthyreose
- Morbus Cushing bzw. Cushing-Syndrom
- Phäochromozytom
- Akuter Herzinfarkt
- ZNS-Erkrankungen, z. B. Schädel-Hirn-Trauma, Meningitis, Hirntumor

Symptome

- Bei Diabetes Typ 1 und 2:
  - Polyurie, Exsikkose, Gewichtsverlust
  - Polydipsie
  - Polyphagie
  - Exsikkose
  - Hypotonie

- Übelkeit
- Evtl. Pseudoperitonitis
- Evtl. Foeter ex ore (Azetongeruch), evtl. Kussmaul-Atmung
- Evtl. Bewussteinseintrübungen
- Evtl. Herzrhythmusstörungen aufgrund einer Hyperkaliämie

Maßnahmen

cABCDE

CAVE
Niemals präklinische Insulingabe durch den Heilpraktiker!

- Vorgehen nach cABCDE-Schema:
  - Blutzuckerkontrolle alle 3–5 Min.
  - Vitalparameter prüfen (RR, Puls, SpO_2, AF, ggf. EKG) und alle 3–5 Min. kontrollieren
  - i. v.-Injektion mit NaCl 1.000 ml in der ersten Stunde (Verdünnungseffekt)

Blutzuckermessen ➤ Kap. 1.4.3

INFO
Bei unklarem Blutzuckerwert bei somnolenten/bewusstlosen Diabetes-Patient*innen (BZ-Gerät defekt, nicht vorhanden etc.) immer 2–3 Ampullen G40 % zu 10 ml verdünnt injizieren.
1 Ampulle 10 ml G40 % hebt den Blutzuckerspiegel um 20–30 mg/dl an. Es ist bei einer Hyperglykämie unerheblich, ob der Wert von 500 mg/dl auf 550 mg/dl hochgeht. Jedoch ist es lebensrettend, wenn eine Hypoglykämie von 30 mg/dl auf 70 mg/dl ansteigt.

3.11 Akutes Nierenversagen (ANV)

Definition

Beim akuten Nierenversagen handelt es sich um einen akuten Rückgang der GFR (Glomeruläre Filtrationsrate) oder Diurese. Es entwickelt sich binnen Stunden bis wenigen Tagen. Die zugrunde liegende Nierenschädigung ist in den meisten Fällen reversibel.

Die Einteilung erfolgt entsprechend der Ätiologie in ein prärenales, intrarenales und postrenales **A**kutes **N**ieren**V**ersagen (ANV)

Ursachen

- Prärenale Ursachen:
  - Absoluter Volumenmangel
    - Schock, Herzinsuffizienz, schwere Blutungen
    - Exsikkose, Erbrechen, Diarrhö
    - Diuretika
    - Verbrennung
    - Renale Minderperfusion (z. B. NSAR, Nierenarterienstenose)
- Intrarenale Ursachen:
  - Ischämische bzw. toxische Nierenschädigung:
    - Kontrastmittel
    - Drogen
  - Interstitielle Nephritis
  - Akute Glomerulonephritis
  - Diabetische Nephropathie

3

- Postrenale Ursachen:
  - Tumoren im Bereich der ableitenden Harnwege
  - Urolithiasis der ableitenden Harnwege
  - Prostatahyperplasie
  - Überlaufblase, ggf. neurogene Blasenstörungen (u.a. auch durch Intoxikationen möglich)

Symptome

- Generell keine spezifischen Symptome
- Leitsymptome: **Olig- bzw. Anurie**
- Evtl. Flankenschmerzen (meist bei postrenaler, seltener auch bei renaler Ursache)
- Evtl. Fieber (bei autoimmunen Prozessen oder Infektionen)
- Evtl. (Lungen-)ödeme oder sonstige Stauungszeichen (auch Lidödeme möglich)
- Evtl. Kussmaul-Atmung wegen sich entwickelnder metabolischer Azidose
- Evtl. bradykarde Herzrhythmusstörungen aufgrund einer Hyperkaliämie (mangelnde Ausscheidung)
- Schläfrigkeit bei Urämie (Harnstoffansammlung)

cABCDE

Maßnahmen

- Vorgehen nach cABCDE-Schema:
  - Vitalparameter prüfen (RR, Puls, SpO_2, AF, ggf. EKG) und alle 3–5 Min. kontrollieren
  - Halbsitzende Lagerung
  - Sauerstoffgabe ca. 2–3 l/Min. Zielwert > 95 Vol%
  - Notfallbehandlung der Symptome (z.B. bei Schock: i. v.-Zugang und NaCl)
  - Reanimationsbereitschaft herstellen
  - Notruf absetzen

Prüfungsfragen

Prüfungsfragen

Amtsärtzliche Frage: „Eine Patientin kommt mit schlechtem Allgemeinzustand und einer Oligurie in Ihre Praxis. Woran denken Sie?“

Lösungsansatz

Prüfling: „Zu denken ist nach vollständiger Anamnese u.a. an ein durch Kontrastmittel ausgelöstes Nierenversagen."

KAPITEL

4 Neurologische Notfälle

4

Time is brain!

Bei neurologischen Notfällen ist es besonders wichtig, schnell richtig zu agieren und vor allem dafür zu sorgen, dass Patient*innen möglichst schnell in die richtige Fachabteilung, z.B. die **Stroke Unit,** gebracht werden.

Solche Spezialeinrichtungen befinden sich meist in größeren Kliniken. Sie sind sowohl mit Gerätschaften wie auch mit spezialisiertem Personal so ausgestattet, dass hier schnell und effizient ein Schlaganfall, aber auch andere neurologische Notfallgeschehen diagnostiziert und therapiert werden können. Meist arbeiten hier Fachärzt*innen verschiedener Fachrichtungen zusammen, z. B. Neurolog*innen, Kardiolog*innen, Radiolog*innen und teilweise auch Neuro- und Gefäßchirurg*innen. Wo sich die nächstgelegene Stroke Unit befindet, klärt der Rettungsdienst und bringt Patient*innen schnellstmöglich dorthin.

MERKE

Für Heilpraktiker*innen ist es wichtig, **neurologische Symptome** zu erkennen und diese auch schnell als eventuellen Notfall einzustufen. Alarmsymptome sind:
- Bewusstseinsstörungen
- Plötzlich auftretende Lähmungen oder Kraftlosigkeiten
- Neu auftretende Sensibilitätsstörungen
- Akute, starke Kopfschmerzen oder Schwindel
- Sehstörungen
- Akute Sprachstörungen

4.1 Neurologische Untersuchungen

Neurostatus

Neben den anamnestischen Hinweisen ist im Rahmen der körperlichen Untersuchung die Bestimmung des Neurostatus wichtig, um bei einem diffuseren Symptomenbild neurologische Auffälligkeiten aufzudecken.

Reflexe

- **Eigenreflexe:** z.B. Bizepssehnenreflex: Nach einem Schlag auf die Bizepssehne bei leicht angewinkeltem Unterarm führt er zu einer Kontraktion des M. biceps brachii und löst dadurch eine Beugung des Unterarms im Ellenbogengelenk aus.
  - Seitenvergleichend
  - Gesteigert bei Störungen im ZNS
  - Abgeschwächt bei Störungen im peripheren Nervensystem
- **Fremdreflexe:**
  - Erloschen bei Habituation, Querschnittslähmung, evtl. Multipler Sklerose, Polyneuropathie
- **Pathologische Reflexe:** z.B. Bauchhautreflex: wird ausgelöst, wenn man von lateral nach medial jeweils auf der rechten und der linken Seite des Bauches durch zügiges bestreichen mit einem Stäbchen die Kontraktion der Bauchdeckenmuskulatur auslöst.
  - Pyramidenbahnläsionen, z. B. Schlaganfall, Querschnittslähmung nach gewisser Zeit
  - Bis zum 1. Lebensjahr physiologisch, z.B. Babinski-Reflex

Sensibilitätsprüfung

- **Oberflächensensibilität:** bezeichnet die Sensibilität der Haut gegenüber äußeren Reizen. Dazu zählen: spitz-stumpf, warm-kalt
- **Tiefensensibilität** (➤ Abb. 4.1):
  - Testen, in wie weit Bewegungssinn eingeschränkt ist
  - Testen des Vibrationsempfindens mittels neurologischer: Die Stimmgabel wird angeschlagen und auf die Extremität gelegt. Danach wird die Stimmgabel bewegt (nach oben/unten/seitlich) und der*die Patient*in sollte sagen, in welche Richtung die Vibration zu spüren ist.

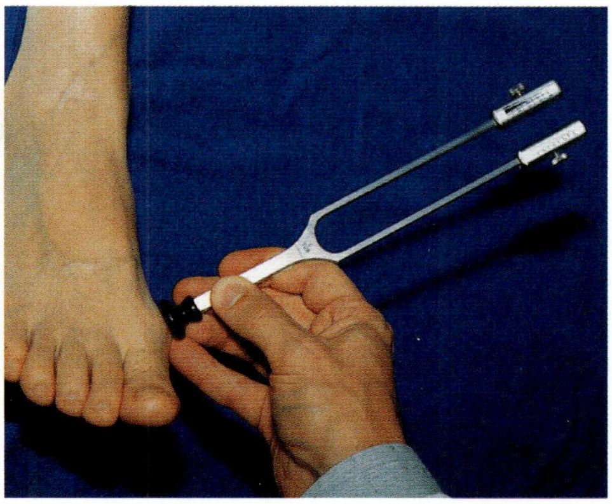

Abb. 4.1 Test der Tiefensensibilität [M108]

Testen des Muskeltonus

➢ Abb. 4.2

- Ruhetremor
- Zahnradphänomen: Es wird v.a. allem am Ellbogengelenk untersucht und beschreibt ein klinisches Zeichen, das bei Erkrankungen im extrapyramidalen System (z.B. Morbus Parkinson) vorkommen kann. Es tritt bei einem erhöhten Muskeltonus (Rigor) auf und dabei kommt es zu einem ruckartigen Nachgeben des Muskeltonus bei passiver Bewegung der Extremität. Die Extremität lässt sich nur sakkadierend (abgehackt, als würde sie über ein Zahnrad gezogen werden) gegen einen erhöhten Widerstand bewegen.
- Rebound-Phänomen (Kleinhirnläsionen, z. B. Apoplex, MS) (➢ Abb. 4.3): Das Rebound-Phänomen beschreibt das schnelle Abbremsen einer Bewegung bei plötzlichem Wegfall des Widerstands. Bei einer ungebremsten Flexionsbewegung ist das Zusammenspiel zwischen Agonisten und Antagonisten gestört und deutet auf eine ipsilaterale Kleinhirnläsion hin.
- Taschenmesser-Phänomen (spastische Lähmungen, z. B. Hirndrucksteigerung, MS) (➢ Abb. 4.4)

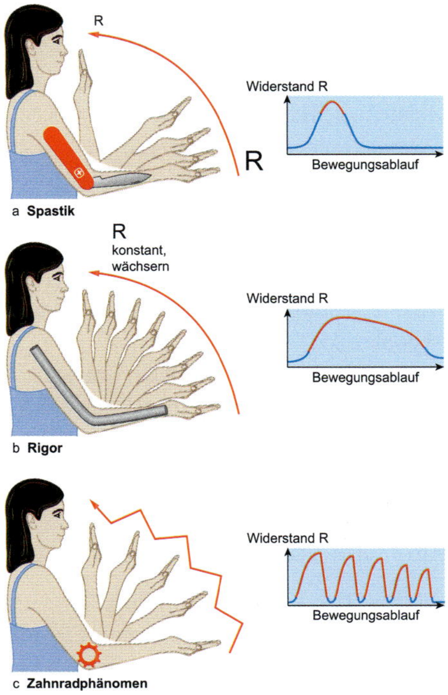

Abb. 4.2 Klinischer Test des Muskeltonus. Die Untersuchende fasst mit der rechten Hand das Handgelenk des Patienten, mit der linken Hand unterstützt sie den Ellenbogen und beugt dann mehrfach langsam und schnell (!) passiv den Unterarm des Patienten. a) Spastik: zu Beginn der Bewegung erhöhter Widerstand (R), der im Verlauf der Bewegung abnimmt (wie die Klinge, die zurück ins Klappmesser schnappt). b) Rigor: bleirohrartiger, wächserner Widerstand. c) Zahnradphänomen bei Morbus Parkinson. [L231]

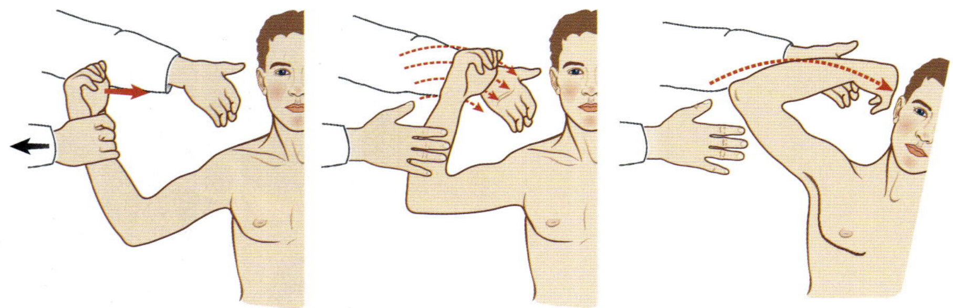

Abb. 4.3 Rebound-Phänomen [L126]

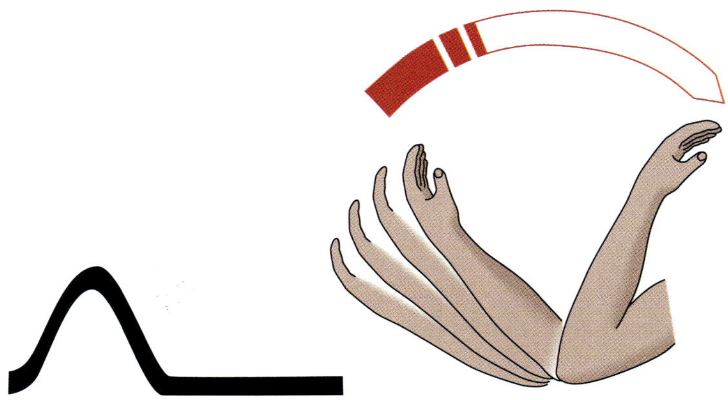

Abb. 4.4 Taschenmesser-Phänomen. Zu Beginn der Bewegung starker Widerstand, der plötzlich nachlässt. Tritt v.a. bei Spastiken auf. [L190]

Kraftprüfung

- Beidseitiger Händedruck: Der Untersuchende nimmt die Hände über Kreuz und nimmt gleichzeitig die Hände des Patienten in die Hand. Danach bittet der Untersuchende den Patienten, die Hände gleichzeitig zu drücken.
- Armhalteversuch (➤ Abb. 4.5)
- Beinhalteversuch (➤ Abb. 4.5)

Prüfen des Gangbilds

- Ataxie: gestörte Bewegungsabläufe mit neurologischer Ursache (bei Kleinhirnläsionen, z. B. Apoplex, MS)
- Wernicke-Gang (➤ Abb. 4.6a) (im Verlauf auftretend bei Schlaganfall)
- Steppergang (➤ Abb. 4.7b) (Läsion des N. peroneus, z. B. Bandscheibenprolaps)
- Hackengang oder Fersengang (➤ Abb. 4.6c) (Läsion des N. tibialis, z. B. Bandscheibenprolaps)

Prüfen von Koordination/Gleichgewicht

- Finger-Nase-Versuch (➤ Abb. 4.7)
- Untersuchung der Diadochokinese (➤ Abb. 4.8). Diadochokinese ist die Fähigkeit, entgegengesetzte Bewegungen rasch hintereinander auszuführen.
- Romberg-Stehversuch (➤ Abb. 4.9a)
- Unterberger-Tretversuch (➤ Abb. 4.9b)

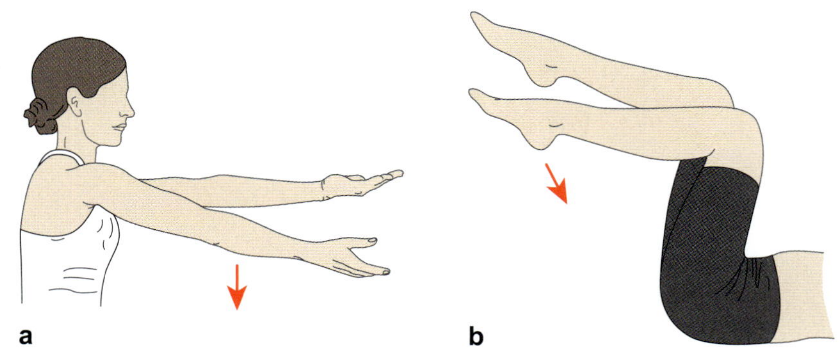

Abb. 4.5 Arm- (a) und Beinhalteversuch (b): Der Patient wird gebeten, mit geschlossenen Augen die ausgetreckten Arme mit Handfläche nach oben bzw. die Beine im jeweils 90°-Winkel im Hüft- und Kniegelenk auf gleicher Höhe für 30 s zu halten. Sinkt eine Extremität ab, deutet dies auf eine zentrale Parese hin. [L231]

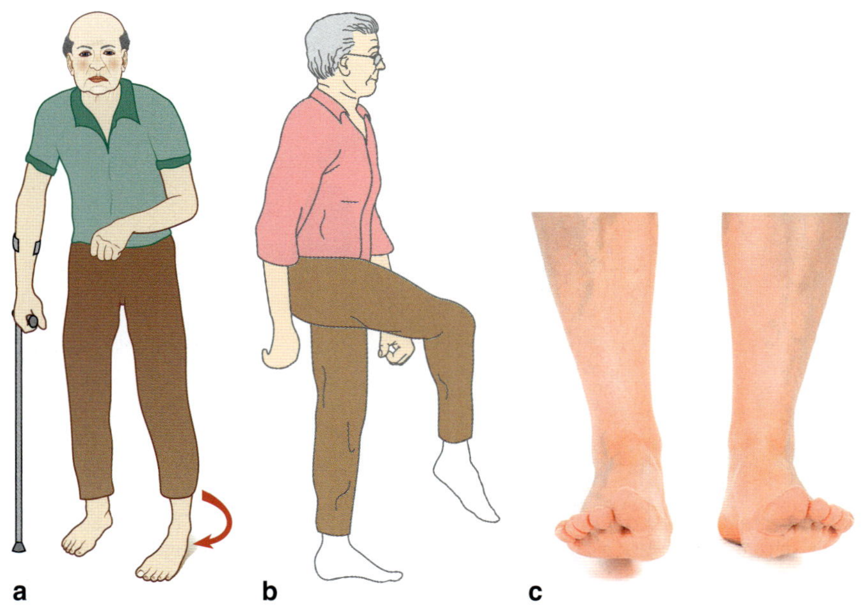

Abb. 4.6 Gangbilder: a) Wernicke-Gang: Ganganomalie, für die das seitliche, halbkreisförmige Ausscheren des Beins (Zirkumduktion) typisch ist. b) Steppergang: Patient*innen nehmen beim Gehen das Bein sehr hoch und setzen den Fuß schnell auf den Boden zurück, ohne abzurollen. c) Hackengang: Untersuchungsform, um zu testen, ob Patient*innen den Vorderfuss heben können, dann ist ein Zehengang nicht mehr möglich und Patient*innen können nur über die Ferse gehen. [a: L126, b: L106, c: K324]

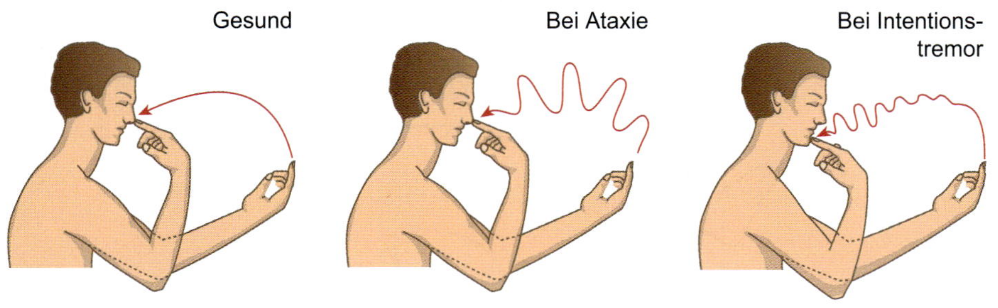

Abb. 4.7 Finger-Nase-Versuch: Patient*innen sollen zuerst mit offenen, dann mit geschlossenen Augen nach einer Ausholbewegung den Zeigefinger schnell an die Nasenspitze führen. Fehlende Treffsicherheit mit geschlossenen Augen deutet auf eine Erkrankung des (peripheren) Nervensystems. [L138]

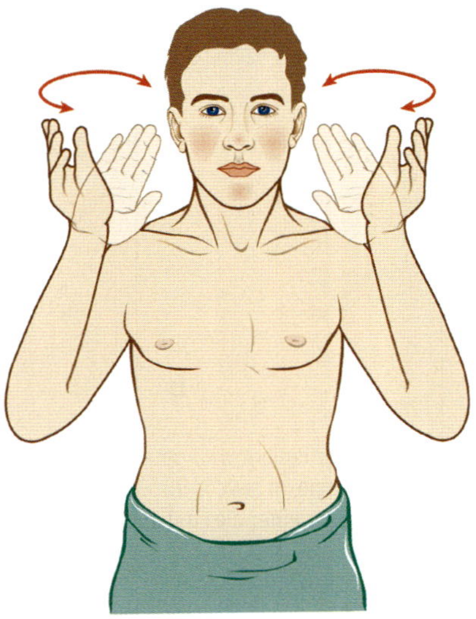

Abb. 4.8 Untersuchung der Diadochokinese durch rasche Pronation und Supination der Hände [L126]

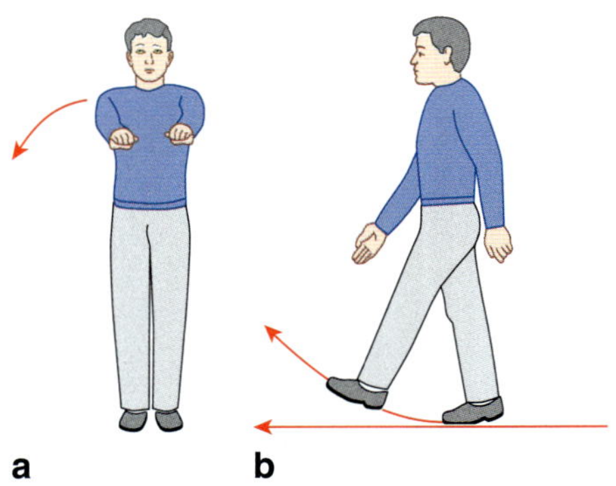

Abb. 4.9 a) Romberg-Stehversuch: Der*die Patient*in steht mit den Füßen zusammen, die Arme an den Seiten. Der Test wird mit offenen und dann mit geschlossenen Augen durchgeführt. Dieses Testergebnis deutet auf eine periphere Neuropathie oder vestibuläre Dysfunktion oder beides hin. Kleinhirnerkrankungen führen häufiger zu einer Unfähigkeit, die Körperhaltung mit offenen oder geschlossenen Augen zu halten. Im Untersuchungsraum sollten keine orientierenden Lichtquellen, akustische Reize oder sonstige äußere Gegebenheiten vorhanden sein.
b) Unterberger-Tretversuch: Der*die Patient*in wird mit geschlossenen Augen und vorgestreckten Armen gebeten, 50-mal auf der Stelle zu treten. Eine Drehung über 45° weist auf eine ipsilaterale Schädigung des Kleinhirns oder des Vestibularapparats hin. Während der Untersuchung dürfen keine optischen oder akustischen Reize (Licht, tickende Uhr) einen orientierenden Anhaltspunkt geben. [L143]

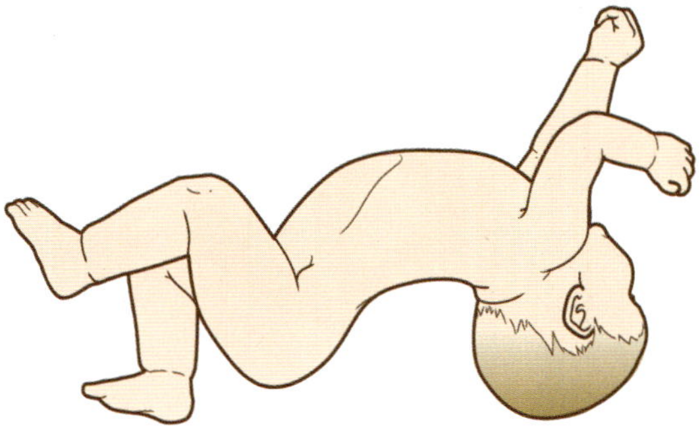

Abb. 4.10 Opisthotonus

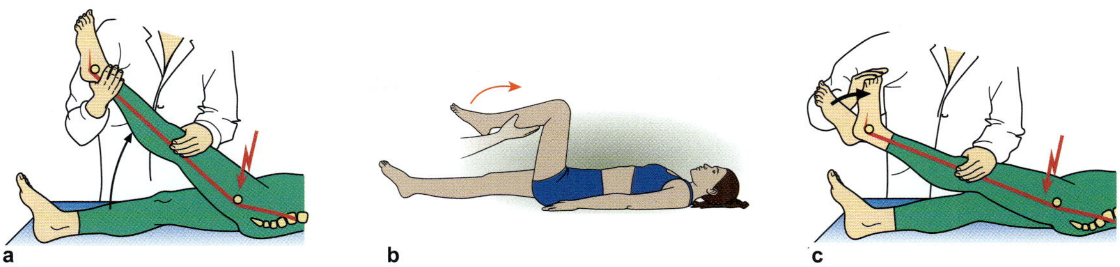

Abb. 4.11 a) Lasègue-Zeichen: Der*die Patient*in liegt flach auf dem Rücken. Das gestreckte Bein wird im Hüftgelenk langsam passiv um 90° gebeugt. b) Kernig-Zeichen: Der*die Patient*in liegt flach auf dem Rücken. Das Bein wird bei gestrecktem Knie im Hüftgelenk gebeugt. c) Bragard-Zeichen: Der Test Ist durchzuführen wie der Lasègue-Test. Zusätzlich wird der Fuß passiv dorsalflektiert. [a: E619-002, B: L255, c: L106]

Nervendehnungszeichen

- Opisthotonus: Krampf der Streckmuskulatur des Rückens und des Halses, z. B. bei Meningitis oder anderer Hirndrucksteigerung (➤ Abb. 4.10)
- Brudzinski-Zeichen: Beugung des Kinns in Richtung Sternum führt zu reflektorischem Anziehen der Beine und Durchstreckung des Rückens. Ein auftretender Dehnungsschmerz weist auf eine Meningitis oder einer Subarachnoidalblutung hin.
- Lasègue-Zeichen (➤ Abb. 4.11a): Ein auftretender Dehnungsschmerz bei Durchführen des Tests gibt einen Hinweis auf eine Wurzelreizung im Bereich L4–S1 und basiert auf eine Reizung des N. ischiadicus oder einer meningealen Reizung.
- Kernig-Zeichen (➤ Abb. 4.11b): Ein auftretender Dehnungsschmerz weist auf eine Meningitis, Hexenschuss (Lumbago) oder einen Bandscheibenvorfall hin.
- Bragard-Zeichen (➤ Abb. 4.11c): Ein auftretender Dehnungsschmerz weist auf eine Verletzung im Bereich der Nervenwurzeln L4–S1, z.B. bei einem Bandscheibenvorfall, hin.

Prüfen der Hirnnerven

Die Funktion der Hirnnerven kann mit unterschiedlichen Tests überprüft werden (➤ Tab. 4.1).

Der Neurostatus ist im Hinblick auf die Durchführungsreihenfolge dem jeweiligen Beschwerdebild anzupassen, z. B. sollte man bei Verdacht auf Schlaganfall v. a. die Hirnnerven oder den Muskeltonus zu überprüfen.

Achtung! In der Prüfung wird häufig schriftlich wie mündlich auf die Hirnnerven und die Möglichkeit ihrer Testung eingegangen.

Liegende 8

Im Abstand von ca. 50 cm zeichnet die untersuchende Person mit dem Finger eine große, das komplette Gesichtsfeld des*der Patient*in ausfüllende liegende 8. Während der Finger die Bewegung der liegenden 8 ausführt, werden die Augen des*der Patient*in beobachtet und geprüft, ob es zu Unregelmäßigkeiten der Augenbewegung kommt

4.2 Vigilanzminderung

Definition

Vigilanz beschreibt die Wachheit eines Menschen. Die Vigilanzminderung lässt sich u. a. mit der **Glasgow Coma Score** erfassen (➤ Tab. 4.2).

Ursachen

- Intoxikationen, Medikamente
- Stoffwechselstörungen
- Schädel-Hirn-Trauma
- Schwere Allgemeinerkrankungen
- Hirnorganische Störungen

Tab. 4.1 Funktionstests der Hirnnerven

NR	Hirnnerv	Innervation	Testung auf sensibles und/oder motorisches Empfinden
I	N. olfactorius	Sensorisch	Kaffeepulver, Zimt riechen lassen
II	N. opticus	Sensorisch	• „Sehtest" für jedes Auge durchführen • Gesichtsfeld prüfen • Pupillenreflex
III	N. oculomotorius	Motorisch	• Konvergenzprüfung: Der Patient folgt dem Finger des Untersuchers mit den Augen, dieser führt den Finger zur Nase, Pupillen werden hierbei beidseits eng. • Liegende 8
IV	N. trochlearis	Motorisch	• Liegende 8
V	N. trigeminus	Sensorisch und motorisch	• Sensibilität des Gesichts • Kornealreflex • Masseterreflex • Nervenaustrittspunkte auf Schmerzen palpieren
VI	N. abducens	Motorisch	• Liegende 8
VII	N. facialis	Sensorisch und motorisch	• Kornealreflex • Stirn runzeln • Backen aufblasen • Zähne zeigen lassen • Tränenfluss • Bell-Phänomen (fehlender Lidschluss)
VIII	N. vestibulocochlearis	Sensorisch	• Weber- und Rinne-Versuch (➤ Abb. 4.12)
IX	N. glossopharyngeus	Sensorisch und motorisch	• Würgreflex (nicht bei Verdacht auf akuten Schlaganfall) • Gaumenzäpfchen („Kulissenphänomen": Abweichung zur gesunden Seite)
X	N. vagus	Sensorisch und motorisch	
XI	N. accessorius	Motorisch	• Schultern gegen Widerstand heben • Kopf zur Seite drehen
XII	N. hypoglossus	Motorisch	• Zunge rausstrecken (Abweichung zu Herdseite)

Tab. 4.2 Glasgow Coma Scale (GCS) [F210-010]

Eigenschaft	Reaktion	Punkte
Augen öffnen	Spontan	4
	Bei Ansprache	3
	Bei Schmerzreiz	2
	Keine Reaktion	1
Verbale Reaktion	Orientiert zur **Z**eit, **Ö**rtlich, **S**ituation, und zur eigenen **P**erson (ZÖSP)	5
	Desorientiert, aber konversationsfähig	4
	Ein-Wort-Sätze	3
	Sinnlose Laute	2
	Keine Reaktion	1
Motorische Reaktion	Befolgt Aufforderungen	6
	Reagiert gezielt auf Schmerzreiz	5
	Reagiert ungezielt auf Schmerzreiz	4
	Beugesynergismus (spastische Flexionshaltung der Arme)	3
	Strecksynergismus (spastische Streckhaltung der Extremitäten)	2
	Keine Reaktion	1

Gesamtpunktzahl bei 3–15 möglich

4

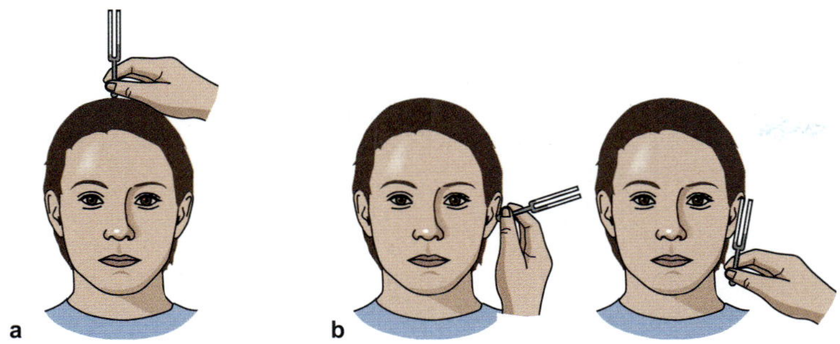

Abb. 4.12 Weber- und Rinne-Versuch. a) Beim Weber-Test hält die untersuchende Person die Stimmgabel in der Mittellinie gegen den Scheitel des*der Patient*in und fragt: „Wo hören Sie den Ton?" b) Beim Rinne-Test testet die untersuchende Person jeweils ein Ohr und vergleicht die Wahrnehmung von luftgeleitetem Schall (oben) mit der Wahrnehmung von knochengeleitetem Schall (unten). Wenn die Knochenleitung überprüft wird, wird der Stimmgabelschaft gegen das Mastoid gehalten. [L106]

Symptome

Benommenheit Leichteste Form der Vigilanzminderung.
- Reaktionsverlangsamung, Patient*in wirkt dösig oder benebelt (typhöses Bild).

Somnolenz Abnorme Schläfrigkeit.
- Deutliche Verlangsamung (psychomotorisch)
- Weckbar und wachbleibend durch Ansprache
  - Mögliche Ursachen: starke körperliche Erschöpfung, Intoxikation oder Fieber

Sopor Ausgeprägte Vigilanzstörung.
- Nur stärkere Reize lösen noch ungezielten Abwehrreaktionen aus.
- Kurze Zeit weckbar und nicht wachbleibend durch Ansprache
  - Mögliche Ursachen: Hirndrucksteigerung, Enzephalitis, stärkere Intoxikation, Nachschlafphase des epileptischen Anfalls

Koma Stärkste Form. Bewusstlosigkeit, nicht weckbar.
- Je nach Schweregrad Fehlen von Reflexen sowie Störungen der Vitalfunktionen
  - Mögliche Ursachen: bei schwerer Intoxikation, starker endokriner und metabolischer Entgleisung, massiver Hirnschädigung, schwer verlaufender Infektionen

Zur Auswertung des Glasgow Coma Scale ➤ Tab. 4.3.

GCS: Je niedriger die Punktezahl, desto schwerer ist die Vigilanzminderung!

Tab. 4.3 Auswertung des GCS

Summe der Punkte	Beurteilung	Mögliche Maßnahme
14–15 Punkte	Keine Bewusstseinsstörung	Keine
9–12 Punkte	Leichte bis mittelschwere Bewusstseinsstörung	Komplette Überwachung (RR/Puls/BZ-Messung/EKG/SpO_2)
3–8 Punkte	Schwere Bewusstseinsstörung	Beatmungs- und/oder Reanimationsbereitschaft

Da man Fallbeispiele – egal welcher Art – mit der gleichen Ausgangsformulierung in unterschiedliche Richtungen laufen lassen kann, ist eine breite Differenzialdiagnose unerlässlich.

Prüfungsfragen

Prüfungsfragen

Amtsärtzliche Frage: „Ein 12-jähriges Kind ist mit dem Fahrrad vor Ihren Augen aus voller Fahrt in eine Straße abgebogen und gestürzt. Das Kind war sommerlich mit kurzer Hose und T-Shirt bekleidet. Einen Helm trug es nicht.

Bitte beschreiben Sie chronologisch Ihre Vorgehensweise. Ihre Notfalltasche haben Sie im nebenstehenden Auto."

Lösungsansatz

Diese Schlagwörter müssen kommen:

- Notruf
- Kind ansprechen (ZÖSP)
- Lagerung je nach Beschwerdebild (Wirbelsäulenverletzung, Schock, SHT, bewusstlos)
- Vitalparameter (RR/Puls/AF) alle 3–5 Min. wiederholen
- Notfalluntersuchung Kopf, GCS, Abdomen (u. a. Milz), Thorax (Pneumothorax) Bewegungsapparat (Frakturen), Wunden (Blutungen)
- Zugang legen (Venenverweilkanüle + NaCl oder Jono)
- Ggf. Sauerstoff
- Impfstatus (Tetanus)

4.3 Intrakranielle Druckerhöhung

Definition

Erhöhter Druck innerhalb des Schädels. Der normaler Druck im Gehirn liegt beim Erwachsenen bei < 15 mmHg. Bei dauerhaften Werten > 22 mmHg liegt per Definition eine Hirndrucksteigerung vor.

Kurze Druckspitzen von über 50 mmHg können durch Niesen, Husten, körperlichen Sport (Pressen) tolerabel auftreten.

Ursachen

- Infektionen, z. B. Meningitis
- Raumforderung:
  - Blutungen
  - Aneurysmen
  - Tumoren (maligne oder benigne), Metastasen
  - Zysten
- Zunahme der Liquorflüssigkeit:
  - Hydrozephalus
- Venöser Rückstau

Symptome

INFO

Zeichen der Hirndrucksteigerung:

- Kopfschmerzen, v. a. morgens
- Übelkeit und Erbrechen, v. a. nüchtern
- Auffälligkeiten der Hirnnerven, v. a. N. oculomotorius und N. abducens → Anisokorie, evtl. Doppelbilder
- Sehstörungen mit Stauungspapille nach einigen Tagen
- Bewusstseinseintrübungen (je nach Schweregrad)
- Psychiatrische Auffälligkeiten
- Kleinhirnbrücken-Symptomatik (Hirnnervenausfall VI, VII, VIII + Gangstörung, Gleichgewichtsprobleme)
- Druckpuls: Hypertonie und Bradykardie (Cushing-Reflex)
- Cheyne-Stokes-Atmung: Hierbei kommt es zu einem periodisch wiederkehrenden An- und Abschwellen von Atemzügen.
- **Vorgewölbten Fontanelle** oder plötzlich auftretende epileptische Anfälle bei Säuglingen

Die Symptome variieren in ihrer Ausprägung, abhängig von der Entwicklungsgeschwindigkeit, der Ursache und dem Ausmaß.

Maßnahmen

cABCDE

CAVE

Heilpraktiker*innen werden bei der Hirndrucksteigerung im Notfall ziemlich schnell die Grenzen aufgezeigt. Darum ist es auch hier unerlässlich, so früh wie möglich den Notruf abzusetzen!

- Vorgehen nach cABCDE-Schema:
  - Vitalparameter prüfen (RR, Puls, SpO_2, AF, ggf. EKG) und alle 3–5 Min. kontrollieren, BZ-Kontrolle
  - Lagerung: Oberkörper erhöht, Beine tief (Anti-Trendelenburg-Lagerung)
  - Engmaschiger neurologischer Status
  - Sauerstoffgabe, bei Patient*innen mit Anzeichen einer Hirndrucksteigerung moderate Hyperventilation mit dem Beatmungsbeutel (ca. 20×)

4.4 Schädel-Hirn-Trauma (SHT)

4

Definition

Verletzung des Schädels und des Gehirns. Der Auslöser ist meist eine Krafteinwirkung von außen.

Ursachen

- Verkehrsunfälle
- Sportverletzungen
- Sturz
- Körperverletzung:
  - Stumpfe oder scharfe Gewalteinwirkungen, z.B. der „fliegende Bierkrug"
  - Shaken-Baby-Syndrom (Schütteltraua bei Säuglingen)
  - Suizidversuche mit Schusswaffen

Formen

➢ Tab. 4.4

- Primärer Hirnschaden (direkt durch ein Trauma verursacht):
  - Intrakranielle Blutungen
  - Hirnquetschungen (Kontusionen)
  - Durch die Gewalteinwirkung direkt entstanden
- Sekundärer Hirnschaden (Schädigung als Folgeerscheinung einer Funktionsstörung des Gehirns). Ursachen:
  - Hypoxie
  - Hypoglykämie
  - Hyponatriämie
  - Anämie
  - Infektionen
  - Hirnödem

Tab. 4.4 Schweregrad des Schädel-Hirn-Traumas

	Leichtes SHT	Mittelschweres SHT	Schweres SHT
Glasgow Coma Scale (GCS)	13–15 Punkte	9–12 Punkte	< 8 Punkte
(Alte Bezeichnung)	Commotio cerebri	Contusio cerebri	Compressio cerebri

- Geschlossenes SHT:
  - Geschlossene Verletzung des Gehirns bei intakter Dura mater
- Offenes SHT:
  - Liegt vor, wenn Kopfhaut, Schädelknochen und die Dura mater durchtrennt sind und eine Verbindung von außen zum Gehirn besteht.

Symptome

Die Symptome hängen von der Art und Form der Verletzung ab (s.o.):
- Kopfschmerzen
- Vegetative Entgleisung (u.a. Nervosität, Unruhe, Reizbarkeit, Schlaflosigkeit)
- Schwindel, Übelkeit, Erbrechen
- Amnesie (retrograd/anterograd)
- Rhinorrhoe/Otorrhö bei offenem SHT (Liquoraustritt aus Nase oder Ohren)
- Neurologische Störungen, z. B. Gesichtsfeldausfälle, Lähmungen, Missempfindungen
- Epileptische Anfälle
- Zeichen der Hirndrucksteigerung (u.a. Übelkeit, Erbrechen, Vigilanzstörung, Anisokorie, Biot-Atmung)
- Somnolenz bis Koma

cABCDE

Maßnahmen

- Vorgehen nach cABCDE-Schema:
  - Vitalparameter prüfen (RR, Puls, SpO_2, AF, ggf. EKG) und alle 3–5 Min. kontrollieren, BZ-Kontrolle
  - Lagerung: Oberkörper erhöht, Beine tief (Anti-Trendelenburg-Lagerung)
  - Engmaschiger neurologischer Status
  - Sauerstoff je nach Klinik, Intubations-/Reanimationsbereitschaft bei komatösen Patient*innen
  - Notärzt*in rufen

4.5 Epidurales Hämatom

Definition

Das epidurale Hämatom entsteht durch eine akute Blutung zwischen Schädelknochen und Dura mater (➤ Abb. 4.13).

Ursachen

- Meist traumatische Verletzung (SHT) der Schädelkalotte. Am häufigsten ist die A. meningea media betroffen.
- Sehr selten venöse Ursache

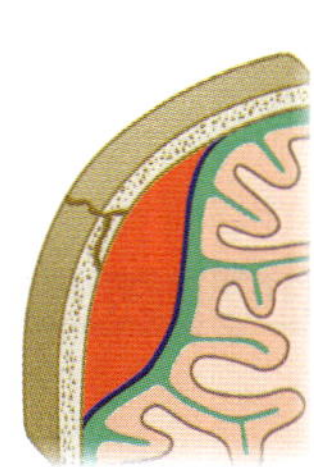

Abb. 4.13 Epiduralblutung. Die Blutung befindet sich zwischen dem Schädelknochen und der harten Hirnhaut, der Dura mater. [L231]

Symptome

Intrakranielle Druckerhöhung ➢ Kap. 4.3

- Kurze Bewusstlosigkeit nach dem Trauma
- Nach Wohlbefinden über mehrere Stunden durch die Hämatombildung erneute Bewusstseinseintrübung
- Kopfschmerzen, Erbrechen
- Zeichen eines Schlaganfalls
- Pupillendifferenz durch Druck auf den N. occulomotorius
- Zeichen der Hirndrucksteigerung

Maßnahmen

cABCDE

- Vorgehen nach cABCDE-Schema:
  - Vitalparameter prüfen (RR, Puls, SpO_2, AF, ggf. EKG) und alle 3–5 Min. kontrollieren, BZ kontrollieren
  - Lagerung: Oberkörper erhöht, Beine tief (Anti-Trendelenburg-Lagerung)
  - Engmaschiger neurologischer Status
  - Sauerstoff je nach Klinik, Intubations-/Reanimationsbereitschaft bei komatösem Patient*innen

Notfall! Patient*in muss schnellstens neurochirurgisch versorgt werden (u. a. Trepanation)!

4.6 Subdurales Hämatom

Definition

Die subdurale Blutung entsteht meist durch eine venöse Blutung zwischen Dura mater und Arachnoidea (➢ Abb. 4.14).

Ursachen

- Bagatellverletzungen bis Schädel-Hirn-Trauma
- Selten auch Gerinnungsstörungen, z. B. Leberschädigung bei Alkoholkrankheit, Medikamente

Symptome

Intrakranielle Druckerhöhung ➢ Kap. 4.3

- Akuter Verlauf bei Schädelhirnverletzungen (innerhalb von wenigen Stunden):
  - Zu Beginn evtl. kurze Bewusstseinseintrübung
  - Kopfschmerzen
  - Somnolenz bis Koma
  - Hemiparese
  - Ggf. Pupillendifferenz
  - Zeichen der Hirndrucksteigerung
- Chronischer Verlauf bei Bagatellverletzungen (> 2 Wochen Abstand zum Trauma):
  - Kopfschmerzen, Kopfdruck
  - Schwindel

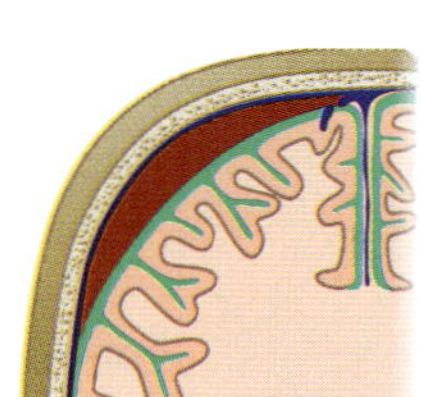

Abb. 4.14 Subduralblutung. Die Blutung befindet sich zwischen der harten Hirnhaut (Dura mater) und der Arachnoidea (Spinngewebshaut). [L231]

- Häufig kognitive Einschränkungen, Verlangsamung, Gedächtnisstörungen
- Zunehmend Zeichen der Hirndrucksteigerung eher selten
- Ggf. epileptische Anfälle

cABCDE

Patient*in muss bei Hirndruckzeichen schnellstens neurochirurgisch versorgt werden (u. a. Trepanation)!

Maßnahmen

- Vorgehen nach cABCDE-Schema:
  - Vitalparameter prüfen (RR, Puls, SpO_2, AF, ggf. EKG) und alle 3–5 Min. kontrollieren, BZ kontrollieren
  - Lagerung: Oberkörper erhöht, Beine tief (Anti-Trendelenburg-Lagerung)
  - Engmaschiger neurologischer Status
  - Sauerstoff je nach Klinik, Intubations-/Reanimationsbereitschaft bei komatösem Patient*innen

4.7 Subarachnoidalblutung

Definition

Einblutung in den liquorgefüllten Subarachnoidalraum (➤ Abb. 4.15).

Ursachen

- Intrakranielles Aneurysma (ca. 80 %) (Risikofaktoren: erhöhter Blutdruck, Rauchen, Alkohol)
- Intrakranielle arterielle Dissektion (Einriss der Tunica intima)
- Arteriovenöse Malformation (Missbildung der Gefäße)
- Arteriitis
- Suchtstoffe, v. a. Rauchen, Kokain

Meningismuszeichen

- Nackensteifigkeit
- Brudzinski-Zeichen
- Positives Lasègue- und Kernig-Zeichen (beidseitig)
- Opisthotonus (Krampf der Rückenstreckmuskulatur mit stark nach hinten geneigtem Kopf)
- ➤ Kap. 4.1

Intrakranielle Druckerhöhung ➤ Kap. 4.3

Symptome

- Plötzlich auftretender, akuter heftigster Kopfschmerz (Vernichtungskopfschmerz)
- Meningismuszeichen
- Akute Bewusstseinsstörung
- Sehstörungen
- Fokal-neurologische Ausfälle
- Epileptischer Anfall

cABCDE

Patient*in muss schnellstens neurochirurgisch versorgt werden (u. a. Trepanation)!

Maßnahmen

- Schnellstmögliche Einweisung in Spezialklinik/Stroke Unit (CT-Kopf)
- Bettruhe und heftiges, pressorisches Handeln vermeiden
- Die Vermeidung von Hyperglykämie, Hypoglykämie, Hyponatriämie sowie Fieber ist ein Grundprinzip der Neuroprotektion.

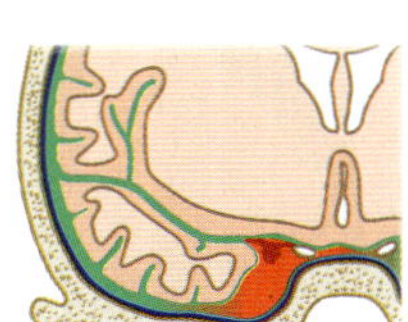

Abb. 4.15 Subarachnoidalblutung. Die Blutung befindet sich im liquorgefüllten Subarachnoidalraum. [L231]

- Vorgehen nach cABCDE-Schema:
  - Vitalparameter prüfen (RR, Puls, SpO_2, AF, ggf. EKG) und alle 3–5 Min. kontrollieren, BZ kontrollieren
  - Lagerung: Oberkörper erhöht, Beine tief (Anti-Trendelenburg-Lagerung)
  - Engmaschiger neurologischer Status
  - i. v.-Infusion (NaCl/Jono) (Schockprophylaxe)
  - Normalisierung der Körpertemperatur und des Blutzuckers (besseres Outcome)
  - Sauerstoff je nach Klinik, Intubations-/Reanimationsbereitschaft bei komatösem Patient*innen

4.8 Intrazerebrale Blutung

Definition

Blutung in das Hirnparenchym (➤ Abb. 4.16). Aufgrund dieser Blutung hört die Sauerstoffversorgung im Versorgungsgebiet des gerissenen Blutgefäßes sofort auf.

Ursachen

- Arterielle Hypertonie
- Zerebrales Aneurysma
- Vaskulitis
- Antikoagulanzienbedingte Blutungen
- Hirnmetastasen oder Hirntumoren
- Sekundäre Einblutungen nach ischämischen Apoplex
- Traumatisch bedingt

Symptome

Intrakranielle Druckerhöhung ➤ Kap. 4.3

Allgemeine Symptome:
- Zeichen der Hirndrucksteigerung bei fulminater Blutung

Abhängig von der Blutungslokalisation:
- Blutung in der vorderen Schädelgrube:
  - Hemiparese
  - Kontralaterale Blickparese
  - Aphasie
  - Neuropsychologische Defizite
  - Epileptische Anfälle
- Blutung in der hinteren Schädelgrube:
  - Plötzliche Bewusstseinseintrübung
  - Pathologische Pupillomotorik

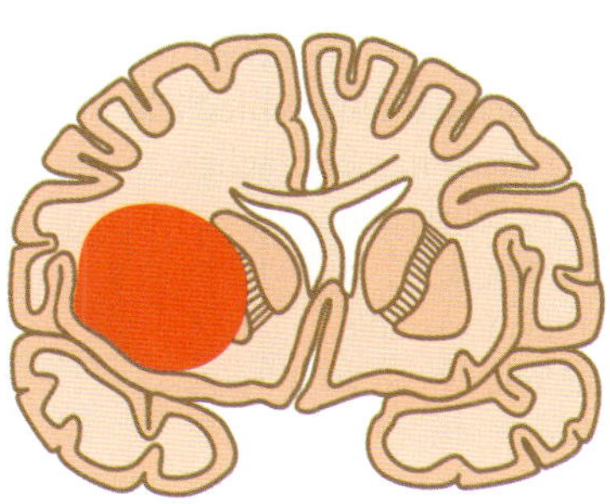

Abb. 4.16 Mögliche Lage einer intrazerebrale Blutung [L190]

  - Ausgefallene Kornealreflexe
  - Dysarthrie (Sprechstörungen)
  - Beuge- und Strecksynergismen
- Zerebellare Blutung:
  - Ataxie mit Fallneigung
  - Blickrichtungsnystagmus
  - Übelkeit, Erbrechen

Therapie

- Schnellstmögliche Einweisung in Spezialklinik/Stroke Unit (CT-Kopf)

cABCDE

Maßnahmen

- Vorgehen nach cABCDE-Schema:
  - Vitalparameter prüfen (RR, Puls, SpO_2, AF, ggf. EKG) und alle 3–5 Min. kontrollieren plus Blutzuckerkontrolle
  - Lagerung: Oberkörper erhöht, Beine tief (Anti-Trendelenburg-Lagerung)
  - i. v.-Infusion (NaCl und Jono) (Schockprophylaxe)

4.9 Zerebrale Sinus- und Venenthrombose

Definition

- **Sinusthrombose:** Verschluss eines oder mehrerer Sinus (➤ Abb. 4.17)
- **Hirnvenenthrombose:** Verschluss einer oder mehrerer Hirnvenen
- **Sinusvenenthrombose:** Kombination aus Thrombose von Venen und Sinus

Ursachen

- Hormonelle Beeinflussung:
  - „Pille", orale Kontrazeptiva
  - Schwangerschaft
- Entzündungen im Gesichtsbereich, v. a. oberhalb des Mundwinkels
- Entzündungen im Gehirn, z. B. Meningitis
- Polycythaemia vera
- Malignome
- Idiopathisch

Symptome

Je nach Örtlichkeit unterschiedlich:
- Kopfschmerzen, meist täglich
- Übelkeit, Erbrechen
- Opisthotonus
- Epileptische Anfälle
- Somnolenz
- Aphasie
- Lähmungserscheinungen
- Sehstörungen z. B. Doppelbilder

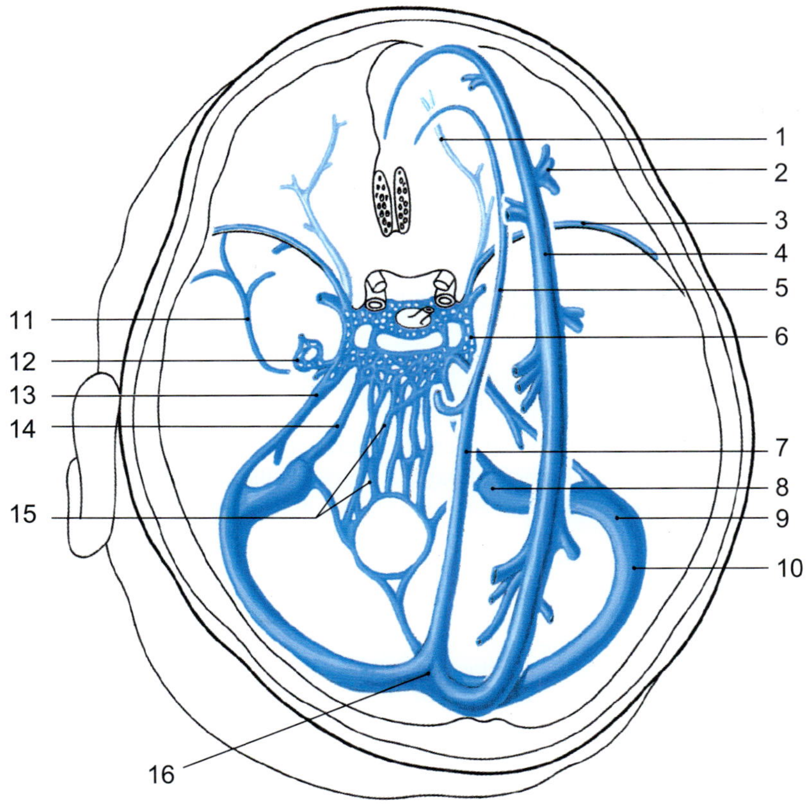

Abb. 4.17 Bei der Sinusthrombose sind ein oder mehrere Sinus verschlossen. Folgende Sinus gibt es: 1 V. ophthalmica superior, 2 Vv. superiores cerebri (abgeschnitten), 3 Sinus sphenoparietalis, 4 Sinus sagittalis superior, 5 Sinus sagittalis inferior, 6 Sinus cavernosus, 7 Sinus rectus, 8 Beginn der V. jugularis interna, 9 Sinus sigmoideus, 10 Sinus transversus, 11 V. meningea media, 12 Plexus venosus foraminis ovalis, 13 Sinus petrosus superior, 14 Sinus petrosus inferior, 15 Plexus basilaris, 16 Confluens sinuum. [S010-2-16]

Maßnahmen

cABCDE

- Vorgehen nach cABCDE-Schema:
  - Vitalparameter prüfen (RR, Puls, SpO_2, AF, ggf. EKG) und alle 3–5 Min. kontrollieren, BZ kontrollieren
  - Lagerung: Oberkörper erhöht, Beine tief (Anti-Trendelenburg-Lagerung)
  - Engmaschiger neurologischer Status
  - Sauerstoff je nach Klinik, Intubations-/Reanimationsbereitschaft bei komatösem Patient*innen

Prüfungsfragen

Prüfungsfragen

Amtsärtzliche Frage: „Zu Ihnen in die Praxis kommt eine Mutter mit ihrer 3-jährigen Tochter. Diese wurde vor 3 Tagen von einer Wespe in die Oberlippe gestochen. Das Mädchen wirkt verlangsamt. Es war der erste Wespenstich in ihrem Leben. Wie gehen Sie vor? Was machen Sie?“

Antwort/Fragemöglichkeit

- Erster Eindruck: rotes Gesicht, krankwirkendes Mädchen, geschwollene Lippe, reduzierter AZ (Allgemeinzustand).
- Vitalparameter: Puls: 110/Min., RR: 70 systolisch, AF: erhöht, Temperatur 39,5 °C

Lösungsansatz

Aufgrund des Stichs in die Oberlippe (oberhalb des Mundwinkels) wird das venöse Blut über den Sinus cavernosus abtransportiert. Durch den kontaminierten Stachel der Wespe mit Meningokokken wurden die Erreger ins Gehirn transportiert und lösten bei dem Kind eine Meningokokken-Meningitis aus.

Erwartungshorizont der Prüfer

- Den kausalen Zusammenhang erkennen
- Notfallmaßnahmen (inkl. Notruf absetzen)
- Infektionskrankheit „Meningokokken-Meningitis" erklären
- Untersuchung an der Puppe/Beisitzer vormachen
- Gesetzliche Bestimmungen ▮▮

4.10 Schlaganfall (Apoplex cerebri)

Definition

Akut einsetzende neurologische Störung. Diese tritt entweder aufgrund eines Verschlusses eines arteriellen Hirngefäßes (ischämischer Schlaganfall) oder einer Blutung eines arteriellen Hirngefäßes (hämorrhagischer Schlaganfall) mit einer Schädigung des umliegenden Hirngewebes auf.

Ursachen

- Arteriosklerotische Verengung der zuführenden Gefäße, z. B. A. carotis interna oder A. cerebri media
- Arterielle Embolie durch Gerinnselbildung im Blut, z. B. durch Klappenfehler (Linksherz) oder Vorhofflimmern etc.
- Intrazerebrale Blutungen:
  - Ruptur eines Hirngefäßes, z. B. durch Bluthochdruck
  - Trauma

Schweregrade des Schlaganfalls

- Asymptomatischer Schlaganfall: Gefäßverengung, die zu keinen Symptomen führt
- Vorübergehende Minderdurchblutung mit neurologischen Ausfallerscheinungen, die reversibel sind, d.h. bei denen keine bleibenden Schäden beobachtet werden. Sie müssen als Warnzeichen betrachtet werden.
  - TIA Transitorische ischämische Attacke. Die Symptome bilden sich innerhalb von 24 Std. zurück.
  - Minor Stroke (alte Bezeichnung: PRIND: prolongierte reversible ischämische neurologische Defizit). Die Symptome bilden sich wieder zurück, bestehen allerdings länger als 24 Std.
- PS (Progressive Stroke). Fortschreitende neurologische Ausfallerscheinungen, die teilweise reversibel sind
- CS (Complete Stroke). Hirngewebe irreversibel geschädigt (Hirninfarkt)

Symptome

- Bewusstseinsstörungen
- Orientierungsstörungen
- Parästhesien
- Kontralaterale Lähmung einer Körperhälfte (kontralateral zur zerebralen Schädigung, da die Pyramidenbahnen kreuzen, Schädigungen oberhalb der Pyramidenbahn sind ipsilateral → hängender Mundwinkel links, Armschwäche rechts)
- Wortfindungs-, Sprachfindungs-, Schrift-, Verständnisstörungen
- Schwindel, Koordinationsstörungen

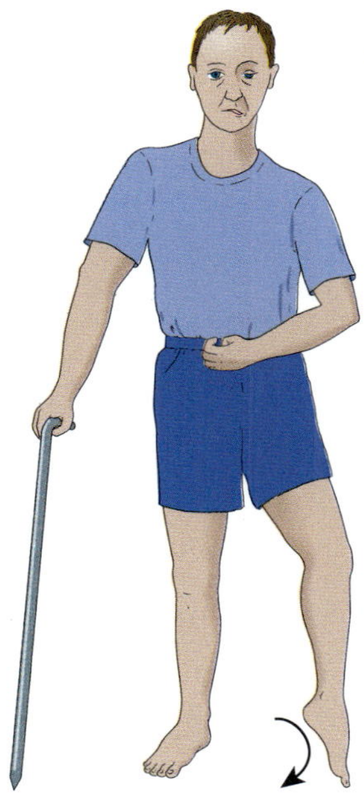

Abb. 4.18 Hemiparese links nach Schlaganfall. Wernicke-Mann-Lähmung nach Läsion der absteigenden motorischen Bahnen in der rechten Hemisphäre. Es besteht eine Beugespastik an der oberen Extremität (weil Beuger überwiegen) und eine Streckspastik der unteren Extremität (weil Strecker überwiegen). Letztere führt dazu, dass die Kranken das betroffene Bein beim Gehen zunächst abduzieren müssen, um es anschließend nach vorne zu führen. [L190]

Tab. 4.5 Be-FAST-SCHEMA [F1093-003]

Abkürzung		
B	Balance	Inspektion, ob eine Gleichgewichtsstörung vorliegt
E	Eyes	Liegt eine Sehstörung (Schielen, evtl. Herdblick) vor?
F	Face	Herabhängender Mundwinkel bzw. Ptosis Patient*in auffordern, zu lächeln oder die Backen aufzublasen
A	Arms	Patient*in bitten, mit geschlossenen Augen die Arme nach vorne mit den Handflächen nach oben auszustrecken und 10 Sek. im 90°-Winkel ausgestreckt zu lassen. Bei Parese würde der betroffene Arm absinken.
S	Speech	„Verwaschene" Sprache? Patient*in einen einfachen Satz nachsagen lassen, z.B. „Morgenstund hat Gold im Mund".
T	Time	Sollte eines der Zeichen positiv sein, schnell in die geeignete Klinik (Stroke Unit) transportieren.

- Kopfschmerzen
- Übelkeit, Erbrechen
- Vegetative Entgleisung
- „Herdblick": Die Pupillen blicken in die Richtung der Lokalisation z. B. nach rechts oben.
- Sehstörungen, z. B. Gesichtsfeldausfälle, Doppelbilder
- ➤ Abb. 4.18

Verdachtsdiagnose erhärten

„Time is brain!"

Das Vorgehen richtet sich hier nach dem Be-FAST-Schema (➤ Tab. 4.5).

4

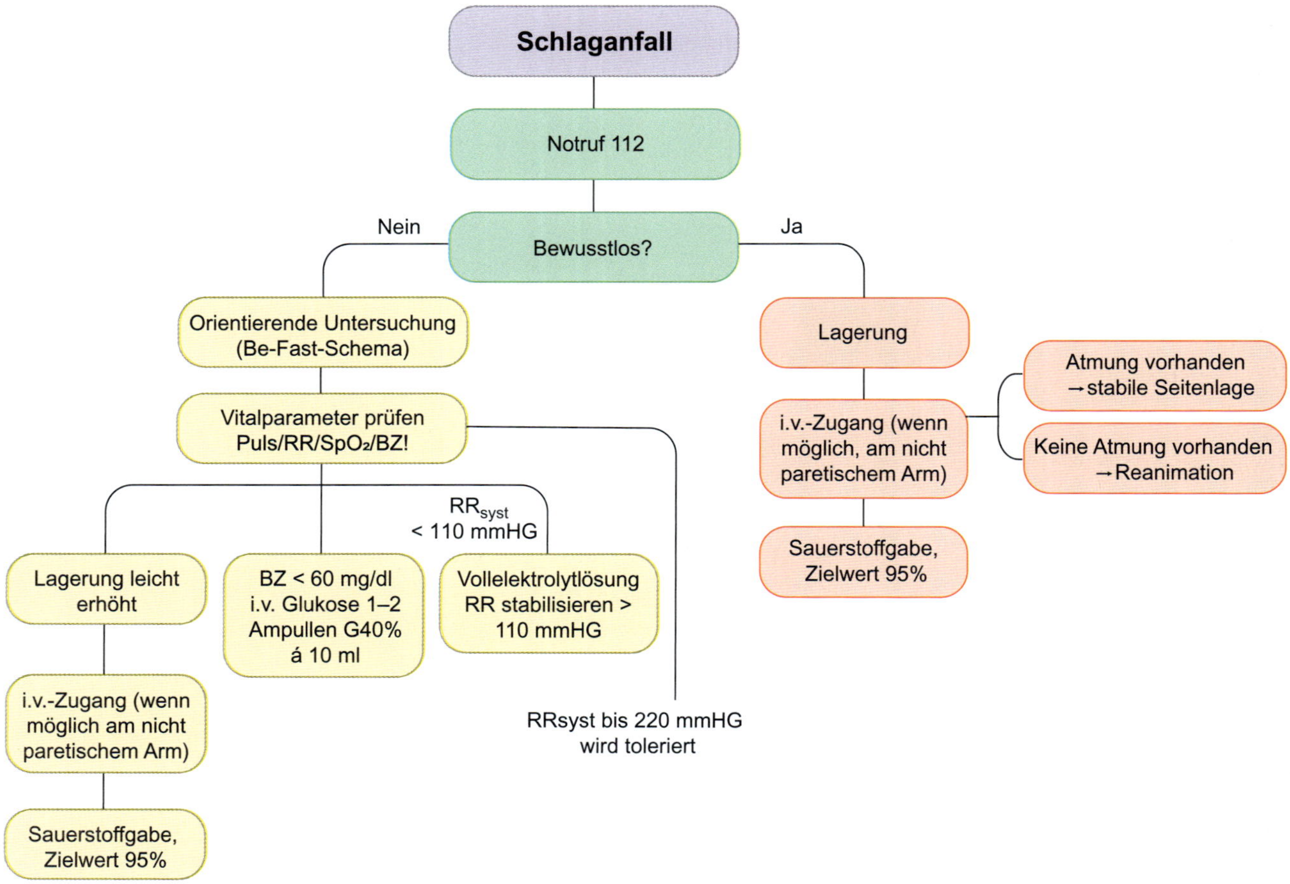

Abb. 4.19 Vorgehen bei Schaganfall [P1306/L138]

cABCDE

Maßnahmen

➤ Abb. 4.19

- Vorgehen nach cABCDE-Schema:
  - Vitalparameter prüfen (RR, Puls, SpO_2, AF, ggf. EKG) und alle 3–5 Min. kontrollieren plus Blutzuckerkontrolle
  - Lagerung: umstritten, da Blutung oder Ischämie präklinisch nicht feststellbar ist. Da es sich in ca. 90 % um eine Ischämie handelt, wird generell eine 30°-Oberkörpererhöhung empfohlen. Bei Bewusstlosigkeit (Atmung vorhanden) immer stabile Seitenlage.
  - i. v.-Zugang und evtl. mit Flüssigkeitssubstitution hypotonem Blutdruck therapieren. Werte um 220/120 werden präklinisch akzeptiert und erst darüber aktiv gesenkt.
  - Eine routinemäßige Gabe von **Sauerstoff** wird **nicht** empfohlen. Bei einer SpO_2 < 95 % sollte eine Sauerstoffgabe erfolgen. Das Ziel der Sauerstofftherapie soll die Normoxämie sein.

Prüfungsfragen

Prüfungsfragen

Amtsärtzliche Frage: „Eine 72-jährige Patientin berichtet in Ihrer Praxis, dass ihr immer wieder beim Zubereiten von Speisen der Löffel oder die Tassen aus der Hand fallen. Des Weiteren bemerke sie immer wieder Unsicherheiten beim Treppensteigen und habe seit heute Morgen Sehstörungen. Wie gehen Sie vor?"

Antwort/Fragemöglichkeit

- Erster Eindruck: weiblich, harte Gesichtszüge, tiefe Nasolabialfalte, vergrößerte Gesichtsporen, leicht hängende Tränensäcke, BMI 32, RR: 150/95, Puls: 90 rhythmisch, leicht gerötete Gesichtsfarbe.

Tab. 4.6 Differenzialdiagnosen bei Verdacht auf Schlaganfall

Differenzialdiagnose	Klinik	Abklärung
Hypo-, Hyperglykämie	Somnolenz, Verwirrtheit	BZ-Messung
Migräne	Kopfschmerzen, Gesichtsfeldausfälle	Anamnese: einseitiger Kopfschmerz, Aura, bekannte Auslöser
Elektrolytverschiebung Dehydration	Somnolenz, Verwirrtheit, stehende Hautfalten	Anamnese: starkes Schwitzen, Polyurie/Labor
Infektionen	Fieber, Kopfschmerzen, Somnolenz, Verwirrtheit	Impfung/Anamnese: Reise, andere betroffene Personen (z. B. Meningitis), Zecke
Hirntumor, -metastasen	Je nach Lokalisation, einseitiger zunehmender Kopfschmerz, Ausfallerscheinungen, epileptischer Anfall (fokal oder generalisiert)	Anamnese: schmerzmittelresistente Schmerzen, Wesensänderung, bildgebendes Verfahren
Epilepsie	Absencen (Petit-mal), postiktale Ausfälle: temporäre Lähmung der im Anfall betroffenen Muskelgruppen	Anamnese, Zungenbiss, Einnässen, Einkoten
Intoxikation	Somnolenz, Verwirrtheit Gangunsicherheiten, Foetor	Anamnese, Tox-Screen im Labor, Leberhautzeichen, ggf. Einstichstellen
Psychische Störung	Psychogene Lähmungen, psychogene Parästhesien (meist ohne klares Innervationsmuster)	Anamnese ggf. Fremdanamnese
Multiple Sklerose	Doppelbilder, Sensibilitätsstörungen, Fatigue	Bildgebung (MRT), Liquor
Akutes Glaukom	Sehstörungen, Kopf-/Augenschmerzen, Übelkeit, Erbrechen, harter Bulbus	Erhöhter Augeninnendruck

Lösungsansatz

- Hier sollte eine genaue lösungsorientierte Anamnese gemacht werden.
- Die Schwierigkeit hierbei ist, die komplette Differenzialdiagnose dieses Falls in der Anamnese abzufragen.

Erwartungshorizont der Prüfer

- Frühzeitiger Notruf
- Notfallmaßnahmen (inkl. Notruf absetzen)
- Differenzialdiagnostische Abklärung (➤ Tab. 4.6)
- Schlaganfall erklären (mit den Klassifikationen)

4.11 Epileptischer Anfall

Definition

Bei einem Krampfanfall oder auch epileptischen Anfall entwickeln sich plötzlich unwillkürlich zuckende oder krampfende Bewegungen, die meistens mit einem Bewusstseinsverlust zusammen auftreten.

Von der Epilepsie spricht man, wenn mind. zwei Anfälle mit einem zeitlichen Abstand (> 24 Std.) zueinander auftreten.

Ursachen und Auslöser

- Fehlbildung des Hirngewebes
- Hirntumoren, Metastasen
- Infektionskrankheiten (z. B. Meningokokkenmeningitis, Masern etc.)
- Fieber
- Medikamente, Alkohol (auch Entzug)
- Elektrolytstörungen

Tab. 4.7 Einteilung von Krampfanfällen

Alte Bezeichnung	Neue Bezeichnung
Grand Mal	Fokal mit Übergang zu bilateral tonisch-klonischem Krampfanfall
Petit Mal	Absence
Partiell	Fokal

MERKE
Der Fieberkrampf ist eine Form des epileptischen Anfalls, der im Zusammenhang mit raschem Fieberanstieg gehäuft bei Kindern im Alter von 6 Monaten bis 5 Jahren auftritt.

- Schlafentzug
- Spielkonsolen mit schnellen Lichtblitzen/Disko
- Drogen, z. B. Kokain und Amphetamine
- Hypoglykämie
- Eklampsie

Häufige Formen

➢ Tab. 4.7
- Absencen
  - Meist nur eine kurze Starre, sehr häufig als Innehalten oder Vor-sich-Hinträumen interpretiert (Dauer ca. 5–30 Sek.)
- Bilateral-tonisch-klonischer Krampfanfall

Ablauf des bilateral-tonisch-klonischen Krampfanfalls

- Evtl. Aura: z. B. Sehfeldeinschränkungen, „Riechen“ von nicht vorhandenen Düften
- Beginn der tonischen Phase (Dauer: Sekunden bis max. 30 Sek.):
  - Bewusstseinsverlust
  - Initialschrei
  - Starre sämtlicher Muskulatur des Körpers
    - Evtl. Atemstilstand
    - Evtl. Einnässen, -koten
    - Evtl. Zungenbiss
- Übergang in die klonische Phase (wenige Sekunde bis max. 2 Min.):
  - Unwillkürliche, zuckende Bewegungen
  - Patient*innen fallen meist auf den Boden
- Initialer Atemzug
  - Patient*innen atmen während des Krampfanfalls nicht.
- Terminale Nachschlafphase: Die Dauer der Nachschlafphase ist abhängig von der Häufigkeit der Krampfanfälle. Bei regelmäßigem Auftreten besteht meist eine kürzere Nachschlafphase. Bei seltenem oder erstmaligem Auftreten kann die Nachschlafphase mehr als 12–24 Std. andauern.

cABCDE

Maßnahmen

- Während des Krampfanfalls Patient*innen nicht festhalten
- Ggf. Brille abnehmen
- Gegenstände aus dem Weg räumen, an denen sich die Patient*innen verletzen könnten
- Wenn möglich, ein Kopfkissen/Decke unter den krampfenden Kopf legen, um Zusatzverletzungen zu vermeiden

Nach dem Krampfanfall:
- Vorgehen nach cABCDE-Schema:
  - Vitalparameter prüfen (RR, Puls, SpO_2, AF, ggf. EKG) und alle 3–5 Min. kontrollieren plus Blutzuckerkontrolle

CAVE
Auf das Legen eines i. v.-Zugangs sollten Heilpraktiker*innen verzichten, da der „Einstichspicks" ein erneuter Trigger für einen Anfall sein kann.

- Es empfiehlt sich, Patient*innen in der terminalen Nachschlafphase in die stabile Seitenlage zu drehen.
- Sauerstoffgabe: Zielwert $SpO_2 > 95\,\%$
- Auch wenn sich Patient*innen in der Nachschlafphase befinden, sollte der Notruf verständigt werden, wenn es sich um einen erstmaligen Anfall handelt. Zum einen droht ein erneuter epileptischer Anfall. Zum anderen müssen die Patient*innen dringend weiter neurologisch und internistisch abgeklärt werden.

4.12 Bandscheibenprolaps und Cauda-equina-Syndrom

Definition

- **Bandscheibenprotrusion:** Vorwölbung der Bandscheibe nach dorsal ohne Einriss des Faserrings (➤ Abb. 4.20)
- **Bandscheibenvorfall (Diskusprolaps):** Austritt von Bandscheibengewebe (➤ Abb. 4.20)
- **Cauda-equina-Syndrom:** schlaffe Lähmung mit Schmerzen und Missempfindungen an den Oberschenkelinnenseiten (Reithosenanästhesie), Blasen- und Mastdarmentleerungsstörungen, schlaffe Parese der unteren Extremität infolge einer Läsion der Cauda equina

Ursachen, Auslöser, Risikofaktren

Bandscheibenvorfall:
- Hebetrauma
- Verschleiß, Alter
- Adipositas
- Bewegungsmangel, langes Sitzen
- Überlastung

Cauda-equina-Syndrom:
- Medialer Bandscheibenprolaps
- Wirbelkörperfraktur
- Rückenmarkstumoren, Metastasen

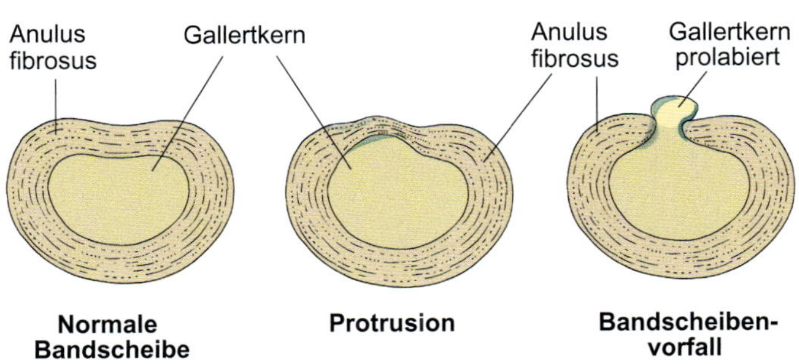

Abb. 4.20 Normale Bandscheibe, Bandscheibenprotrusion, Bandscheibenprolaps [L190]

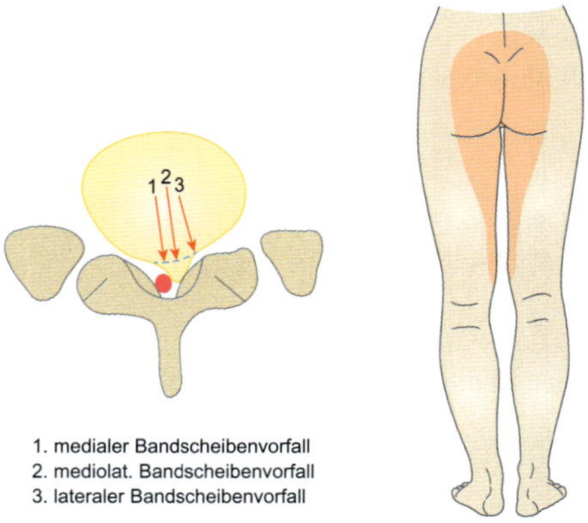

Abb. 4.21 Reithosenanästhesie: Sensibilitätsstörung im Bereich der Genitalien und Gesäßregion sowie der Oberschenkelinnenseiten. Diese Dermatome entsprechen den geschädigten spinalen Nervenwurzeln S2–S5. [L231]

Symptome

Bandscheibenvorfall:
- Plötzliche und starke radikuläre Schmerzen mit dermatombezogener Ausstrahlung, meist Ischialgie mit Ausstrahlung in ein Bein
- Evtl. dermatombezogene Sensibilitätsstörungen und Muskelschwäche
- Evtl. abgeschwächte Reflexe (einseitig bei lateralem Bandscheibenvorfall)
- Evtl. bei LWS: Gangbildstörung

Cauda-equina-Syndrom:
- Schmerzen mit Ausstrahlung in **beide** Beine (➤ Abb. 4.21)
- Missempfindungen an den Oberschenkelinnenseiten (Reithosenanästhesie)
- Evtl. Störung der Harn- und Stuhlausscheidung
- Evtl. sexuelle Dysfunktion

Maßnahmen

Bei Rückenschmerzen jeder Art muss eine neurologische Untersuchung erfolgen (v. a. Reflexe und Sensibilität des jeweiligen Segments).
Bei Verdacht auf Bandscheibenvorfall:
- Motorische oder sensiblen Ausfälle → Klinik
- Einseitiger Reflexabschwächung oder -ausfall → Klinik

CAVE
Jeder Bandscheibenvorfall mit neurologischen Ausfällen ist ein Notfall, da bleibende Schäden zu befürchten sind!

KAPITEL

5 Chirurgische Notfälle

5.1 Akutes Abdomen

Definition

„Aus dem Nähkästchen geplaudert": Gummibärchenwettessen war einer der skurrilsten Notfalleinsätze des Autors mit dem Meldebild „14-Jähriger mit unklaren linken Oberbauchschmerzen".

Das „akute Abdomen" ist ein Sammelbegriff für alle Akutsituationen im Abdomen, die eines oder mehrere Symptome zeigen:
- Akute, heftige Bauchschmerzen
- Kreislaufdekompensation bis hin zum Schock
- Auffälligkeiten bei der Auskultation: Totenstille oder metallisch klingende Darmgeräusche
- Palpation: Abwehrspannung bis brettharter Bauch

Ursachen

Mögliche Ursachen eines akuten Abdomens können sein (➤ Abb. 5.1):
- Entzündung
- Perforation
- Ileus
- Durchblutungsstörung
- Andere Ursachen, z. B. extrauterine Gravidität

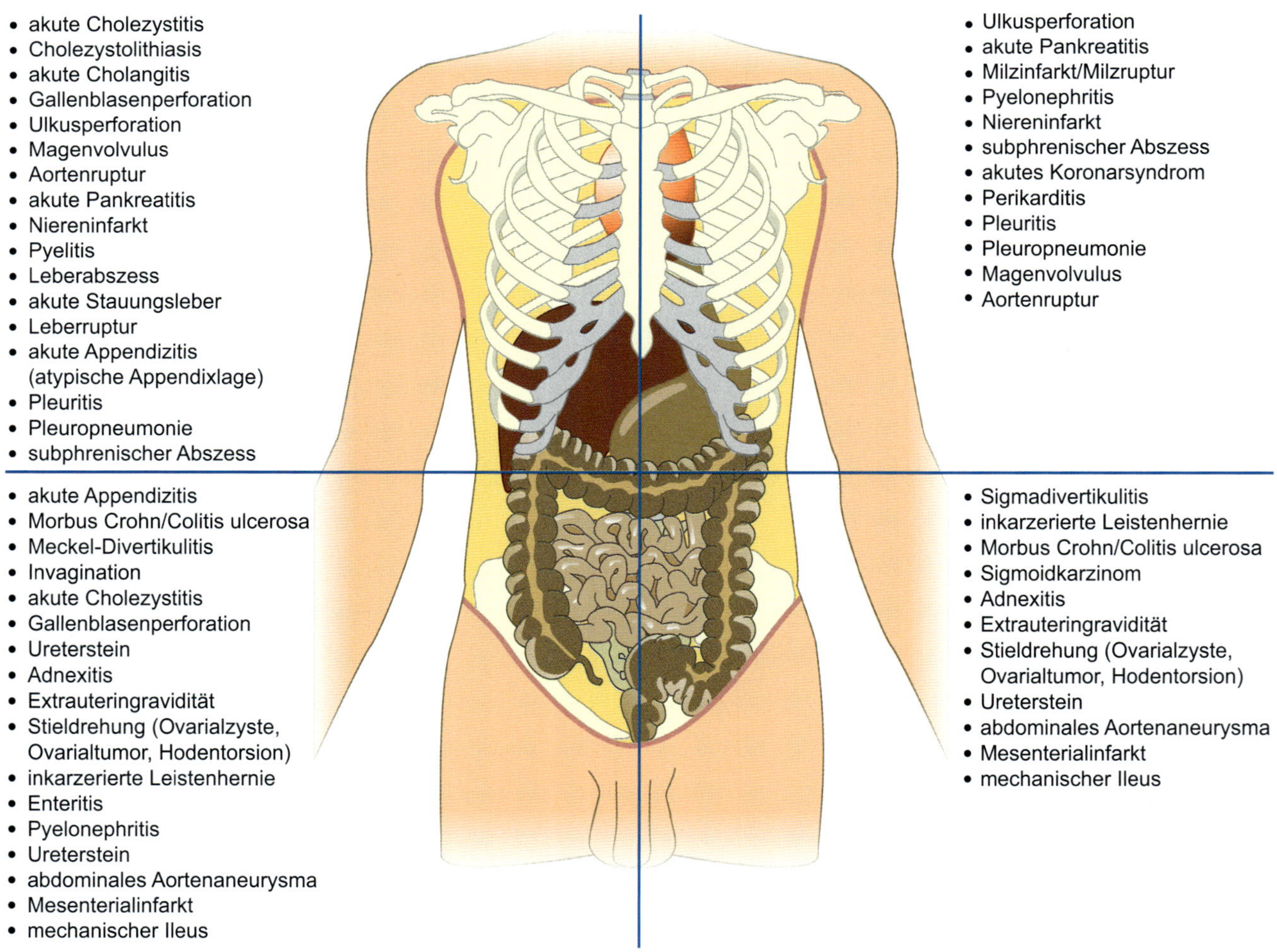

Abb. 5.1 Ursachen des akuten Abdomens und entsprechende Schmerzlokalisation [L138]

Tab. 5.1 Abfrageschema AIAPPFL bei akutem Abdomen	
Anamnese, inkl. Schmerzanamnese	„OPQRST" (siehe unten)
Inspektion	• Narben • Tumoren (z. B. Hernien) • Verfärbungen, z. B. Grey-Turner-Zeichen (blau-grünliche durch Pankreasenzyme ausgelöste Flecken in der Flankenregion), Cullen-Zeichen (blau-grünliche, durch Pankreasenzyme ausgelöste Flecken periumbilikar)
Auskultation (1 Min. pro Quadrant): Die Auskultation wird vorgezogen, um nicht durch die Palpation Geräusche zu erzeugen, die einen paralytischen Ileus überdecken.	• Darmgeräusche (normal 10 +– 5)? • Totenstille? • Hochgestellte (= in der Lautstärke verstärkte) Peristaltik • Subileus (1–5 Geräusche/Min.)?
Palpation (flächig arbeiten, zuerst oberflächig, dann ggfs. tief)	• Abwehrspannung • (Pulsierender)Tumor • Appendizitis-Punkte (Psoas-Zeichen, Douglas-Schmerz, Blumberg-, Lanz-, McBurney-Zeichen) • Murphy-Zeichen (Cholezystitis) • Bruchpforte bei Hernie (Hustentest)
Perkussion	Meteorismus?
Labor	• Kleines Blutbild • Differenzialblutbild • CRP, BSG • Glukose, Elektrolyte (Pseudoperitonitis: Bei dieser Erkrankung wird die Peritonitis mit den typischen Symptomen imitiert, ohne dass eine solche vorliegt. Die Ursache ist ungeklärt, steht aber offensichtlich mit stark erhöhten Blutzuckerwerten oder Elektrolytverschiebungen in Zusammenhang.) • Herzenzyme (Troponin, CK, CK-MB, LDH) als Marker für akutes Koronarsyndrom • Lipide, Cholesterin, HDL, LDL (Gallenstein-, Artheroskleroserisiko) • Kreatinin (Nierendiagnostik) • AST (GOT), ALT (GPT) (Leberdiagnostik) • Gerinnungsparameter (Blutungsrisiko, Leberdiagnostik) • Bilirubin, alkalische Phosphatase, γ-GT (Cholestase) • Lipase, α-Amylase (Pankreatitis) • β-HCG (bei Frauen zum Ausschluss einer Schwangerschaft) • Okkultes Blut im Stuhl
Apparative Diagnostik (sofern vorhanden)	• Temperatur messen (axillär und rektal) • EKG • Ultraschall

Diagnostik

AIPPAFL-Schema ➤ Kap. 1.3.1
Appendizitis-Zeichen ➤ Kap. 5.6

Die Diagnostik erfolgt streng nach dem **AIPAFFL** (➤ Tab. 5.1).

Maßnahmen

cABCDE

➤ Abb. 5.2

- Vorgehen nach cABCDE-Schema:
  - Vitalparameter prüfen (RR, Puls, SpO_2, AF, ggf. EKG) und alle 3–5 Min. kontrollieren
  - Lagerung: eine Rolle unter die Knie legen oder Embryonalhaltung (Bauchdeckenentspannung) (➤ Abb. 5.3)
  - i. v.-Zugang legen, Blutentnahme und Volumentherapie einleiten (z. B. 500 ml NaCl 0,9 %, Schockprophylaxe)
- Notfallanamnese und körperliche Untersuchung

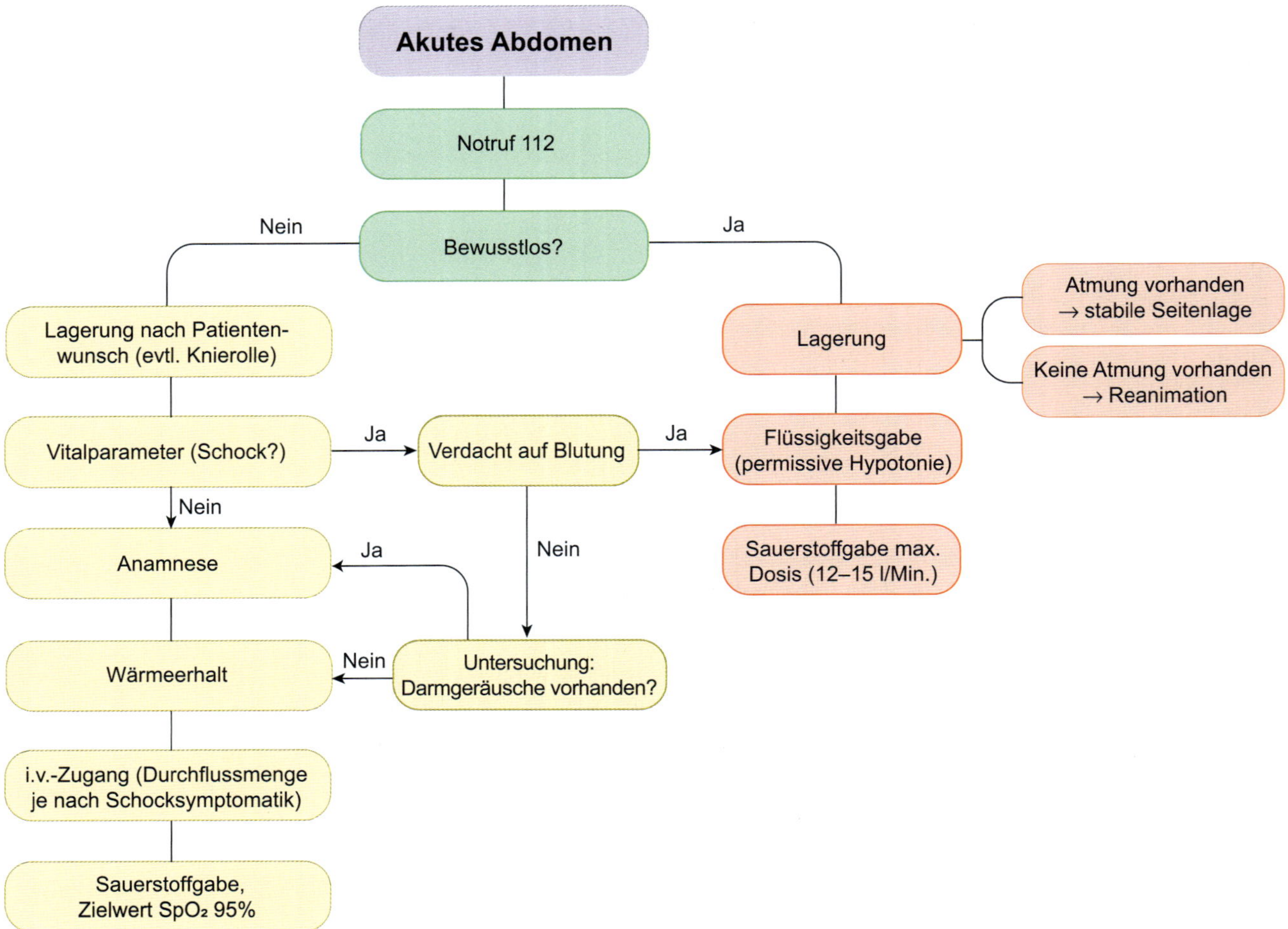

Abb. 5.2 Maßnahmen bei akutem Abdomen [P1306/L138]

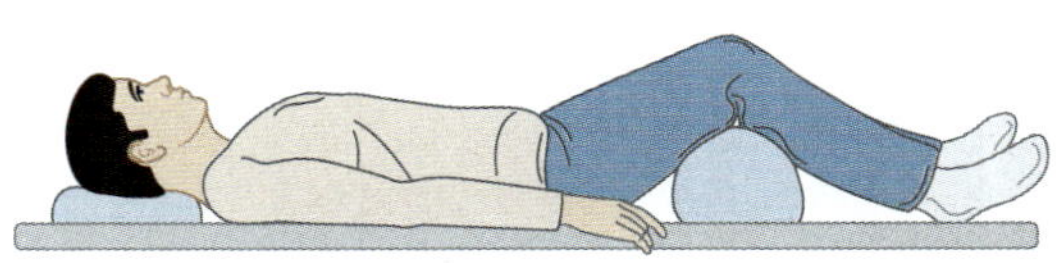

Abb. 5.3 Rückenlage mit Knierolle und Unterpolsterung des Kopfes [L231]

INFO

Notfallstrategie: Permissive Hypotension

Um ein Verbluten zu verhindern, wird das Abfallen des systolischen Blutdrucks toleriert. Das Prinzip ist, durch den geringen systolischen Druck die körpereigene Hämostase und Gerinnung zu unterstützen. Bei einem hohen Druck schließt sich kein Gefäß.

Bei unstillbaren, inneren Blutungen, die zu einer arteriellen Hypotonie führen, wird in der Notfallmedizin folgende Vorgehensweise empfohlen:

- Bei Schockgeschehen: initiale Gabe von 500 ml NaCl
- Anschließend bzw. ansonsten tropfenweise laufen lassen, um so die körpereigene Blutgerinnung zu unterstützen
- Hierbei wird ein systolischer Wert von 80 mmHg toleriert.

INFO

OPQRST ist ein Akronym-Schema, das zur Bestimmung von Symptomen eines Patienten im Falle einer akuten Erkrankung dient. Jeder Buchstabe steht für einen wichtigen Fragenkomplex und wird zur genauen und systematischen Schmerzanamnese eingesetzt (➤ Tab. 5.2).

Tab. 5.2 OPQRST-Schema

Bedeutung	W-Fragen	Bedeutung bei akutem Abdomen
Onset (Beginn)	Seit wann?	• Plötzlich einsetzend: – Bei Perforation/Ruptur – Ileus – Mesenterialinfarkt • Schleichender Beginn: – z. B. Appendizitis
Provokation (Verstärkende bzw. lindernde Faktoren)	Was bessert oder verschlechtert die Schmerzen?	• Schonhaltung: – Peritonitis – Appendizitis/extrauterine Gravidität • Hüpfende, umherlaufende Patient*innen: – Koliken • Schmerzverstärkung nach dem Essen: – Ulcus ventriculi • Schmerzlinderung nach dem Essen: – Ulcus duodeni • Schmerzverstärkung nach üppiger, fettiger Mahlzeit: – Gallensteinkolik – Pankreatitis • Schmerzverstärkung nach Alkoholkonsum: – Pankreatitis
Quality (Qualität und Charakter)	Wie ist der Schmerz?	• Wellenförmig: – Koliken • Zerreißend: – Organruptur, z. B. Appendizitis, Extrauteringravidität, Aneurysma dissecans • Diffus
Radiates (Schmerzausstrahlung)	Wohin strahlt der Schmerz?	• Periumbilikal nach rechts unten: – Appendizitis • In die rechte Schulter/Schulterblatt: – Galle • Flanke nach kaudal: – Niere • Gürtelförmig in den Rücken: – Pankreatitis
Severity (Stärke)	Wie stark ist der Schmerz?	• Schmerzskala 0–10 (0 = kein Schmerz; 10 = Vernichtungsschmerz)
Time (zeitlicher Verlauf)	Wie hat sich der Schmerz entwickelt?	• Kontinuierliche Steigerung: – Meist bei Entzündungen • Schmerzfreie Intervalle: – Mesenterialinfarkt – Nach Organruptur

Prüfungsfragen

Prüfungsfragen

Amtsärztliche Frage: „Sie werden zu einem Hausbesuch zu einem jungen Mädchen gerufen und finden folgende Situation vor:
12 Jahre, Embryonalhaltung im Bett vorfindend, über starke Schmerzen klagend, Mutter vor Ort."

Antwort/Fragemöglichkeit

- Kurzanamnese: unbekannte Patientin, Blinddarm vorhanden, negative Sexualanamnese, Menarche vor 12 Monaten (regelmäßig)
- Vitalparameter: RR: 110/70 mmHg; Puls 110; Temperatur: axillär 37,5 °C, rektal 38,7 °C
- Inspektion: blass und kaltschweißig
- Auskultation: 2 Darmgeräusche
- Palpation: Abwehrspannung des Abdomens

Amtsärtzliche Frage: „Während der Untersuchung stellt sich eine prompte Besserung der Beschwerden ein. Was vermuten Sie? Wie ist Ihr weiteres Vorgehen?"

Lösungsansatz

Bei einer abrupten Besserung der Beschwerden muss an eine Perforation des Appendix gedacht werden. Notfallvorgehen:

- Notruf absetzen: 112
- Schonlagerung
- i. v.-Zugang legen (Flüssigkeitsgabe nach Vitalparameter), Labor abnehmen
- Wärmeerhaltung
- Engmaschige Kontrolle der Vitalparameter (3–5 Min.)
- Sauerstoffgabe (bei Schock 2–3 l)

5.2 Ileus

Definition

Verschluss des Darms, der die Passage des Inhalts verhindert. Unterschieden wird der mechanische vom paralytischen Ileus.

Ursachen

Mechanischer Ileus

Durch Verlegungen des Darmrohrs von innen oder durch Kompression von außen bei:

- Tumoren
- Kotsteine
- Invagination
- Strangulation durch Verwachsungen oder Narben
- Eingeweidehernie
- Fremdkörper (z.B. Parasiten, nach Gummibärchenwettessen etc.)
- Mekonium

Paralytischer Ileus

Infolge starker Schmerzen, gestörter Darminnervation oder reflektorisch bei Entzündungen entwickelt sich eine Darmlähmung. Mögliche Ursachen:

- Mesenterialinfarkt
- Postoperativ: Durch mechanische Reize im Rahmen einer Bauchraum-OP kann es zum Stillstand der Darmperistaltik kommen.
- Schwere Entzündungen im Bauchraum und/oder starke Schmerzen, z. B. Peritonitis
- Medikamentös (z. B. Opioide, Neuroleptika, Langzeiteinnahme von Laxanzien, verschiedene Antidepressiva)
- Traumatische Verletzungen der Wirbelsäule, z. B. Querschnitt

Symptome

- Wellenförmige oder diffuse Schmerzen
- Übelkeit und Erbrechen (teils schwallartig)
- Evtl. Koterbrechen (Miserere), v. a. bei mechanischem Ileus
- Meteorismus (v. a. bei paralytischen Ileus)
- Wind- und Stuhlverhalten
- Zeichen einer Peritonitis (fortgeschrittener Zustand oder Auslöser)

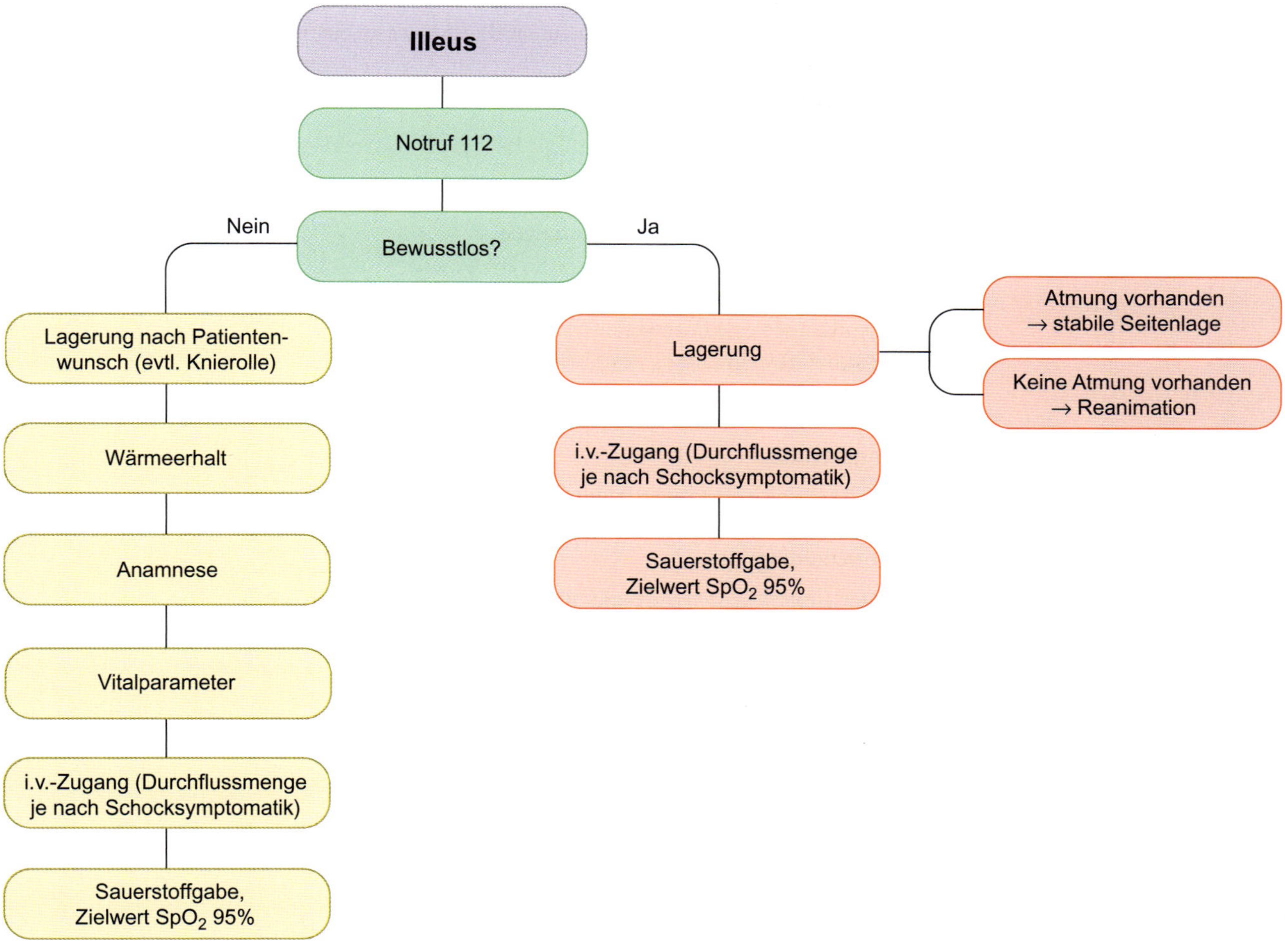

Abb. 5.4 Maßnahmen bei Ileus [P1306/L138]

Maßnahmen

➢ Abb. 5.4

CAVE

Ein Ileus stellt immer einen Notfall dar, der meist je nach Ursache am selben Tag bzw. in derselben Nacht in der Klinik operiert/behandelt werden muss!

- Bei Bauchschmerzen jeder Art muss immer das Abdomen auskultiert werden:
  - Mechanischer Ileus: Hyperperistaltik, metallisch klingend
  - Paralytischer Ileus: aufgehobene Peristaltik, „Todesuhr" (nur der Herzschlag ist zu hören)
- Ein bretthartr Bauch bei der Palpation ist ein weiterer Hinweis auf einen Ileus.
- Vitalparameter prüfen: RR, Puls, SpO_2, AF, ggf. EKG
- Lagerung: eine Rolle unter die Knie legen oder Embryonalhaltung (Bauchdeckenentspannung)
- i. v.-Zugang mit NaCl

Prüfungsfragen

Prüfungsfragen

Amtsärtzliche Frage: „Sie werden zu einem Hausbesuch zu einem älteren Herrn gerufen und finden folgende Situation vor: 65 Jahre, schlechter Allgemeinzustand, im Bett vorfindend, leicht seitlich liegend, Beine angewinkelt."

Antwort/Fragemöglichkeit

- Kurzanamnese: bekannter Patient; Vorerkrankungen: bekannte Divertikulose, Verdauungsschwierigkeiten, Herzrhythmusstörungen
- Vitalparameter: RR: 130/90
- Inspektion: blass und kaltschweißig
- Auskultation: keine Darmgeräusche hörbar
- Palpation: Abwehrhaltung des Abdomens
- Perkussion: nicht durchführbar

Lösungsansatz

Es entwickelte sich eine Divertikulitis, die rupturierte und eine Peritonitis auslöste.

Differenzialdiagnose

Mesenterialinfarkt durch Vorhofflimmern

5.3 Peritonitis

Definition

Lokalisierte oder generalisierte Entzündung des Bauchfells.

Ursachen

Meist als Folge einer anderen abdominalen Erkrankung (sekundäre Peritonitis). Man unterscheidet:

- **Durchwanderungsperitonitis:** Die Entzündung (häufig bakteriell) eines intraperitonealen Organs breitet sich auf das Peritoneum aus, z. B. Appendizitis, Divertikulitis, Cholezystitis, Ileus.
- **Perforation eines Hohlorgans** mit chemischer Irritation (z. B. durch Magensäure, Galle) oder mit bakterieller Entzündung des Peritoneums, z. B. Magenperforation, Divertikelruptur

Ileus-Symptomatik ➤ Kap. 5.2

Symptome

- Akute, starke Schmerzen mit diffuser Ausstrahlung
- Fieber
- Bretth arte Bauchdecke (lokal oder generalisiert)
- Evtl. Ileus-Symptomatik

cABCDE

Maßnahmen

- Vorgehen nach cABCDE-Schema:
  - Vitalparameter prüfen (RR, Puls, SpO_2, AF, BZ, ggf. EKG) und alle 3–5 Min. kontrollieren
  - Lagerung: eine Rolle unter die Knie legen oder Embryonalhaltung (Bauchdeckenentspannung)
  - i. v.-Zugang mit isotoner Vollelektrolytlösung

Prüfungsfragen

Prüfungsfragen

Amtsärtzliche Frage: „Wie wird nach V.a. auf Peritonitis in der Klinik weiter diagnostiziert und was sind mögliche Therapieoptionen?"

Lösungsansatz

- „Labor: großes Blutbild, Entzündungsparameter (CRP, BSG)
- Apparative Diagnostik: Röntgen, Sonografie, CT, MRT

Die Therapie ist abhängig von der Grunderkrankung. Von konservativ bis schwer intensivmedizinisch sowie chirurgisch/operativ, je nach Ursache ist alles möglich."

5.4 Gastrointestinale Blutung

Definition

Blutungen, die sowohl akut als auch chronisch auftreten. Sie werden in obere (bis zum distalen Duodenum) und untere gastrointestinale Blutungen (ab dem distalen Duodenum) eingeteilt.

Ursachen

Obere gastrointestinale Blutung:
- Refluxösophagitis
- Ösophagusvarizen
- Ösophaguskarzinom
- Mallory-Weiss-Syndrom
- Ulcus ventriculi (Magenulkus)
- Ulcus duodeni (Duodenalulkus)
- Schleimhauterosionen
- Magenkarzinom

Unter gastrointestinale Blutung:
- Meckel-Divertikel
- Polypen und Tumoren des Darms
- Chronisch-entzündliche Darmerkrankungen, z. B. Colitis ulcerosa und Morbus Crohn (v. a. bei Dickdarmbefall blutig)
- Divertikulitis
- Darmentzündungen durch Erreger, Parasiten
- Hämorrhoiden, Fisteln des Anus
- Mesenterialinfarkt
- Invagination

Symptome

Allgemeine Symptome:
- Bauchschmerzen
- Evtl. Schockzeichen: Tachykardie, Blutdruckabfall, Blässe, kaltschweißige Haut
- Evtl. Stuhlverhalt wegen Ileus
- Veränderte Blutwerte (Hb, Ery, HK, Transferrin, Ferritin, CRP)

Obere gastrointestinale Blutung:
- Hämatemesis (kaffeesatzartiges Bluterbrechen)
- Schwallartiges Bluterbrechen (bei Ösophagusvarizenblutung)

- Meläna (Teerstuhl)
- Hämatochezie: sichtbare Blutungen im Stuhl, die bei sehr großen Blutmengen im oberen Gastrointestinaltrakt auftreten können

Unter gastrointestinale Blutung:
- Hämatochezie (rote Darmblutung)

cABCDE

Maßnahmen

- Vorgehen nach cABCDE-Schema:
  - Vitalparameter prüfen (RR, Puls, SpO_2, AF, ggf. EKG) und alle 3–5 Min. kontrollieren
  - Lagerung: eine Rolle unter die Knie legen oder Embryonalhaltung (Bauchdeckenentspannung)
  - i. v.-Zugang mit NaCl 0,9 %

INFO

Notfallstrategie: Permissive Hypotension

Um ein Verbluten zu verhindern, wird das Abfallen des systolischen Blutdrucks toleriert. Das Prinzip ist, durch den geringen systolischen Druck die körpereigene Hämostase und Gerinnung zu unterstützen. Bei einem hohen Druck schließt sich kein Gefäß.
Bei unstillbaren, inneren Blutungen, die zu einer arteriellen Hypotonie führen, wird in der Notfallmedizin folgende Vorgehensweise empfohlen:
- Bei Schockgeschehen: initiale Gabe von 500 ml NaCl
- Anschließend bzw. ansonsten tropfenweise laufen lassen, um so die körpereigene Blutgerinnung zu unterstützen
- Hierbei wird ein systolischer Wert von 80 mmHg toleriert.

5.4.1 Blutung bei Mallory-Weiss-Syndrom

Definition

Mallory-Weiss-Syndrom: Längseinrisse der Ösophaguswandschicht (auf Mukosa und Submukosa beschränkt).

Ursachen

- Erbrechen, Würgen oder heftiges Husten
- Intoxikation (z. B. Alkohol) der Ösophagusschleimhaut
- Refluxösophagitis

Symptome

- Schmerzen im Epigastrium
- Hämatemesis

cABCDE

Maßnahmen

- Vorgehen nach cABCDE-Schema:
  - Lagerung: Oberkörper erhöht
  - Vitalparameter prüfen (RR, Puls, SpO_2, AF, ggf. EKG) und alle 3–5 Min. kontrollieren
  - i. v.-Infusion (NaCl)
  - In der Klinik Endoskopie: Ösophagogastroduodenoskopie (ÖGD)

5.4.2 Blutung bei Ulcus ventriculi und Ulcus duodeni

Definition

Ulkus: Geschwür (Substanzdefekt) der Magenschleimhaut (Ulcus ventriculi) bzw. der Duodenalschleimhaut (Ulcus duodeni) (➤ Abb. 5.5).

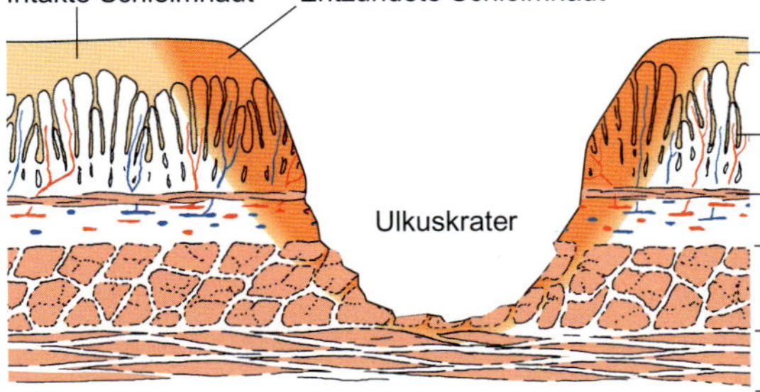

Abb. 5.5 Schematische Darstellung eines Ulkus, das nicht nur die Lamina muscularis mucosae, sondern auch die Submukosa durchbrochen und die innere Ringmuskulatur erfasst hat. [L190]

Ursachen und Auslöser

- Gastritis vom Typ B (*Helicobactor pylori*)
- Psychische Faktoren (Stress)
- Gastritis Typ C: Häufige Einnahme von Schmerzmitteln vom Typ NSAR (z. B. Acetylsalicylsäure, Diclofenac)
  - NSAR hemmen die Prostaglandine, welche die Magenschleimhaut schützen.
  - 4-fach erhöhtes Risiko
  - Bei gleichzeitiger Einnahme von NSAR und Glukokortikoiden steigt das Risiko auf das 16-Fache.
- Rauchen: aktiviert u. a. die Vagustätigkeit, somit die Säuresekretion und fördert so die Entstehung von Geschwüren.
- Alkohol: kann zu oberflächlichen Schleimhautentzündungen führen.
- Hyperparathyreoidismus: Die Hyperkalzämie stimuliert die Ausschüttung von Gastrin im Magen und somit wird vermehrt Salzsäure ausgeschüttet.
- Gastritis Typ A: chronisch-entzündliche Darmerkrankungen (z. B. Morbus Crohn)

Gastritis

- Typ **A**: **a**utoimmuner Auslöser
- Typ **B**: **b**akterieller Auslöser
- Typ **C**: **c**hemischer/toxischer Auslöser

MERKE
Die Bildung von Geschwüren wird gefördert, wenn entweder die Schleimhaut angegriffen wird (z.B. durch Erreger, Rauchen, Alkohol) oder Faktoren zu einem Ungleichgewicht zwischen Säure und alkalischem Schutz führen, z. B. NSAR, Rauchen, Hyperkalzämie.

Symptome

MERKE
Viele der NSAR-bedingten Ulcus ventriculi werden erst durch Blutungen auffällig und bereiten weniger Schmerzen.

- Schmerzen im epigastrischen Winkel, die verstärkt nach dem Essen auftreten („Sofortschmerz") → Ulcus ventriculi
- Oberbauchschmerzen, die v. a. nüchtern auftreten und durch die Essensaufnahme gelindert werden → Ulcus duodeni
- Appetitlosigkeit, Übelkeit, Erbrechen
- Evtl. Anämiesymptome
- Evtl. Meläna
- Schocksymptomatik (evtl. bei Durchbruch) bis zum akuten Abdomen

cABCDE

Maßnahmen

- Vorgehen nach cABCDE-Schema:
  - Vitalparameter prüfen (RR, Puls, SpO_2, AF, ggf. EKG) und alle 3–5 Min. kontrollieren
  - Bei „normalen" gastroduodenalen Ulkus:
    - Protonenpumpenhemmer (PPI)
    - Alkohol- und Nikotinkarenz
    - Stressreduktion
  - Bei komplikationshaftem Ulkus:
    - i. v.-Infusion (NaCl)
    - Schnelle Krankenhausverweisung (Notfall)
  - Endoskopie: Ösophagogastroduodenoskopie (ÖGD)
  - Nachweis von *Helicobacter pylori* (Atemtest), Antikörpertest (Blut), Antigentest im Stuhl
  - Kleines Blutbild zur Abklärung einer Anämie

5

5.4.3 Blutung bei Magenkarzinom

Definition

Magenkarzinom: maligne Tumorerkrankung des Magens.

Ursachen und Risikofaktoren

- Familiäre Häufung
- Häufiger Verzehr von geräucherten, gepökelten und gegrillten Speisen, v. a. von rotem Fleisch
- Chronischer Nikotin- und Alkoholabusus
- Rezidivierende Magengeschwüre
- Chronische Gastritis Typ A oder B (z.B. *Helicobacter-pylori*-Besiedelung)
- Colitis ulcerosa in der Vorgeschichte

Seit 1994 ist *H. pylori* durch die Weltgesundheitsorganisation als Klasse-I-Karzinogen anerkannt und wurde 2009 als solches bestätigt.

Symptome

- Sehr lange asymptomatisch
- Abneigung gegen proteinreiche Speisen, v. a. Fleisch und Gebratenes
- B-Symptomatik
- Übelkeit, Erbrechen
- Evtl. Zeichen einer Blutungsanämie
- Evtl. Meläna
- Bei Metastasierung:
  - Virchow-Lymphknoten (linkes Schlüsselbein)
  - Aszites
- Schocksymptomatik (evtl. bei Durchbruch) bis zum akuten Abdomen

Maßnahmen

cABCDE

- Vorgehen nach cABCDE-Schema:
  - Vitalparameter (RR, Puls, SpO_2, AF, ggf. EKG) prüfen
  - i. v.-Infusion (NaCl)
  - Bei Verdacht auf Blutung: schnelle Abklärung in Klinik
  - Gastroskopie (Histologie)
  - Metastasenscreening (Lymphe und Leber)
  - Blutbild: Abklärung einer Anämie, Leberwerte

5.4.4 Blutung bei chronisch-entzündlicher Darmerkrankung (Morbus Crohn, Colitis ulcerosa)

Definition

- **Morbus Crohn:** chronisch-entzündliche Erkrankung der Schleimhaut des gesamten Verdauungstrakts, die am häufigsten den letzten teil des Dünndarms befällt.
- **Colitis ulcerosa:** chronisch-entzündliche Erkrankung der Schleimhaut des Dickdarms, die zur Geschwürbildung in der Dickdarmschleimhaut führt.
- ➢ Tab. 5.3

Ursachen/Risikofaktoren

- Morbus Crohn:
  - Unbekannt
  - Nikotinabusus
  - Familiäre Disposition
- Colitis ulcerosa:
  - Unbekannt
  - Familiäre Disposition
  - Nikotin wirkt hier sogar protektiv, wird jedoch aufgrund der schädigenden Gesamtwirkung nicht empfohlen.

Tab. 5.3 Klinische Unterschiede Morbus Crohn und Colitis ulcerosa

	Morbus Crohn	Colitis ulcerosa
Fieber	Häufig	Selten
Stuhlfrequenz	5–15-mal/Tag	10–30-mal/Tag
Stuhlbesonderheit	Selten blutig	Blutig-schleimig
Abdomenschmerzen	Häufig, v. a. rechter Unterbauch	Häufig, v. a. linker Unterbauch, Tenesmen
Gewichtsverlust	Häufig	Selten
Fistelbildung	Häufig	Sehr selten
Ausbreitung	Diskontinuierlich gesamter GI-Trakt	Kontinuierlich, meist auf das Kolon beschränkt
Blickdiagnostik Darm	Pflastersteinrelief	„Fahrradschlauch"
Histologisch	Alle Darmschichten	Mukosa und Submukosa
Beginn	Häufig terminales Ileum	Rektum, bei 50 % kontinuierliche Ausbreitung nach proximal

Symptome

- Morbus Crohn:
  - Ca. 10 zumeist unblutige Durchfälle pro Tag
  - Schmerzen im gesamten Verdauungstrakt möglich, meist aber im rechten Unterbauch
  - Fistelbildung
  - Anämiesymptome
- Colitis ulcerosa:
  - Ca. 20–30 blutig schleimige Durchfälle pro Tag
  - Koliken, Blähungen, Tenesmen
  - Anämiesymptome
  - Evtl. starker Elektrolytverlust → Herzrhythmusstörungen
- Extraintestinaler Organbefall:
  - Spondylitis ankylosans
  - Gelenkschmerzen
  - Erythema nodosum
  - Augenbefall, z. B. Iritis, Uveitis
  - Leber- und Gallengangsbefall: Fettleber, Cholangitis
- Gefahr einer Dehydration → Exsikkose
- Depressive Symptomatik aufgrund des Leidensdrucks

cABCDE

Maßnahmen

- Vorgehen nach cABCDE-Schema:
  - Vitalparameter (RR, Puls, SpO_2, AF, ggf. EKG) prüfen
  - i. v.-Infusion (NaCl) bei schwerem Verlauf (Schockprophylaxe)

Prüfungsfragen

Prüfungsfragen

Amtsärtzliche Frage: „Welche Erstmaßnahmen und Therapiemöglichkeiten gibt es bei Morbus Crohn und Colitits ulcerosa in der Klinik?“

Lösungsansatz

- **Morbus Crohn (je nach Schweregrad):**
  - Glukokortikoidtherapie, v.a. bei schweren Schüben
  - Risikofaktoren abstellen (Nikotinkonsum ist der einzige im Moment bekannte Risikofaktor.)
  - Diät (Meiden von verschlimmernden oder auslösenden Nahrungsbestandteilen, z. B. Laktose)
  - Ggf. Antibiotika
  - Im akuten Schub: keine Ballaststoffe
  - Ultima Ratio: Operation (aber keine Heilung möglich)
  - Ggf. Psychotherapie wegen Leidensdruck und Stressreduzierung
- **Colitis ulcerosa (je nach Schweregrad)**
  - Glukokortikoidtherapie, v.a. bei schweren Schüben
  - Ggf. Antibiotika
  - Ggf. Eisensubstitution
  - Ggf. Psychotherapie wegen Leidensdruck und Stressreduzierung
  - Operation bei schwerem Verlauf (z. B. bei toxischem Megakolon)

5.4.5 Blutung eines Meckel-Divertikels

Definition

Blutung einer Ausstülpung des Leerdarms (Jejunum) bzw. Krummdarms (Ileum)

Ursachen

- Meist angeboren

Symptome

- Blutungen und Geschwüre in 30–50 % (aufgrund fälschlicher Säurebildung der Zellen)
- Meläna (Teerstuhl)
- Appendizitisähnliche Symptome
- Evtl. Perforationsperitonitis

Maßnahmen

cABCDE

- Vorgehen nach cABCDE-Schema:
  - Vitalparameter prüfen (RR, Puls, SpO_2, AF, ggf. EKG) und alle 3–5 Min. kontrollieren
  - i. v.-Infusion (NaCl 0,9 %)
  - Lagerung: eine Rolle unter die Knie legen oder Embryonalhaltung (Bauchdeckenentspannung)
  - Sauerstoffgabe (je nach Pulsoxymeterangabe) Zielwert 95 %
  - In der Klinik: Laparoskopie

5.4.6 Hämorrhoidale Blutung

Definition

Blutung aus pathologisch erweiterten Hämorrhoiden. Hämorrhoiden sind ein ringförmiges, schwammartiges arteriovenöses Gefäßpolster, das dem Feinverschluss des Afters dient.

Ursachen und Risikofaktoren

- Bindegewebsschwäche
- Intraabdominelle Druckerhöhung, z. B. Adipositas oder Schwangerschaft
- Bewegungsmangel
- Ballaststoffarme fette Ernährung
- Chronische Obstipationen
- Krampfhaftes Pressen beim Stuhlgang
- Genetische Veranlagung

Symptome

- Häufigstes Symptom: hellrote, anale Blutung (teilweise sichtbar auf Kotwalze)
- Juckreiz, Brennen und Nässen
- Fremdkörpergefühl bei Defäkation, teilweise schmerzhaft
- Hämorrhoidalprolaps
- Ulzeration
- Evtl. Anämiesymptome

cABCDE

Maßnahmen

- Vorgehen nach cABCDE-Schema:
  - Vitalparameter prüfen (RR, Puls, SpO_2, AF, ggf. EKG) und alle 3–5 Min. kontrollieren
  - i. v.-Infusion (NaCl 0,9 %), Schockprophylaxe
  - Digital-rektale Untersuchung
  - Klinikeinweisung bei starken Schmerzen oder Blutung

5.5 Gastroenteritis

Definition

Die Gastroenteritis ist eine Entzündung der Schleimhaut von Magen und Dünndarm. In seltenen Fällen kann der Dickdarm betroffen sein.

MERKE

Gesetzeslage für Heilpraktiker*innen

Nach §24 i. V. m. § 6 Abs.1 S. 1 Nr. 2, §§ 7, 34 IfSG darf die Behandlung einer Gastroenteritis nur durch Ärzt*innen erfolgen. Heilpraktiker*innen unterliegen somit einem Behandlungsverbot und müssen zudem im Falle des § 6 Abs. 1 S. 1 Nr. 2 den Verdacht melden, wenn
- mindestens zwei Fälle auftreten, bei denen ein epidemiologischer Zusammenhang vermutet wird oder
- die betroffene Person nach §42 IfSG in der Lebensmittelindustrie arbeitet, Lebensmittel verarbeitet oder diese in Verkehr bringt.

Unabhängig von der Gesetzeslage müssen Heilpraktiker*innen dennoch weiteren Schaden von den Patient*innen abwenden und dürfen diese notfallmäßig versorgen. Nur die kausale Behandlung ist Heilpraktiker*innen verboten. Diese wäre erfüllt, wenn sie beispielsweise Nux vomica gegen den Brechreiz verabreichen würden.

Ursachen

➢ Tab. 5.4

Symptome

Die typische Inkubationszeit bei gastrointestinalen Infektionen beträgt viele Stunden bis wenige Tage. Ausnahmen sind Infektionen mit *Staphylococcus aureus* (viele Minuten bis wenigen Stunden), die Listeriose (ca. 3 Wochen) und der Typhus abdominales (durchschnittlich 1–3 Wochen).

In Abhängigkeit von dem Erreger, der aufgenommenen Erregeranzahl, der Virulenz und der Abwehrlage zeigen sich folgende Symptome:
- Müdigkeit und Leistungsverminderung
- Temperaturveränderungen (Untertemperatur bis hohes Fieber)
- Tenesmen
- Durchfälle mit Exsikkose
- Übelkeit, Erbrechen
- Muskel- und Gelenkschmerzen

Tab. 5.4 Mögliche Ursachen einer Gastroenteritis

Erreger	Meldepflichtige Krankheit (§6 ISG) und/oder meldepflichtiger Nachweis des Krankheitserregers (§7 ISG) (Stand 2023, kann sich aufgrund gesetzlicher Modifikationen ändern)?
Bakterielle Erreger	
Campylobacter	§7 IfSG
Shigellen	§7 IfSG
Salmonella enterica	§7 IfSG
E. coli	§7 IfSG
Salmonella typhi	§§6, 7 IfSG
Vibrio cholerae	§§6, 7 IfSG
Yersinien	§7 IfSG
Clostridioides difficile	§6 IfSG
Virale Ursachen	
Noroviren	§7 IfSG
Rotaviren	§7 IfSG
Adenoviren	§7 IfSG
Astroviren	–
Andere Erreger	
Giardia intestinalis	§7 IfSG
Amöben	–
Ascariasis lumbricoides	–
Trichinellen	§7 IfSG
Taenia	–
Kryptokokken (Erreger der opportunistischen gastrointestinalen Infektion bei HIV)	–

Maßnahmen

cABCDE

- Hygienemaßnahmen beachten (Handschuhe tragen, Händedesinfektion, Flächendesinfektion der Kontaktflächen, mit denen Patient*innen und deren Ausscheidungen in Berührung kamen, z.B. Türgriffe, Stühle, Toilette)
- Vorgehen nach cABCDE-Schema:
  - Vitalparameter prüfen (RR, Puls, SpO_2, AF, ggf. EKG)
  - Lagerung: eine Rolle unter die Knie legen oder Embryonalhaltung (Bauchdeckenentspannung)
  - i. v.-Zugang für isotone Vollelektrolytlösung

5.6 Appendizitis

Definition

Akute oder chronische Entzündung des Appendix vermiformis (Wurmfortsatz). Wird umgangssprachlich gerne fälschlicherweise als „Blinddarmentzündung“ bezeichnet.

Symptome

Normaler Temperaturunterschied zwischen Rektum und Achsel ca. 0,5 °C

- Beginnende, diffuse Schmerzen periumbilikal dann innerhalb einiger Stunden wandernder Schmerz in den rechten Unterbauch
- Teilweise Schmerz bei Beugung des rechten Beins oder „Erschütterungsschmerz“ beim Treppensteigen
- Übelkeit und Erbrechen
- Fieber mit dem typischen Temperaturunterschied von > 0,8 °C zwischen Rektum uns Achsel
- Schonhaltung
- Evtl. Ileus, Peritonitis, akutes Abdomen

Diagnostik

Tipp: Sowohl in der Praxis als auch in der Prüfung werden alle Zeichen und Tests durchgeführt bzw. abgefragt!

INFO

Da man generell und insbesondere bei Schmerzen im Abdomen immer von der schmerzentferntesten Stelle bzw. mit den komplikationslosesten Untersuchungen beginnt, ist die folgende Reihenfolge ein chronologischer Vorschlag.

- Psoas-Zeichen: Schmerzen im rechten Unterbauch durch Anheben des rechten Beins gegen Widerstand (➤ Abb. 5.6a)
- Baldwin-Zeichen (➤ Abb. 5.6b)
- Rovsing-Zeichen (➤ Abb. 5.7a)
- Douglas-Zeichen: Digitale rektale Untersuchung provoziert Schmerz (➤ Abb. 5.7b).
- Temperaturdifferenz: rektal, axial mehr als 0,8 °C
- Kontralateraler Loslassschmerz bzw. Blumberg-Zeichen (➤ Abb. 5.8)
- Lanz-Punkt (➤ Abb. 5.8)
- McBurney-Zeichen (➤ Abb. 5.8)

CAVE

Bei den Punkten direkt im Bereich des Appendix (v. a. Lanz und McBurney) sollte nur sehr sanft und vorsichtig palpiert werden.

cABCDE

Maßnahmen

- Vorgehen nach cABCDE-Schema:
  - Patient*in beruhigen
  - Lagerung (je nach Patientenwunsch) vorzugsweise mit Knierolle oder in Embryonalstellung
  - Vitalparameter prüfen (RR, Puls, SpO_2, AF, ggf. EKG) und alle 3–5 Min. kontrollieren
  - i. v.-Zugang NaCl 0,9 %

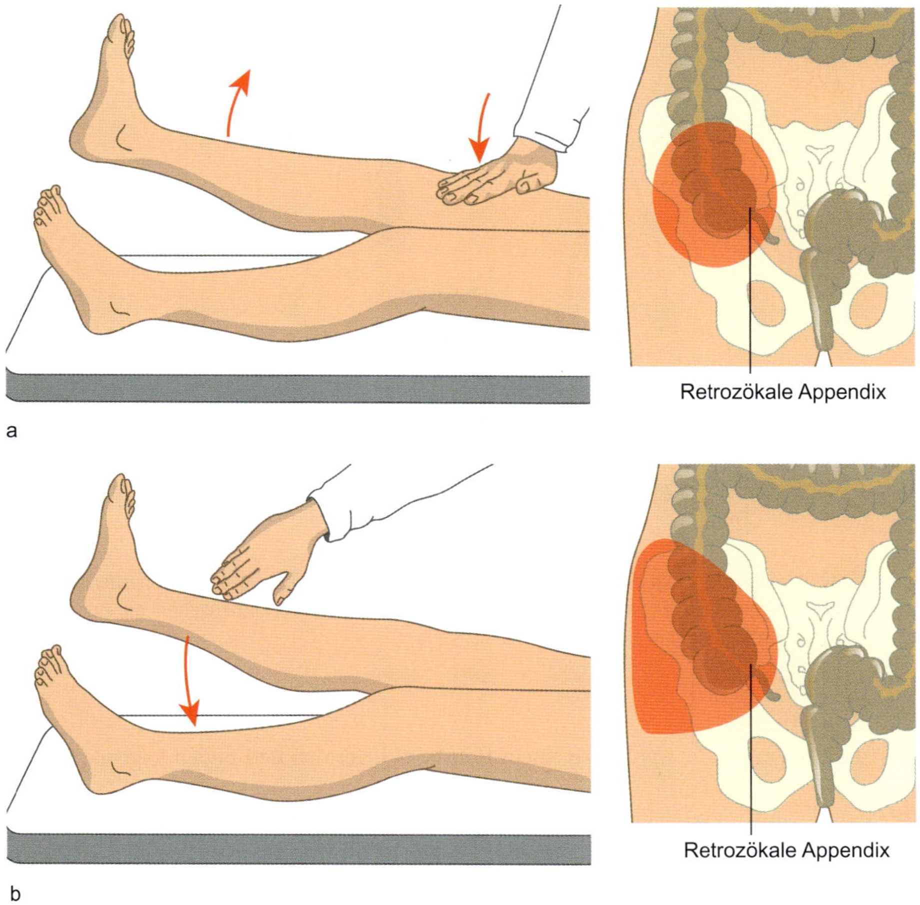

Abb. 5.6 Psoas-Zeichen (a) und Baldwin-Zeichen (b) [L138]

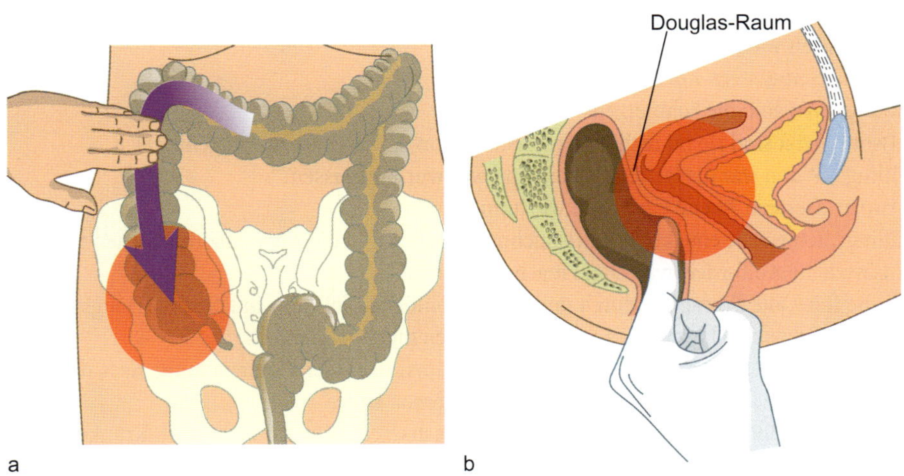

Abb. 5.7 Rovsing-Zeichen (a) und Douglas-Schmerz (b) [L138]

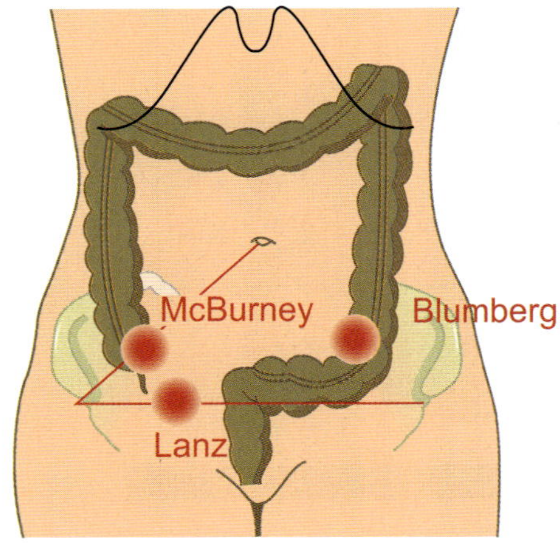

Abb. 5.8 Blumberg-Zeichen, Lanz-Punkt, McBurney-Zeichen [L190]

CAVE

Sollten Patient*innen akut über eine Schmerzbesserung berichten, ist wie bei allen Abdominalerkankungen äußerste Vorsicht angezeigt. Es ist von einer Ruptur des betroffenen Organs auszugehen, die einen absoluten Notfall mit Verdacht auf ein akutes Abdomen darstellt.

Prüfungsfragen

Prüfungsfragen

Amtsärztliche Frage: „Sie werden zu einem Hausbesuch gerufen und finden folgende Situation vor:
Mädchen, 15 Jahre, in seitliche Stellung im Jugendzimmer im Bett liegend. Der Vater gab telefonisch an, dass die Tochter Bauchschmerzen habe. Wie ist Ihr weiteres Vorgehen?"

Lösungsansatz

Prüfling: „Ich stelle mich kurz vor und mache eine Kurzanamnese. Wie sind die Schmerzen auf einer Skala von 0–10?"
Antwort: „8."
Prüfling: „Seit wann bestehen die Schmerzen?"
Antwort: „Seit gestern Abend."
Prüfling: „Wo sind die Schmerzen?"
Antwort: „Jetzt sind sie im rechten Unterbauch, vorher waren sie im Magenbereich."
Prüfling: „Wann war die letzte Mahlzeit und was wurde gegessen?"
Antwort: „Gestern Abend ein Müsli, wie immer."
Prüfling: „Ich würde eine kurze Untersuchung machen und die Appendizitis-Zeichen testen."
Amtsärztliche Aufforderung: „Dann machen Sie mal."
Prüfling führt alle Testungen durch und alle Appendizitis-Zeichen sind positiv (Douglas-Zeichen war aufgrund vom Schamverhalten der 15-Jährigen nicht möglich).
Amtsärztliche Anmerkung: „Der Vater erzählt Ihnen nach der Untersuchung, dass die Tochter vor 7 Jahren den Blinddarm schon entfernt bekommen habe."
Dem Prüfling fällt sein Fehler auf, dass er anamnestisch im Vorfeld nicht nach Krankenhausaufenthalten bzw. Operationen gefragt hatte. Er erläutert, dass man differenzialdiagnostisch auch an andere Ursachen von Schmerzen im rechten Unterbauch denken müsse.
Amtsärztliche Frage: „Bitte nennen Sie mir sieben Differenzialdiagnosen im rechten Unterbauch mit der jeweiligen Ausschluss- oder Bestätigungsdiagnose."
Prüfling: „Kein Problem. ➤ Tab. 5.5."
Der/die Prüfer/Prüferin: ist zufrieden, obwohl in der Aufregung der anamnestische Fehler passiert ist.

Tab. 5.5 Differenzialdiagnosen der Appendizitis

Differenzialdiagnose	Wichtigster Ausschluss Wichtigste Bestätigungsfrage
Morbus Crohn	• Altersgipfel: 15–35 • 5–10 Durchfälle am Tag • Analfisteln
Colitis ulcerosa	• Altersgipfel: 20–35 Jahre und 60–80 Jahre • 15–30 blutig schleimige Durchfälle am Tag
Invagination	• Altersuntypisch, Altersgipfel: 3 und 24 Monate • Perakuter Abdominalschmerz • Schleimig-blutiger Stuhl
Akute Cholezystitis	• Altersgipfel: Erwachsene • Schmerz bleibt in rechtem Oberbauch • Ausstrahlung in rechtes Schulterblatt
Ureterstein	• Altersgipfel: Erwachsene • Wellenförmige Schmerzen
Adnexitis	• Sexualanamnese meist positiv • Altersgipfel: 14–45 Jahre • Vaginale Untersuchung: Portioschiebeschmerz
Extrauteringravidität	• Sexualanamnese positiv • Schwangerschaftstest durchführen
Stielgedrehte Ovarialzyste	• Sehr plötzlicher, heftiger Beginn • Evtl. nach sportlicher Betätigung • Schmierblutungen

5

5.7 Divertikulitis

Definition

Entzündung eines Divertikels und des umgebenden Gewebes. Meist handelt es sich um Sigma-Divertikel, die sich entzünden (➤ Abb. 5.9).

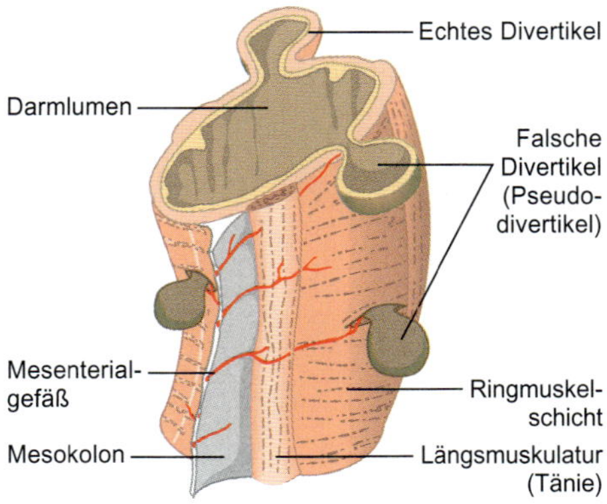

Abb. 5.9 Echte und falsche Kolondivertikel. Bei den echten Divertikeln stülpt sich die gesamte Darmwand aus, bei den falschen Dickdarm-Divertikulose-Divertikeln nur Mukosa und Submukosa. Besonders schwach ist die Darmwand an den Eintrittsstellen von Blutgefäßen. Bei einer Divertikulitis entzünden sich die Divertikel. [L138]

Ursachen und Risikofaktoren

- Ursachen für Divertikel:
  - Hohes Lebensalter und Bindegewebsschwäche
  - Adipositas
  - Bewegungsmangel
  - Ballaststoffarme, fette Ernährung
  - Chronische Obstipationen
  - Rauchen (bis zu 30-fach erhöhtes Risiko)
- Entstehung der Divertikulitis:
  - Drucknekrosen meist durch Kotsteine
  - Verlegung eines oder mehrerer Divertikel

Symptome

- Akute Bauchschmerzen, meist im linken Unterbauch „Linksseitenappendizitis"
- Fieber
- Übelkeit, Erbrechen
- Stuhlveränderungen (Obstipationen, Diarrhö)
- Evtl. Perforation, Penetration oder Abszessbildung → Peritonitis, akutes Abdomen

cABCDE

Maßnahmen

- Vorgehen nach cABCDE-Schema:
  - Vitalparameter prüfen (RR, Puls, SpO_2, AF, ggf. EKG) und alle 3–5 Min. kontrollieren
  - i. v.-Infusion (NaCl 0,9 %), Schockprophylaxe
  - Lagerung: eine Rolle unter die Knie legen oder Embryonalhaltung (Bauchdeckenentspannung)
  - Sauerstoffgabe (je nach Pulsoxymeterangabe): Zielwert 95 %
  - Palpation, evtl. tastbare Darmwalze
  - Labor: erhöhtes CRP, Leukozyten
  - Darmspiegelung

Prüfungsfragen

Prüfungsfragen

Amtsärztliche Frage: „Wie wird bei V.a. auf Divertikulitis in der Klinik weiter vorgegangen?"

Lösungsansatz

Prüfling: „Je nach Schweregrad (➤ Abb. 5.10)."

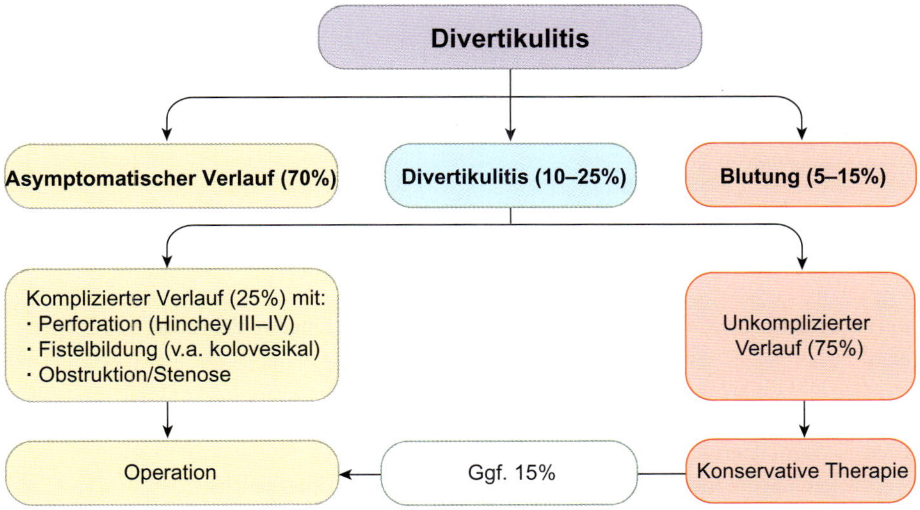

Abb. 5.10 Vorgehen bei Divertikulitis in der Klinik [L136/L138]

5.8 Hernien

Definition

Hernien sind Verlagerungen von Eingeweiden durch eine muskuläre Lücke bzw. Schwachstelle. Unterschieden werden innere und äußere Hernien:

- **Innere Hernien:** Bruchinhalt verlagert sich innerhalb der Abdomenhöhle. Sie sind meist nicht von außen sichtbar.
- **Äußere Hernien:** Bruchinhalt verlagert sich aus der Bauchhöhle heraus (➤ Abb. 5.11).

CAVE

Je kleiner die Bruchpforte, desto höher ist das Risiko, dass der Eingeweidebruch einklemmt (inkarzeriert) und sich entzündet. Schlimmstenfalls kann das Gewebe nekrotisieren.

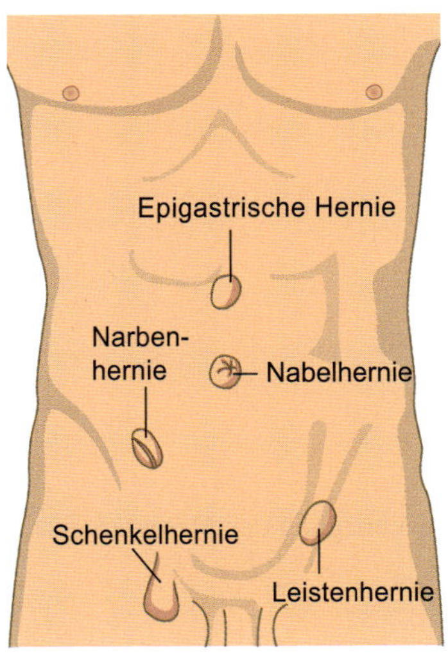

Abb. 5.11 Äußere Hernien [L138]

Ursachen und Risikofaktoren

- Höheres Lebensalter, Bindegewebsschwäche
- Narben
- Intraabdominelle Druckerhöhung, z. B. Adipositas, schweres Heben, chronischer Husten oder Schwangerschaft

Symptome

- Bei äußeren Hernien: sichtbare Schwellung im Bereich des Eingeweidebruchs, z. B. Leistenband
- Druckgefühl bis Schmerz im Bereich des Eingeweidebruchs
- Verschlechterung durch Husten
- Leisten-/Skrotalhernie:
  - Druckgefühl bis Schmerz im Bereich des rechten/linken Unterbauchs
  - Ausstrahlung in Hodensack oder Schamlippen
- Axiale Hernie:
  - Reflux, v. a. beim Vornüberbeugen

5

MERKE

Symptome der Inkarzeration und Entzündung

- Rötung
- Überwärmung
- Zunehmende Schmerzen
- Evtl. Obstipationen, Ileus
- Evtl. Peritonitis, akutes Abdomen

cABCDE

Maßnahmen

CAVE

Bei Inkarzeration oder Entzündung darf kein Repositionsversuch unternommen werden!

Bei inkarzerierten Hernien liegt die Letalität im Falle der äußeren Hernie bei bis zu 20 %, bei inneren Hernien bei bis zu 80 %.

- Vorgehen nach cABCDE-Schema:
  - Vitalparameter prüfen (RR, Puls, SpO_2, AF, ggf. EKG) und alle 3–5 Min. kontrollieren
  - i. v.-Infusion (NaCl 0,9 %), Schockprophylaxe
  - Repositionsversuch
- Klinikeinweisung bei:
  - Starken Schmerzen
  - Inkarzerationsverdacht
  - Ileus, akutem Abdomen

5.9 Mesenterialinfarkt

Definition

Meist atherosklerotisch bedingte Verlegung der Mesenterialarterie mit Nekrotisierung des versorgten Darmabschnitts.

Einteilung

- Akuter Mesenterialinfarkt (akute viszerale Ischämie [AVI]): meist plötzlicher Verschluss der zuführenden Gefäße (häufig bei Herzrhythmusstörungen)
- Chronischer Mesenterialinfarkt (chronisch viszerale Ischämie [CVI]): meist langsame Stenoseentwicklung mit Symptomen der Angina abdominalis

Angina abdominalis

Durch Einengung der Mesenterialgefäße – meist Arteriosklerose-bedingt – kommt es zu einer Ischämie des betroffenen Mesenterialareals und dadurch zu rezidivierenden, dumpfen Bauchschmerzen typischen im Anschluss an die Nahrungsaufnahme.

Symptome

Der lebensbedrohliche, akute Mesenterialinfarkt durchläuft drei Stadien:
- Initialstadium (bis 6 Std.):
  - Heftige, krampfartige, diffuse Schmerzen periumbilikal
  - Übelkeit, Erbrechen
  - Durchfall, teils blutig
  - Hoch oder niedrig gestellte Peristaltik
  - Meist ohne Abwehrspannung
- Latenzstadium (6 Std.): Hier kommt es zur Nekrotisierung.
  - Nachlassen des Schmerzes über mehrere Stunden, „fauler Frieden“
  - Abnahme der Peristaltikfrequenz
  - Zustand verschlechtert sich weiter.
- Spätstadium (nach 12 Std.): irreversible Darmnekrose
  - Paralytischer Ileus
  - Akutes Abdomen infolge Durchwanderungsperitonitis
  - Schocksymptomatik bis hin zum Tod

5

Maßnahmen

cABCDE

- Vorgehen nach cABCDE-Schema:
  - Vitalparameter prüfen (RR, Puls, SpO_2, AF, ggf. EKG) und alle 3–5 Min. kontrollieren
  - i. v.-Infusion (NaCl 0,9 %), Schockprophylaxe
  - Lagerung: eine Rolle unter die Knie legen oder Embryonalhaltung (Bauchdeckenentspannung)

Prüfungsfragen

Prüfungsfragen

Amtsärztliche Frage: „Was wird in der Klinik bei einem akuten Mesenterialinfarkt weiter gemacht?“

Lösungsansatz

- **Intensivmedizinische Therapie:**
  - Flüssigkeitssubstitution zur Stabilisierung der Hämodynamik
  - Antikoagulation (Hemmung der Blutgerinnung)
  - Antibiotische Therapie
- **Chirurgische Therapie (transfemoral über A. femoralis):**
  - Lokale Fibrinolyse (Fibrinspaltung)
  - Stent-PTA (perkutane transluminale Angioplastie)
  - Evtl. Bypass
  - Chirurgische Therapie bei nicht erfolgreicher interventioneller Therapie oder bereits vorliegender Darmnekrose (Darmresektion mit ggf. Stomaanlage)

5.10 Aneurysmaruptur

Definition

Aussackung eines Gefäßes oder der Herzwand.

Typische Lokalisationen von Aneurysmen

- Aorta:
  - > 3 cm: abdominell
  - > 4 cm: thorakal
- Hirn:
  - Arterien der Hirnbasis oder an Zweigstellen
- Extremitäten:
  - A. poplitea
  - A. femoralis
- Kardial:
  - Herzwand
  - Koronarien

Aneurysma-Formen

➤ Tab. 5.6, ➤ Abb. 5.12

Symptome

Die Symptome hängen von der Lokalisation des Aneurysmas ab.

- Hirnaneurysma:
  - Plötzlich einsetzende, stärkste Kopfschmerzen
  - Übelkeit, Erbrechen
  - Nackensteifigkeit (Meningismus)
  - Benommenheit bis Bewusstlosigkeit bzw. Koma
- Thorakales Aneurysma:
  - Brustschmerzen: klassischerweise zwischen die Schulterblätter ausstrahlend

Tab. 5.6 Aneurysma-Formen

	A. verum	A. dissecans	A. spurium
Begriffserklärung	Echtes Aneurysma (lat.: verum)	Folge einer Aortendissektion (lat.: dissecans = zerschneiden)	Unechtes Aneurysma (lat.: spurium)
Pathophysiologie	Aussackung aller drei Gefäßwände	Einriss der Intima mit Einblutung	Perforation der Gefäßwand mit Blutung in das umliegende Gewebe
Ätiologie	Meist erworben durch Atherosklerose	Meist erworben durch Atherosklerose, stumpfes Trauma oder Bindegewebsanomalien	Iatrogen; traumatisch, infektiös
Therapie	Lageabhängig: • Zerebral: Coiling • Aorta: Prothese oder Stents	• Operativer Gefäßersatz • Stent-Platzierung	• Konservativ • Operatives Ausräumen

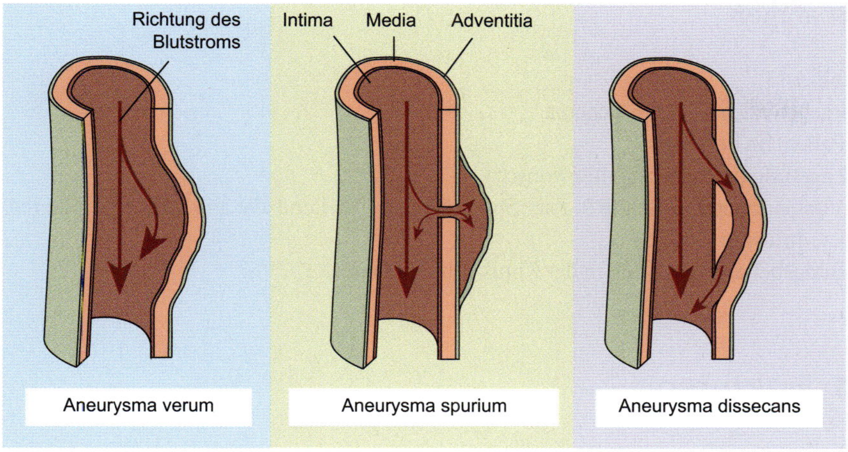

Abb. 5.12 Aneurysma-Formen [L115]

  - Husten
  - Atemnot mit Stridor
  - Heiserkeit und Schluckstörungen
- Abdominelles Aneurysma:
  - Rücken-, Bauchschmerzen
  - Ausstrahlung in die Leisten

CAVE

Bei einer plötzlichen Ruptur der Aorta tritt ein plötzlicher Schmerz (teils Vernichtungsschmerz) in dem betroffenen Bereich auf. Die Ruptur führt zu einer Massenblutung mit sehr schwerem Verlauf (Schock/Kreislaufstillstand)!

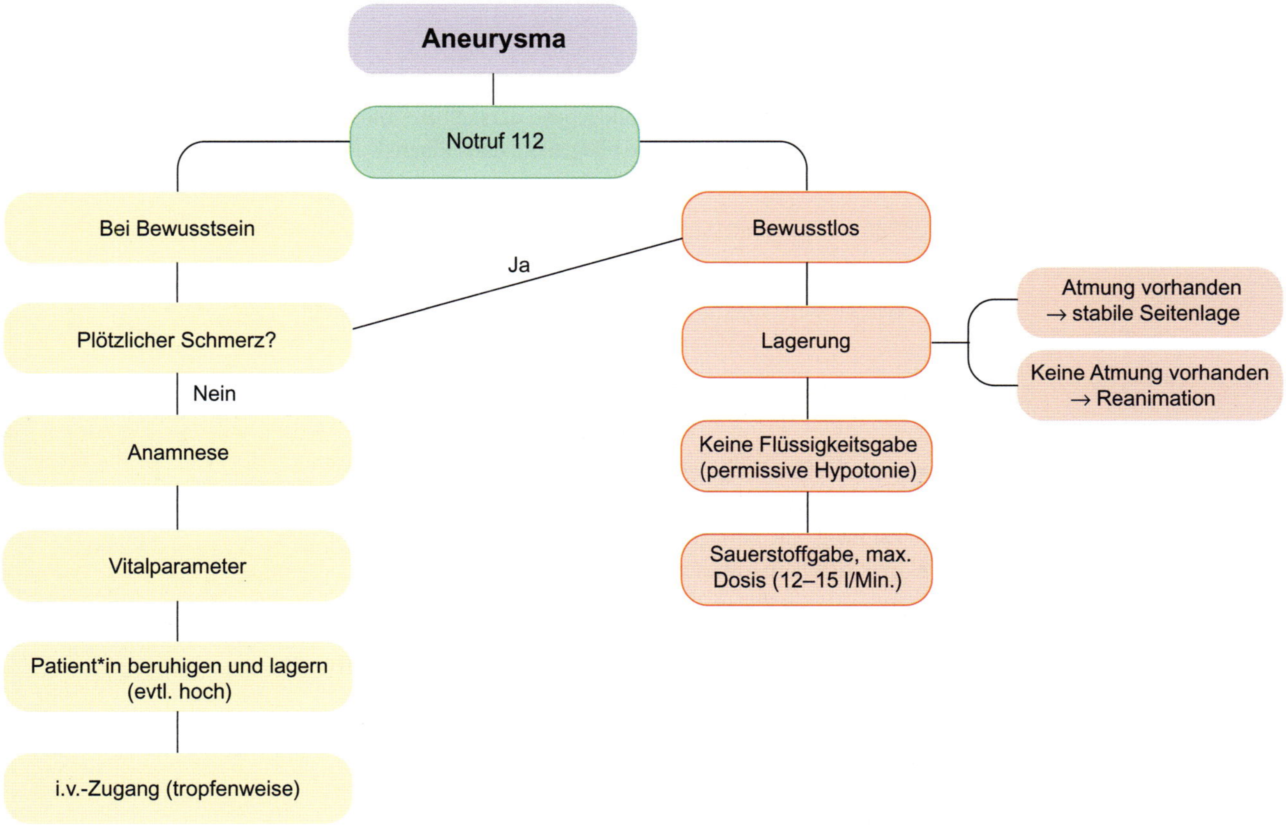

Abb. 5.13 Maßnahmen bei Aneurysma [P1306/L138]

cABCDE

Maßnahmen

➤ Abb. 5.13

- Vorgehen nach cABCDE-Schema:
  - Patient*in beruhigen
  - Lagerung (je nach Patientenwunsch)
  - Vitalparameter prüfen (RR, Puls, SpO_2, AF, ggf. EKG) und alle 3–5 Min. kontrollieren
  - i. v.-Infusion (NaCl)
  - Bildgebendes Verfahren in der Klinik (Sonografie/MRT/CT)

5.11 Frakturen

Definition

Komplette oder inkomplette Kontinuitätsunterbrechung des Knochengewebes.

Einteilungsmöglichkeiten

Nach Ursache

- Traumatische Fraktur: Fraktur durch direkte Gewalteinwirkung (z. B. Schlag, Sturz)
- Pathologische Fraktur: Spontanfraktur bei vorgeschädigtem Knochen (z. B. Osteoporose, Knochentumore, -metastasen)
- Ermüdungsfraktur: aufgrund übermäßiger Dauerbelastung („Marschfraktur")

Nach Art

- Einfache Fraktur: Spiralfraktur, Schrägfraktur, Querfraktur
- Mehrfragmentfraktur: 3–6 bildgebend darstellbare Knochenfragmente
- Trümmerfraktur: mehr als 6 bildgebend darstellbare Knochenfragmente

Offen vs. geschlossen

- Offene Fraktur: Durchspießung oder Durchtrennung der Haut (➤ Abb. 5.14)
- Geschlossene Fraktur: Fraktur mit intakter, unverletzter Haut

Sichere Frakturzeichen

- Achsenfehlstellung des Knochens
- Krepitation („Reibegeräusche")
- Pathologische Beweglichkeit
- Evtl. sichtbare Knochenfragmente

Unsichere Frakturzeichen bzw. weitere Symptome

- Schmerzen
- Schwellung
- Eingeschränkte Funktion
- Hämatome

Grad I	Grad II	Grad III	Grad IV

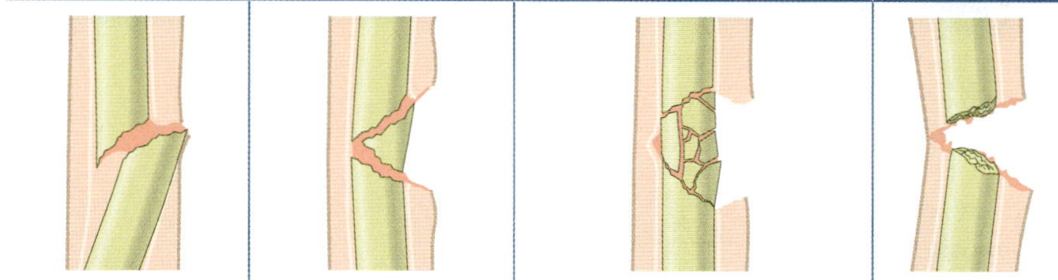

Grad I	Grad II	Grad III	Grad IV
Durchspießung der Haut von innen nach außen bei minimaler Weichteilverletzung	Verletzung der Haut von außen nach innen bei geringer Weichteilverletzung	Ausgedehnte Eröffnung der Fraktur mit schweren Weichteilschädigungen, meist mit Gefäß- und Nervenschäden sowie Knochenfragmentierung	(Sub-)Totale Amputation

Abb. 5.14 Offene Fraktur [L190]

Fraktur	Möglicher Blutverlust
Oberarm	100 - 800 ml
Unterarm	50 - 400 ml
Beckenfraktur	500 - 5.000 ml
Oberschenkel	300 - 2.000 ml
Unterschenkel	100 - 1.000 ml

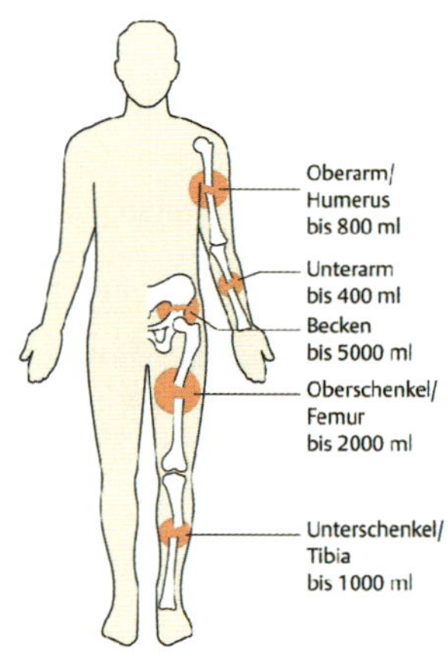

Abb. 5.15 Blutverlust bei unterschiedlich lokalisierten Frakturen [P1306]

Komplikationen

CAVE

Bei einer Fraktur kann es zum lebensgefährlichen Blutverlust kommen (➤ Abb. 5.15)!

Maßnahmen

cABCDE

➤ Abb. 5.16

- Vorgehen nach cABCDE-Schema:
  - Patient*in beruhigen
  - Kritische (stark blutende) Wunden versorgen
  - Schocklagerung (je nach Patientenwunsch)
  - Vitalparameter prüfen (RR, Puls, SpO_2, AF, ggf. EKG) und alle 3–5 Min. kontrollieren
  - i. v.-Zugang und ggf. schnelle Flüssigkeitsgabe
- Ggf. Sauerstoffgabe 1–2 l/Min. über Nasensonde
- Prüfung DMS (Durchblutung, Motorik, Sensibilität)

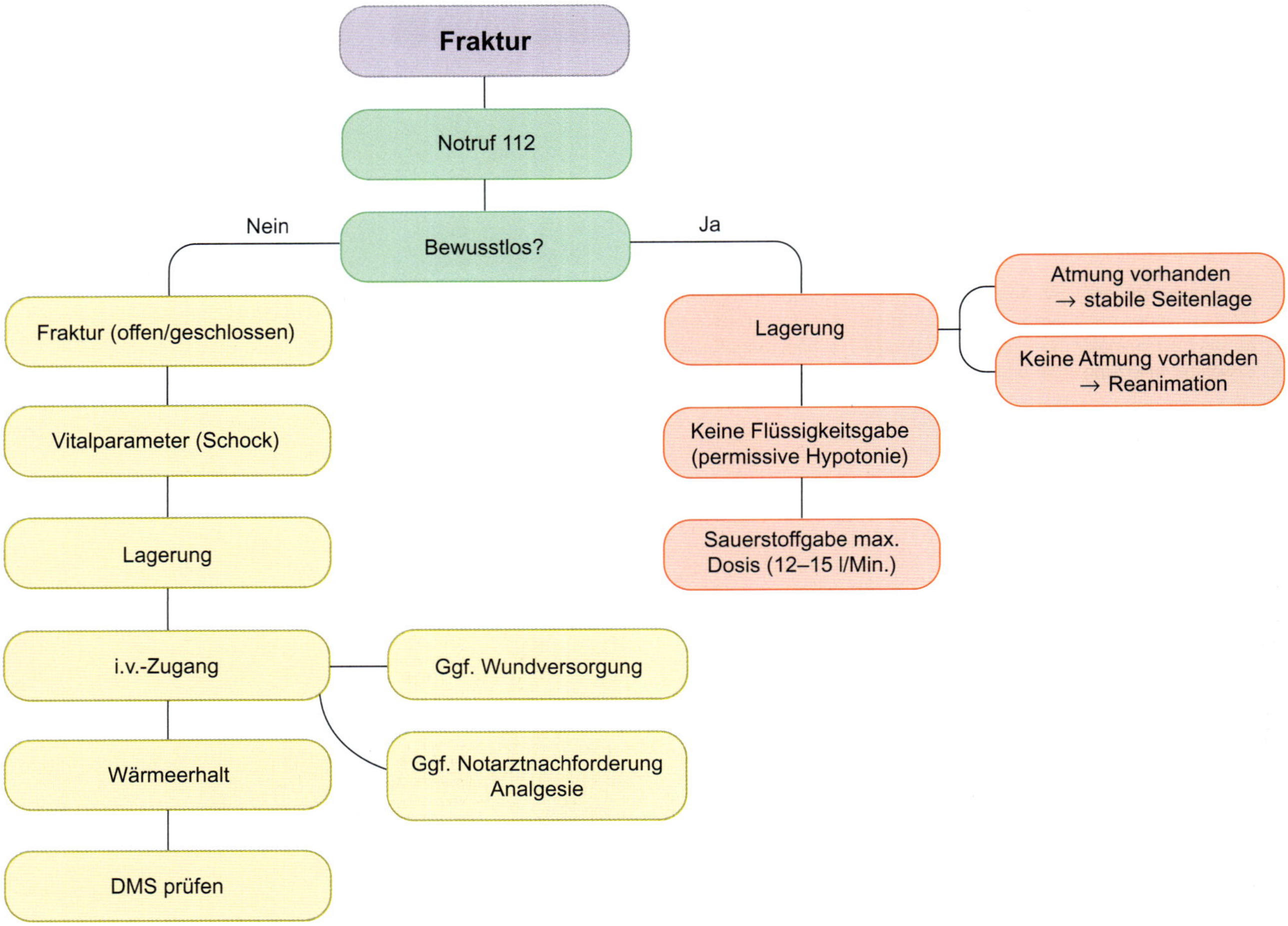

Abb. 5.16 Maßnahmen bei Fraktur [P1306/L138]

Prüfungsfragen

Prüfungsfragen

Amtsärztliche Frage: „Wie wird eine Fraktur in der Klinik weiter behandelt?"

Lösungsansatz

- Klinische Untersuchung
- Bildgebendes Verfahren: Röntgen in 2 Ebenen, ggf. CT
- Therapie: Gipsverband und/oder Schiene
- Bei schweren/komplizierten Brüchen operative Osteosyntheseverfahren (➤ Abb. 5.17), z.B. ein Plattenosteosynthese oder sogar ein Fixateur externe

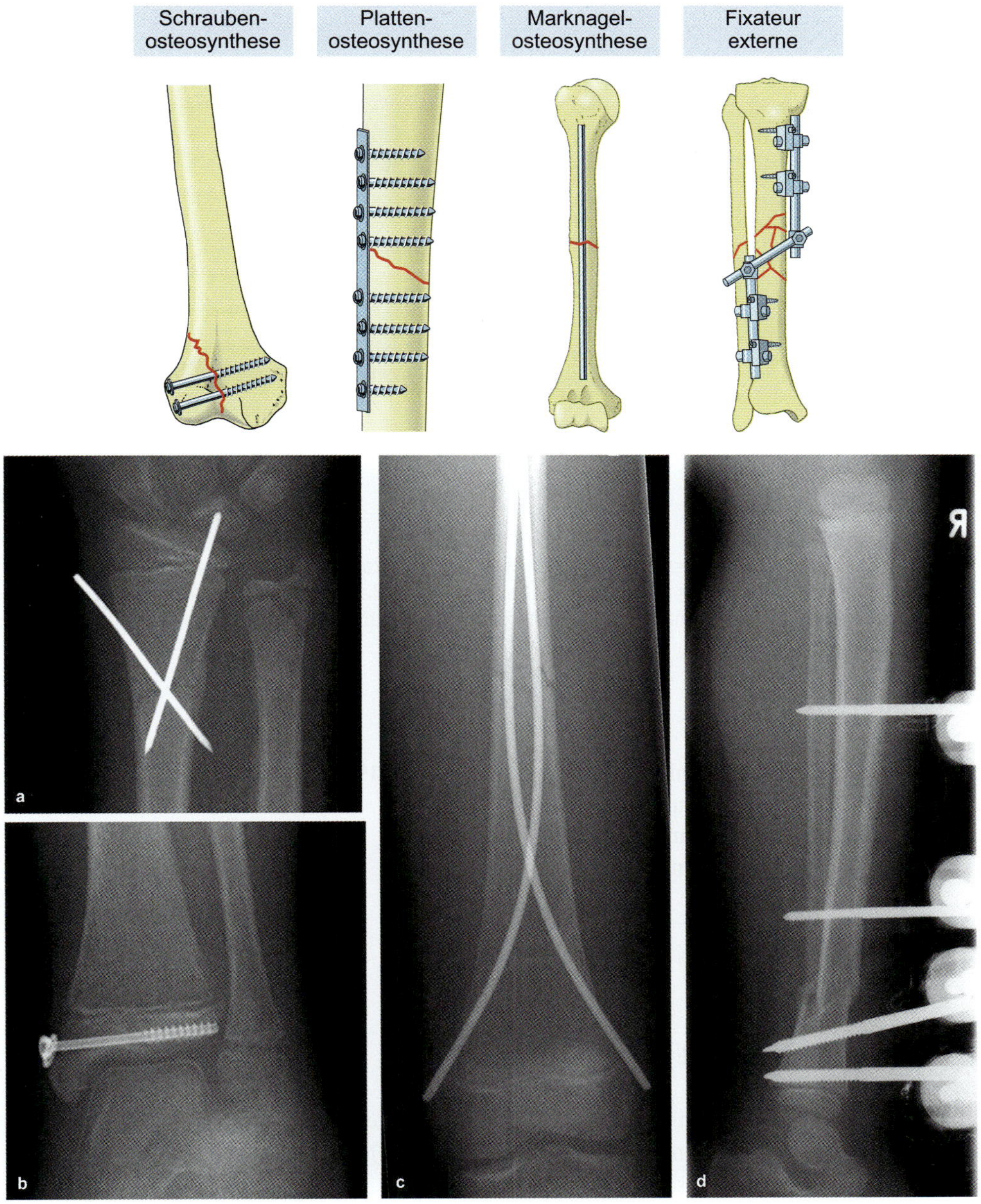

Abb. 5.17 Verschiedene Osteosyntheseverfahren als Schemazeichnung (oben) und im Röntgenbild (unten). [Zeichnung: L190, Röntgenbilder: G879]

5.11.1 Oberschenkelhalsfraktur

Definition

Verletzung des Oberschenkels, bei der der Oberschenkelknochen am Schenkelhals bricht. Die Oberschenkelhalsfraktur tritt bei älteren Damen bzw. bei Patient*innen mit Osteoporose gehäuft auf.

Einteilung

➢ Abb. 5.18

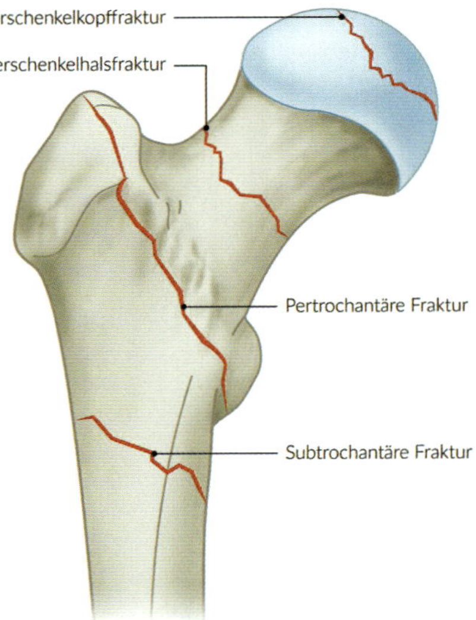

Abb. 5.18 Mediale Fraktur: Der Bruch erfolgt innerhalb der Gelenkkapsel. Laterale Fraktur: Der Bruch erfolgt im Bereich des Oberschenkelhalses außerhalb der Gelenkkapsel. Pertrochantäre Fraktur: Die Fraktur erfolgt im Bereich des großen und kleinen Trochanter. Subtrochantäre Fraktur: Der Bruch befindet sich unterhalb des Trochanters im Bereich des Femur. [G1225]

Symptome

- Außenrotation und Beinlängenverkürzung (➤ Abb. 5.19)
- Druckschmerz über dem Trochanter major
- Ruheschmerz in Hüft- und Leistengegend
- Bewegungseinschränkung

cABCDE

Maßnahmen

➤ Abb. 5.16

- Vorgehen nach cABCDE-Schema:
  - Patient*in beruhigen
  - Lagerung (je nach Patientenwunsch), jedoch am besten nicht bewegen
  - Vitalparameter prüfen (RR, Puls, SpO_2, AF, ggf. EKG) und alle 3–5 Min. kontrollieren
  - i. v.-Zugang und ggf. schnelle Flüssigkeitsgabe
  - Ggf. Sauerstoffgabe 1–2 l/Min. über Nasensonde, Zielwert 95 %
  - Prüfung DMS (Durchblutung, Motorik, Sensibilität)

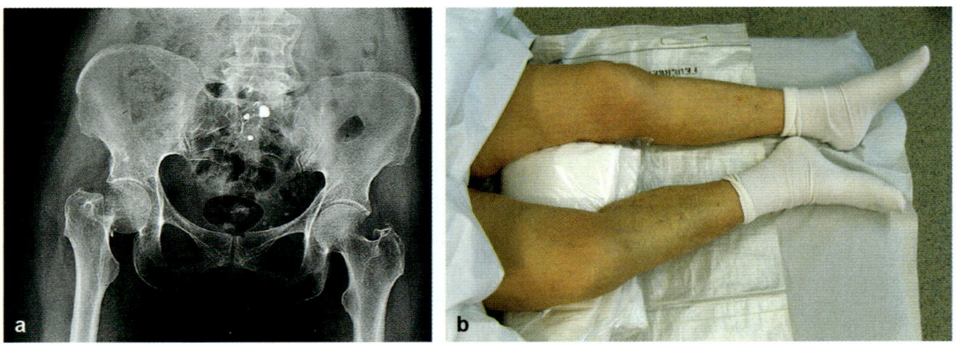

Abb. 5.19 Oberschenkelhalsfraktur. a) Mediale Schenkelhalsfraktur rechts mit typischer Dislokation. b) Klinisches Bild: Das rechte Bein ist verkürzt und außenrotiert. [M332]

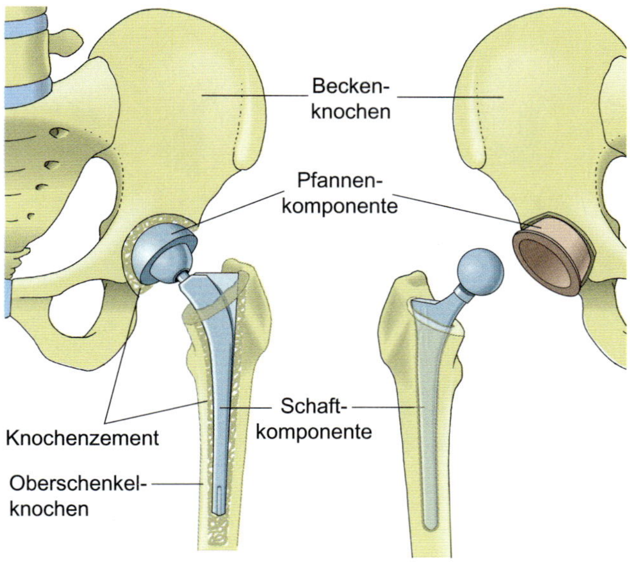

Abb. 5.20 Hüfttotalendoprothese [L190]

Prüfungsfragen

Prüfungsfragen

Amtsärtzliche Frage: „Wie wird eine Oberschenkelhalsfraktur im Krankenhaus behandelt?"

Lösungsansatz

Meist wird bei älteren Patient*innen eine Totalendoprothese (TEP) durchgeführt (➤ Abb. 5.20). Diese sollte innerhalb von 6–24 Std. nach dem Bruch durchgeführt werden. Ansonsten besteht die Gefahr, dass Blutgefäße verletzt werden und die Nährstoffversorgung des Schenkelhalsknochens und Hüftkopfes unterbrochen wird. Die Folge wäre die Hüftkopfnekrose.

5.11.2 Beckenringfraktur

Definition

Fraktur im Bereich des Beckens, die die Struktur des Beckengürtels unterbricht.

Einteilung

➤ Abb. 5.21

Symptome

- Starke Schmerzen im Frakturbereich
- Bewegungseinschränkung im Hüftgelenk
- Evtl. Beckenschiefstand und Beinlängendifferenz
- Hämatome im Perineal (Damm)- und Inguinalbereich
- Störungen der Durchblutung, Motorik und Sensibilität im Beckenbereich
- Blutungen aus dem After oder/und den Urogenitalorganen
- Ggf. hämorrhagischer Schock

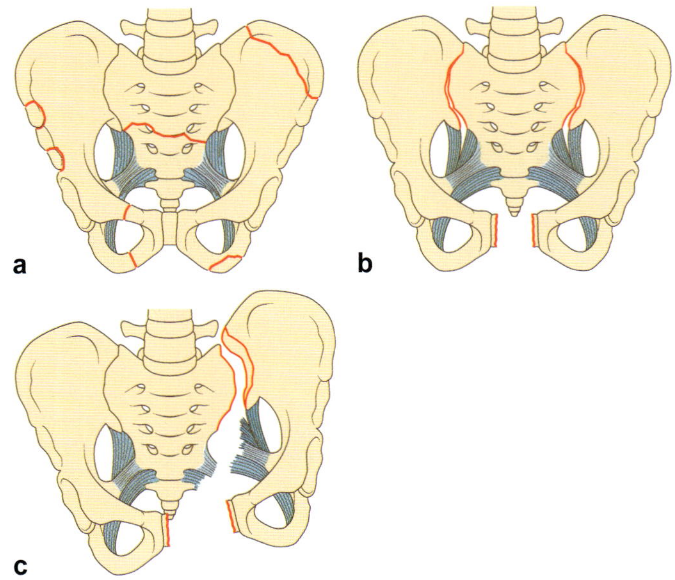

Abb. 5.21 Beckenringfrakturen nach Art der Krafteinwirkung: a) Laterale Kompression, b) anterior-posteriore Kompression, c) vertikale Abscherung. [L234]

cABCDE

Maßnahmen

- Vorgehen nach cABCDE-Schema:
  - Patient*in beruhigen
  - Lagerung (am besten nicht bewegen)
  - Vitalparameter prüfen (RR, Puls, SpO_2, AF, ggf. EKG) und alle 3–5 Min. kontrollieren
  - i. v.-Zugang
  - Ggf. Sauerstoffgabe 1–2 l/Min. über Nasensonde, Zielwert 95 %
  - Prüfung DMS (Durchblutung, Motorik, Sensibilität)
  - Ggf. Notarztnachforderung zur Analgesie

5.11.3 Wirbelkörperfraktur

Definition

Fraktur eines Wirbelkörpers. Meist tritt diese in Folge eines Traumas, z. B. Sturz, auf. Möglich ist diese auch bei Osteoporose oder Metastasen in Form einer Spontanfraktur.

Einteilung

➢ Abb. 5.22

Symptome (je nach Lokalisation)

- Schmerzen (evtl. ausstrahlender Schmerz)
- Kopfschmerz bei HWS-Verletzung
- Paravertebrale Hämatome
- Sensibilitätsstörungen, Taubheitsgefühle
- Paresen
- Verminderte bis aufgehobene Muskeleigenreflexe des betroffenen Dermatoms
- Querschnittsymptome (spinaler Schock)

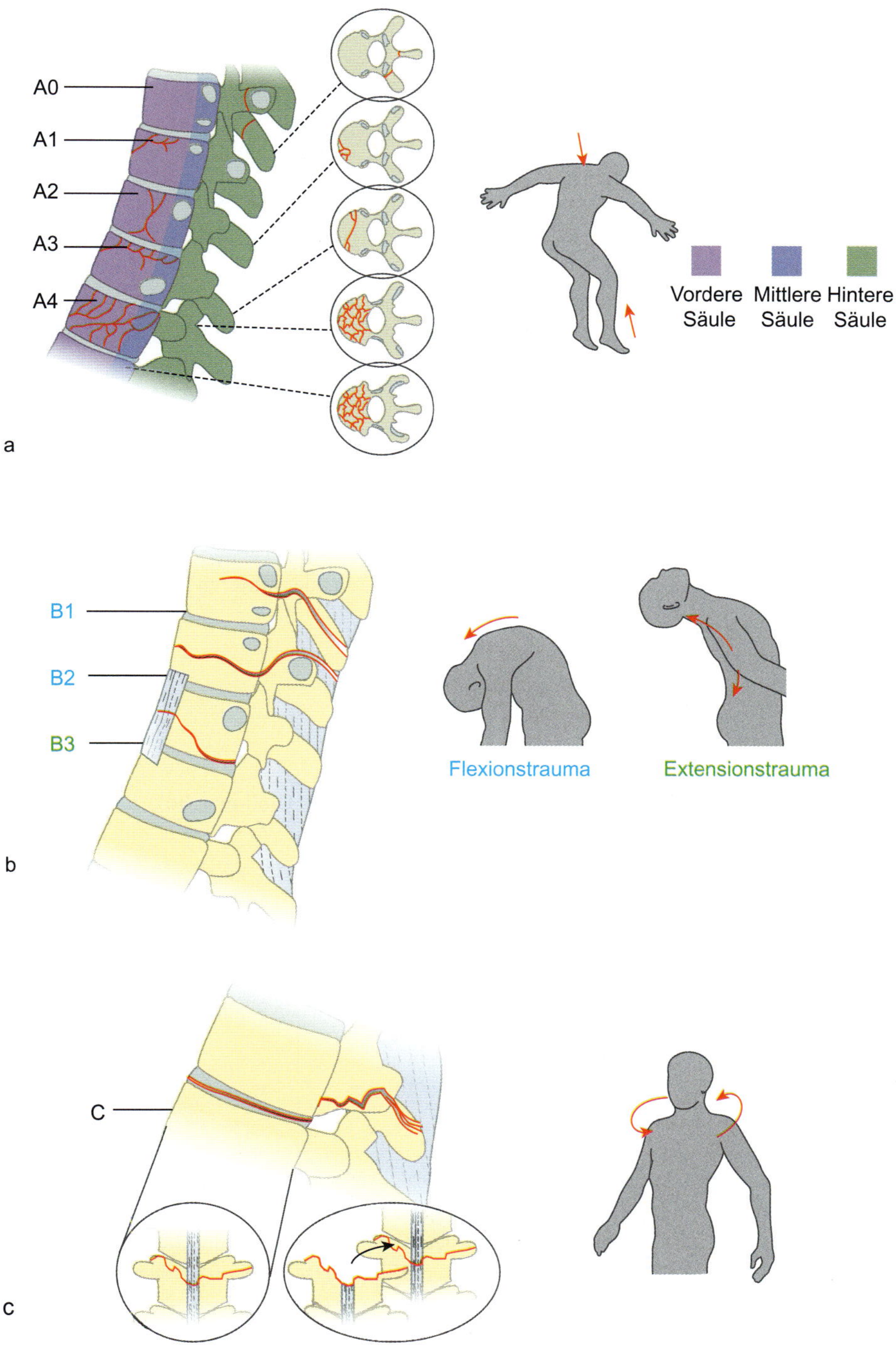

Abb. 5.22 Arten der Wirbelkörperfrakturen: a) Kompressionsverletzung, b) Distraktionsverletzung, c) Translationsverletzung [L138]

INFO

Spinaler Schock

- Schlaffe Lähmung (Para-/Tetraplegie)
- Sensibilitätsausfall
- Areflexie
- Je nach Segment:
  - Atemlähmung
  - Blasen- und Mastdarmlähmung

cABCDE

Maßnahmen

CAVE
Patient*in nicht bewegen lassen oder selbst bewegen. Gefahr eines Querschnitts!

- Vorgehen nach cABCDE-Schema:
  - Patient*in beruhigen
  - Vitalparameter prüfen (RR, Puls, SpO_2, AF, ggf. EKG) und alle 3–5 Min. kontrollieren
  - i. v.-Zugang
  - Ggf. Sauerstoffgabe 1–2 l/Min. über Nasensonde, Zielwert 95 %
  - Prüfung DMS (Durchblutung, Motorik, Sensibilität)
  - Ggf. Notarztnachforderung zur Analgesie

Schädel-Hirn-Trauma ➢ Kap. 4.4

5.11.4 Schädelbasisfraktur

Definition

Verletzung der knöchernen Struktur der vorderen, mittleren oder hinteren Schädelgrube.

Symptome

Tipp: Abgrenzung eines einfachen Schnupfens zu einer Liquorrhö: BZ-Messung mit auslaufendem Exsudat durchführen. Liquor ist zuckerhaltig (ca. 40 mg/dl), Schnupfensekret nicht.

- Kopfschmerzen
- Brillenhämatom (typisch) (➢ Abb. 5.23)
- Ausfluss von Liquor aus Ohr und/oder Nase (Rhinoliquorrhö, Otoliquorrhö)
- Schwindel bis Bewusstseinseintrübung
- Labyrinthausfall mit Taubheit und Schwindel
- (Spontan-) Nystagmus
- Fazialisparese

cABCDE

Maßnahmen

- Vorgehen nach cABCDE-Schema:
  - Patient*in beruhigen
  - Lagerung Oberkörper leicht erhöht, ca. 30–45°
  - Wundversorgung (sterile Wundauflage, ggf. Druckverband)
  - Vitalparameter prüfen (RR, Puls, SpO_2, AF, ggf. EKG) und alle 3–5 Min. kontrollieren
  - i. v.-Zugang NaCl, nach Vitalparameter dosieren (Normotension wünschenswert)
  - Ggf. Sauerstoffgabe über Nasensonde, Zielwert 95 % (Werte unter 90 % sollen vermieden werden)
  - Wiederholte Kontrolle der Bewusstseinslage, Pupillenfunktion und Glasgow Coma Scale

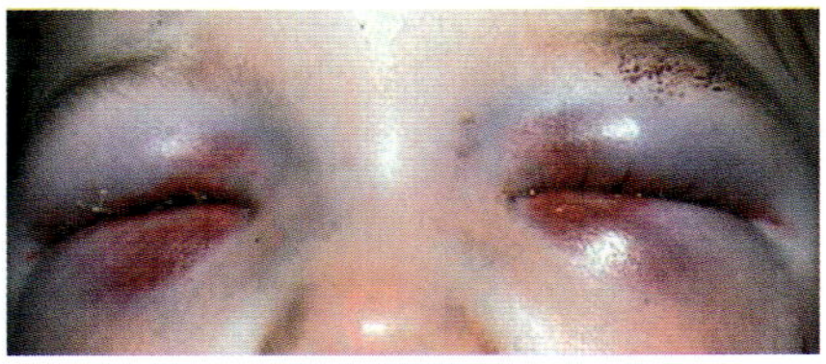

Abb. 5.23 Brillenhämatom [T467]

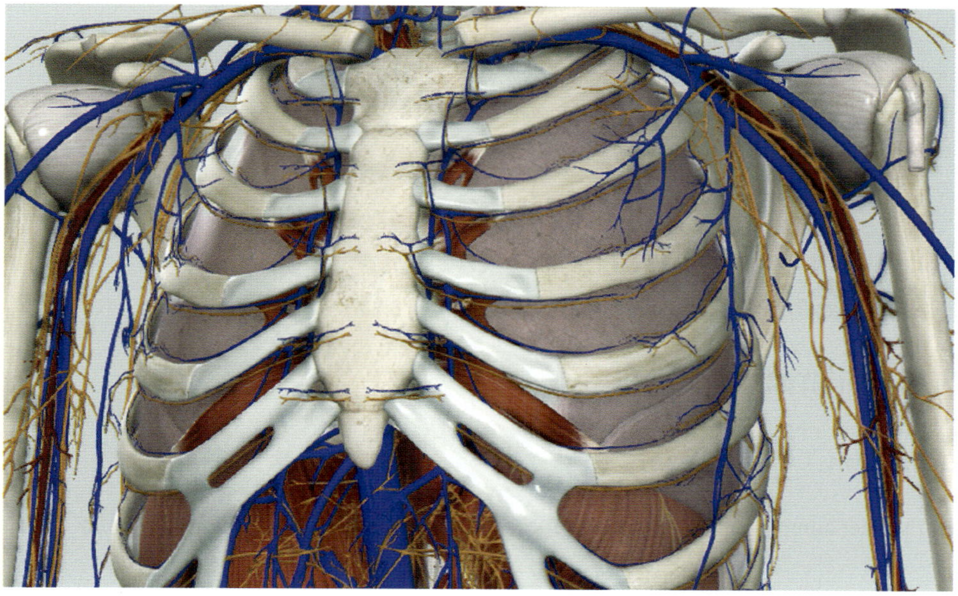

Abb. 5.24 Jede Verletzung im Bereich des Brustkorbs wird als Thoraxtrauma bezeichnet. [G1225]

Tab. 5.7 Chirurgische Thoraxtraumata

Trauma	Klinik	Diagnostik	Komplikation	Therapie
Rippenfraktur	Schmerzen beim Atmen	• Crepitatio • Röntgen	• Pneumothorax • Leber-/Milzverletzung	• Konservativ • Symptomatisch (Analgesie, Atemtherapie etc.)
Sternumfraktur	Druck- und atemabhängiger Schmerz	• Röntgen • CT	• Rippenfraktur • Lungen-, Herzverdrängung	• Konservativ • Symptomatisch (Analgesie, Atemtherapie etc.)
Stichverletzung	Schmerz, Atemnot, Schock	• Röntgen • CT	• Pneumothorax • Verletzung innerer Organe	Chirurgische Sanierung
Schussverletzung	Evtl. Schmauchspuren	• Röntgen • CT	• Pneumothorax • Verletzung innerer Organe	Chirurgische Sanierung

5.12 Thoraxtrauma

Definition

Verletzungen des Thorax, inklusive der darin liegenden Organe (➤ Abb. 5.24).

Eine Übersicht über unterschiedliche Formen des Thoraxtrauma gibt ➤ Tab. 5.7.

Maßnahmen

cABCDE

- Vorgehen nach cABCDE-Schema:
  - Patient*in beruhigen
  - Lagerung (am besten nicht bewegen)
  - Wundversorgung (sterile Wundauflage, ggf. Druckverband)
  - Vitalparameter prüfen (RR, Puls, SpO_2, AF, ggf. EKG) und alle 3–5 Min. kontrollieren
  - i. v.-Zugang
  - Ggf. Sauerstoffgabe 1–2 l/Min. über Nasensonde, Zielwert 95 %

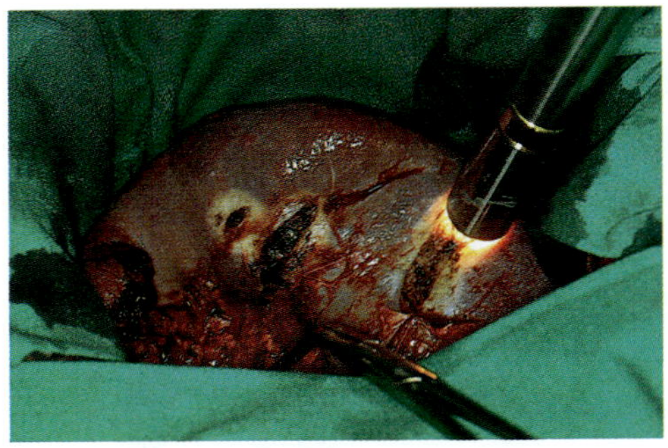

Abb. 5.25 Milzruptur [M519]

5.13 Milzruptur

Definition

Einriss oder kompletter Zerriss der Milz meist durch ein stumpfes Bauchtrauma (➤ Abb. 5.25).

„Einzeitig" = es passiert in „einer Zeit"

Einteilung

- **Einzeitige Milzruptur:** gleichzeitiger Riss von Milzkapsel und Milzparenchym
- **Zweizeitige Milzruptur:** Durch das Trauma entsteht ein Riss im Milzparenchym mit intakt bleibender Milzkapsel. Während eines beschwerdefreien Intervalls kommt es zu einer Einblutung in die Kapsel. Diese reißt nach Tage bis Wochen auf und verursacht dann eine freie Blutung.

Symptome

- Einzeitige Milzruptur:
  - Abdomenschmerzen im linken Oberbauch mit evtl. Ausstrahlung in die linke Schulter **(Kehr-Zeichen)** bzw. Halsbereich (Saegesser-Zeichen)
  - Schockzeichen (absoluter Volumenmangel): RR niedrig/Puls hoch/Tachypnoe
- Zweizeitige Milzruptur:
  - Nach dem stumpfen Trauma (z. B. Fahrradlenker) beschwerdefreies Intervall
  - Nach Stunden/Tage/Wochen plötzliche Schocksymptomatik

cABCDE

Maßnahmen

- Vorgehen nach cABCDE-Schema:
  - Patient*in beruhigen
  - Lagerung Oberkörper flach (nicht bewegen)
  - Vitalparameter prüfen (RR, Puls, SpO_2, AF, ggf. EKG) und alle 3–5 Min. kontrollieren
  - i. v.-Zugang NaCl (permissive Hypotension)
  - Sauerstoffgabe 2–4 l

5.14 Harnverhalt

Definition

Unfähigkeit, die Blase spontan teilweise oder ganz zu entleeren.

Ursachen

- Prostatahyperplasie
- Multiple Sklerose
- Tumoren
- Bandscheibenvorfall
- Querschnitt

Symptom

- Unvermögen, zu urinieren
- Schmerzen im Unterbauch mit diffuser Ausstrahlung (Schmerz kann bei diabetischer Polyneuropathie fehlen)
- Vegetative Symptome: Schwitzen, Blässe, Tachykardie

Maßnahmen

cABCDE

- Vorgehen nach cABCDE-Schema:
  - Patient*in beruhigen
  - Lagerung (je nach Patientenwunsch) vorzugsweise mit Knierolle oder in Embryonalstellung
  - Vitalparameter prüfen (RR, Puls, SpO_2, AF, ggf. EKG) und alle 3–5 Min. kontrollieren
  - i. v.-Zugang NaCl 0,9 %
- Blasenkatheter legen (➤ Abb. 5.26)
- Suprapubische Punktion (➤ Abb. 5.27)

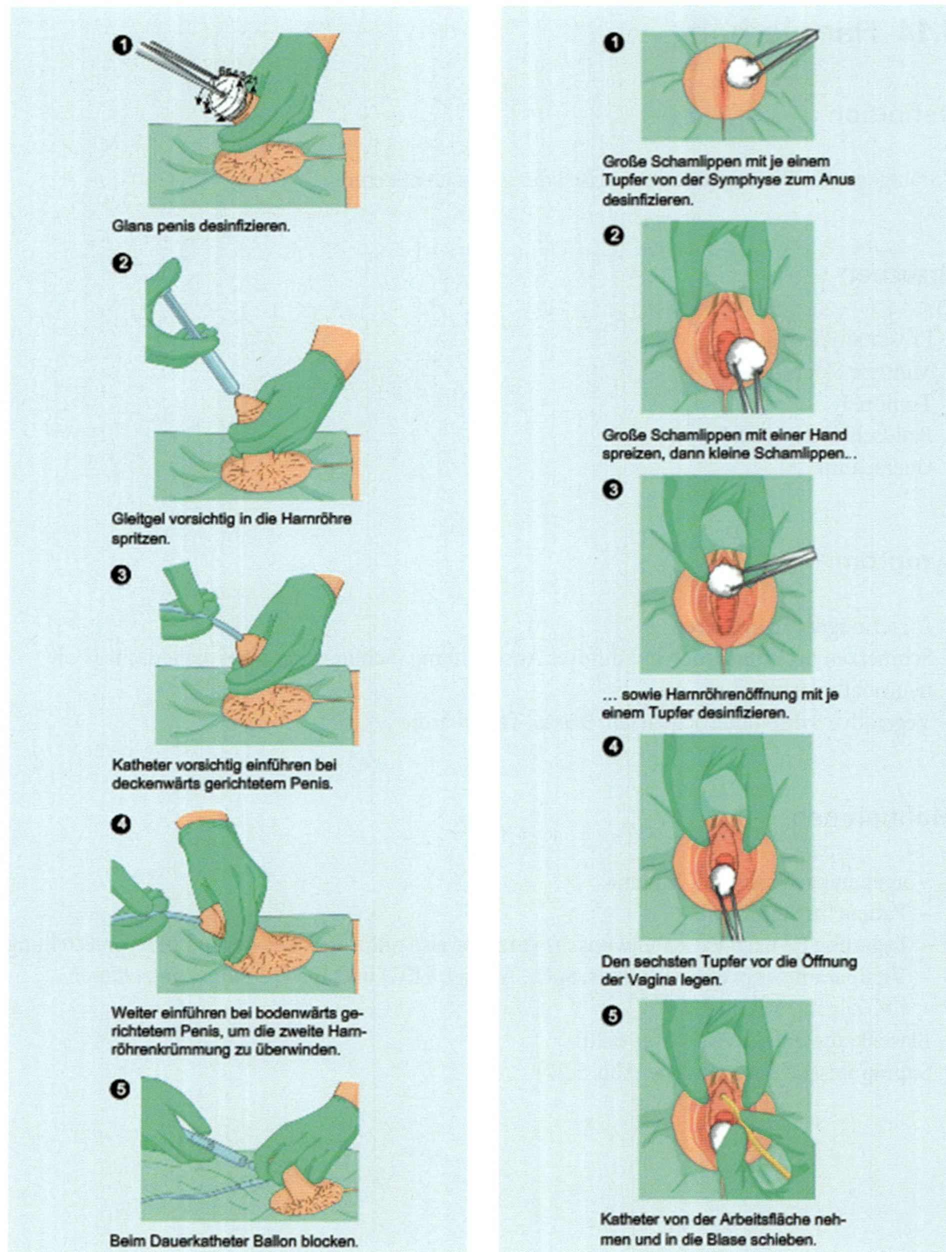

Abb. 5.26 Legen eines transurethralen Blasenkatheters bei einem Mann [L190]

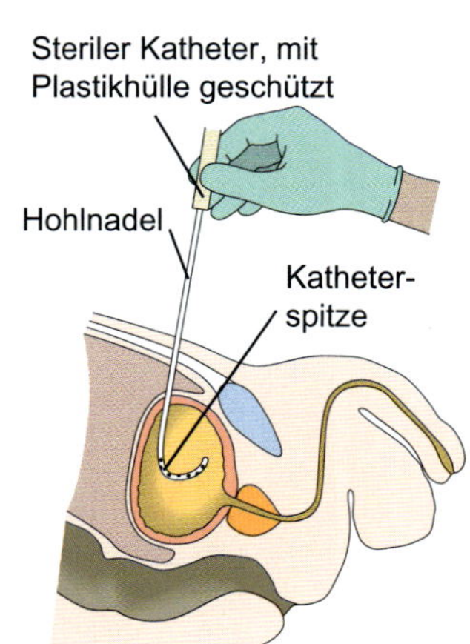

Abb. 5.27 Suprapubische Blasenpunktion. Beachte die leicht nach kaudal gerichtete Kanüle. [L190]

Tab. 5.8 Einteilung der Wundarten	
Wundarten	**Beispiele**
Akute Wunden	
Mechanisch	Schürf-, Riss, Platz-, Schnitt-, Stich-, Schuss-, Quetschwunde, Ablederung, Amputation
Thermisch	Verbrennung, Verbrühung, Erfrierung
Chemisch	Säure und Laugen etc.
Strahlenbedingt	Radioaktive Strahlung, UV-Strahlung
Chronische Wunden	
Ischämisch	Dekubitus
Mangelversorgung, -entsorgung, z. B. Diabetes mellitus, pAVK, chronische Veneninsuffizienz	Ulcus cruris

5.15 Wunden

Definition

Wunde: Unterbrechung/Trennung des Zusammenhangs von Deckgewebe (Haut oder Schleimhaut).

Wundarten

➢ Tab. 5.8

Formen der Wundheilung

Primäre Wundheilung:
- Kommt nur bei sauberen, nicht gerissenen Wunden vor

Sekundäre Wundheilung:
- Längere Heilungsdauer
- Gefahr der Chronifizierung

Ablauf der Wundheilung

1. Körpereigene Blutstillung: wenige Minuten
2. Ruhephase: Minuten bis Stunden
3. Entzündungsphase (Exsudationsphase): 1–4 Tage
4. Proliferationsphase: bis 14 Tage
5. Reparationsphase: bis zu 1 Monat

Maßnahmen

CAVE
Jede Wunde muss ärztlich abgeklärt werden!

- Alter der Wunde erfragen:
  - < 8 Std. → primäre Wundversorgung
  - > 8 Std. → offene Wundversorgung
- Bei jeder Wunde Prüfung DMS (Durchblutung, Motorik, Sensibilität)
- Tetanus-Impfschutz erfragen

5

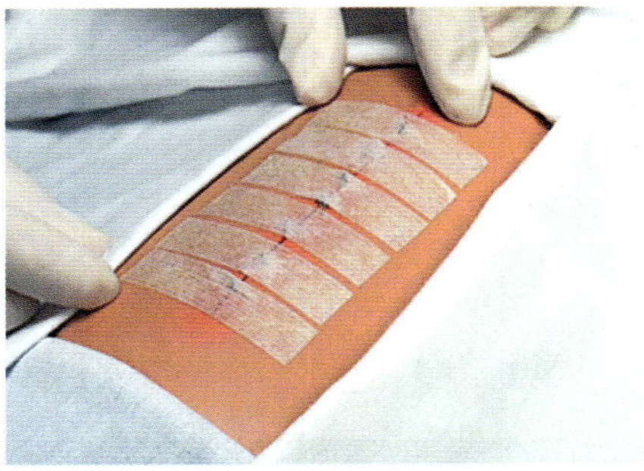

Abb. 5.28 Wunde, die mit einem Klammerpflaster versorgt wurde [E896]

cABCDE

5.15.1 Versorgung kleiner Wunden

- Wunddesinfektion
- Klammerpflaster (➤ Abb. 5.28):
  - Kann für kleinere, oberflächliche oder klaffende Schnitte oder Risse verwendet werden
  - Wichtig ist, dass die Wunde sauber ist und die Wundränder glatt sind. Ansonsten können sich Wundtaschen bilden, in denen sich Erreger sammeln.
- Vorgehen nach cABCDE-Schema:
  - Patient*in beruhigen
  - Vitalparameter prüfen (RR, Puls, SpO_2, AF)
  - Evtl. i.v.-Zugang NaCl 0,9 %

5.15.2 Versorgung großer Wunden

- Bei arterieller Blutung (➤ Abb. 5.29):
  - Betroffene Extremität hochhalten (➤ Abb. 5.30)
  - Arterielles Gefäß proximal der Verletzung abdrücken

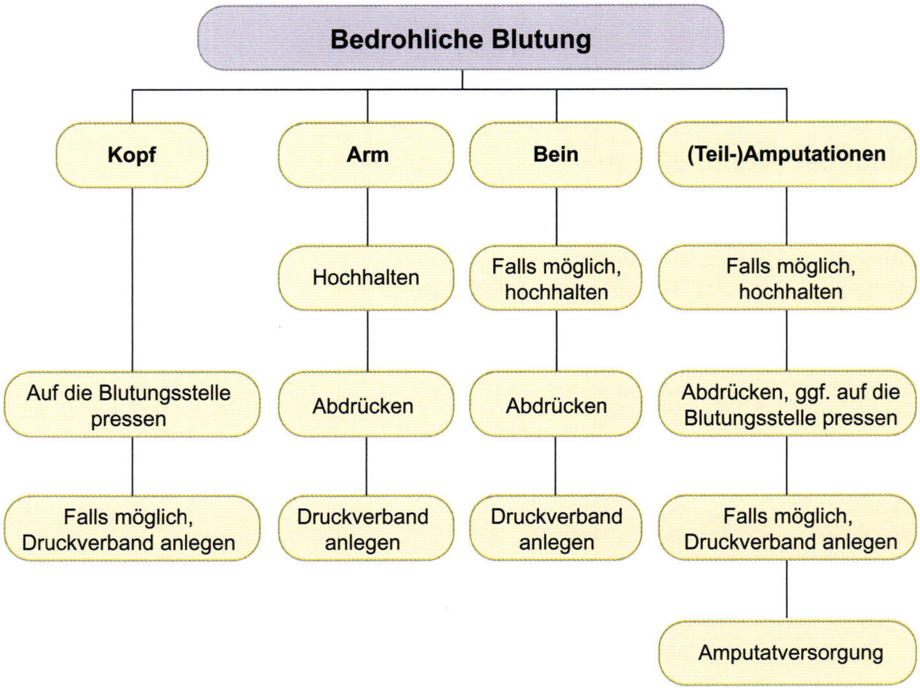

Abb. 5.29 Vorgehen bei lebensbedrohlicher Blutung [P1306/L138]

- Anlegen eines Druckverbands (➤ Abb. 5.31):
  - Sterile Wundauflage auf die Wunde legen
  - Wundauflage mit einer Mullbinde fixierend umwickeln
  - Nicht saugfähiges Druckpolster auf die Wunde/Wundauflage legen
  - Restliche Mullbinde abwickeln

INFO

Beim Umwickeln mit der Mullbinde ist zu beachten, dass mit Zug nach senkrecht unten gearbeitet wird. Wenn die Mullbinde wieder senkrecht nach oben abgewickelt wird, geschieht dies ohne Zug.

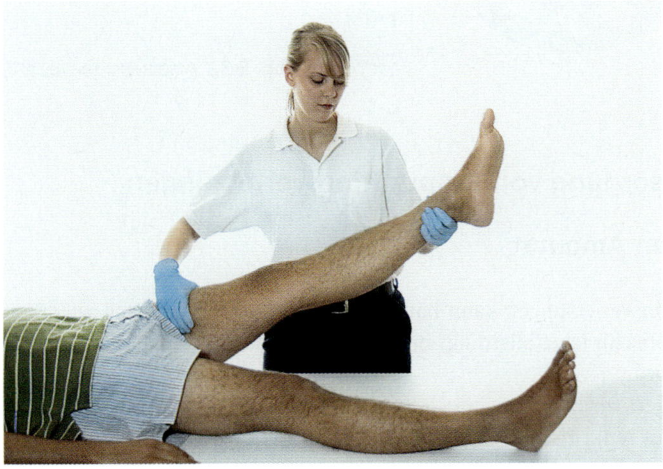

Abb. 5.30 Abdrücken der Leistenarterie. Dabei wird die betroffene Extremität hochgehalten. [J747]

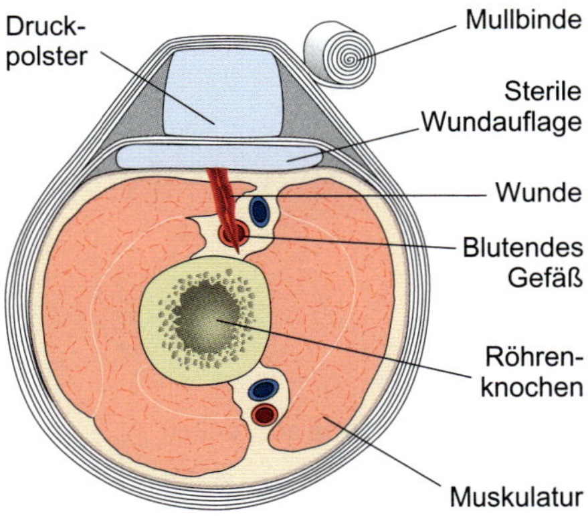

Abb. 5.31 Technik des Druckverbands: beim Abwärtswickeln der Mullbinde mit Zug arbeiten, aufwärts ohne Zug arbeiten [L190]

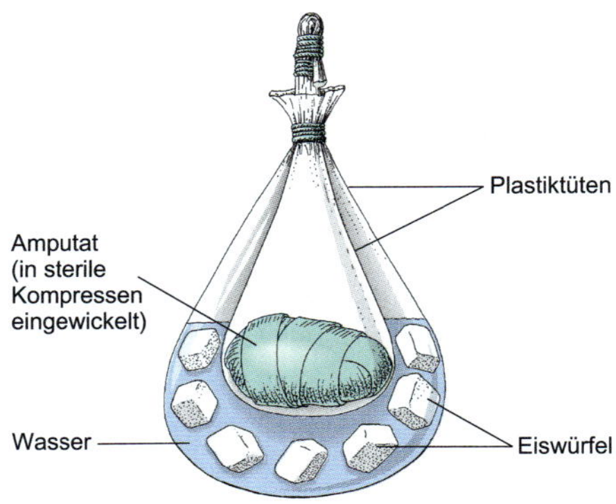

Abb. 5.32 Amputationsbeutel [L190]

5.15.3 Versorgung von Amputationsverletzungen

Maßnahmen Amputat

Das Amputat muss gekühlt werden, ohne dass es direkten Kontakt zu dem Eis o. Ä. hat.

Bei Amputationsverletzungen kann häufig das abgetrennte Körperteil wieder erfolgreich angenäht werden. Hierfür ist es allerdings notwendig, dass das Amputat
- gefunden wird,
- richtig gelagert wird,
- innerhalb des zeitkritischen Fensters wieder angenäht wird.

Bei der **Lagerung** ist auf Folgendes zu achten:
1. Amputat steril und trocken einwickeln
2. Amputat in wasserdichten Beutel legen (➤ Abb. 5.32)
3. Zweiten gleich großen, wasserdichten Beutel mit Wasser und Eis füllen (optimale Temperatur +4 °C)
4. Den ersten Beutel (mit dem Amputat) in den zweiten Beutel (Wasser-Eis-Gemisch) legen und beide verschließen

cABCDE

Maßnahmen Patient

Vorgehen nach cABCDE-Schema:
- Wundversorgung:
  - Betroffene Extremität hochhalten
  - Arterielles Gefäß proximal der Verletzung abdrücken
  - Druckverband anlegen
  - Notruf absetzen

INFO
Ist die Blutung hierdurch nicht zu stoppen, muss die Extremität proximal abgebunden werden.

- Patient*in beruhigen
- Vitalparameter prüfen (RR, Puls, SpO_2, AF)
- i. v.-Zugang NaCl 0,9 %
- Schneller Transport in die Klinik

KAPITEL

6 Pädiatrische Notfälle

Kinder sind keine kleinen Erwachsenen!

Die Notfälle bei Kindern stellen teilweise eine besondere Herausforderung an den Helfenden dar, da Kinder meist nur unspezifische Angaben machen können und der kindliche Körper auf Veränderungen zum Teil anders reagiert als bei Erwachsenen.

Für den Umgang mit Kindern gelten folgende **allgemeine Verhaltensempfehlungen:**

- Auf Augenhöhe mit dem Kind interagieren und nicht von oben herab
- Dem Kind das „Du" anbieten
- Ruhige Ausstrahlung bewahren, keine hektischen Bewegungen
- Wenn möglich, die Bezugsperson mit einbeziehen, z. B. Kind auf den Schoß der Bezugsperson
- Dem Kind in einfachen Worten erklären, was man nun macht, z. B. „… damit kann ich dein Herz hören"
- Kind ablenken oder durch die Bezugsperson ablenken lassen

Gerade bei Kindern werden Heilpraktiker*innen oft mit Infektionskrankheiten und so dem Arztvorbehalt und einer eventuellen Meldepflicht nach dem Infektionsschutzgesetz konfrontiert. Aus diesem Grund sollte schnell ein **vollständiger Impfstatus** erfasst werden.

Besonderheiten bei der Untersuchung und Injektion

CAVE

Für Kinder gelten andere Normwerte der Vitalparameter (➤ Tab. 6.1).

Je nach Alter des Kindes muss für die Blutdruckmessung evtl. eine Kindermanschette oder bei der Auskultation die kleine Membran des Stethoskops verwendet werden.

Sollte bei einem Kind ein **i. v. Zugang** gelegt werden, ist zu beachten, dass bei Kindern eine kleinere Größe der Venenverweilkanüle zu verwenden ist (➤ Abb. 6.1). Im Allgemeinen wird entweder die gelbe (Größe 24), die blaue (Größe 22) oder die rosafarbene (Größe 20) Venenver-

Tab. 6.1 Vitalparameter des Kindes

Alter	Herzfrequenz/ Minute	Blutdruck syst./diast.	Atemfrequenz/ Min.
Neugeborenes (bis 4. Lebenswoche)	120–140	60/35 mmHg Diastolisch kaum messbar	40–45
Säugling (bis 1. Lebensjahr)	120–130	80/60 mmHg	35–40
Kleinkind (bis 3. Lebensjahr)	100–120	95/60 mmHg	20–30
Schulalter	80–100	100/60 mmHg	18–25
Jugendliche (ab 10–14 Jahre)	70–90	110/70 mmHg	16–20

Farbkodierung von Verweilkanülen							
Größenangabe [Gauge]	24 G	22 G	20 G	18 G	17 G	16 G	14 G
Farbe	Gelb	Blau	Rosa	Grün	Weiß	Grau	Orangebraun
Außendurchmesser [mm]	0,7	0,9	1,1	1,3	1,5	1,7	2,1
Innendurchmesser [mm]	0,4	0,6	0,8	1,0	1,1	1,3	1,7
Durchfluss [ml/min]	22	35	60	95	125	195	330
Strichlänge [mm]	19	25	33	33/45	45	50	50
Verwendung	Kinder	Kinder	Kinder	Kinder			
		Erwachsene	Erwachsene	Erwachsene	Erwachsene	Erwachsene	Erwachsene
		Dünne Venen	Dünne Venen	Infusionen, Transfusion	Infusionen, Transfusion	Notfälle, Schnellinfusionen	Notfälle, Schnellinfusionen

Abb. 6.1 Größen und Durchflussraten von Venenverweilkanülen [R161]

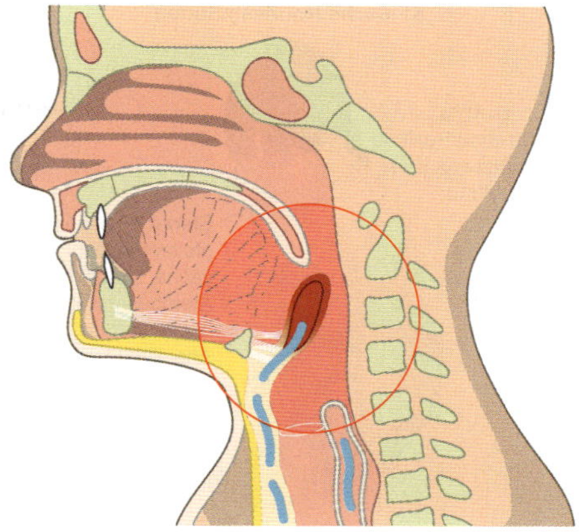

Abb. 6.2 Lage der Epiglottis [L138]

weilkanüle eingesetzt. Dies gilt nur als Empfehlung und die Wahl der Venenverweilkanüle ist auf die Statur bzw. körperliche Entwicklung des Kindes anzupassen.

6.1 Epiglottitis

Definition

Meist bakteriell bedingte entzündliche Schwellung des Kehldeckels. Die Epiglottitis stellt eine lebensbedrohliche Erkrankung kleiner Kinder, meist im Alter von 2–7 Jahren, dar (➤ Abb. 6.2).

Ursachen

Haupterreger ist das Bakterium *Haemophilus influenzae* Typ B (HiB) bei Ungeimpften oder Impfversagern.

STIKO-Impfempfehlung HiB:
- Grundimmunisierung im 2., 4., 11. Lebensmonat
- Keine Auffrischimpfung notwendig

Symptome

- Akuter Beginn
  - Hohes Fieber
- Starkes, schweres Krankheitsgefühl
- Dyspnoe mit inspiratorischem Stridor
- In der Regel **kein** Husten
- Speichelfluss
- Kloßige Sprache

Maßnahmen

cABCDE

CAVE
Keine Manipulation im Mund-Rachen-Bereich! Bereits das weite Öffnen des Mundes oder das Zunge-Herausstrecken könnte zur kompletten Verlegung der Atemwege führen.

- Die Arbeitsdiagnose wird über das klinische Bild gestellt (➤ Abb. 6.3).
- Vorgehen nach cABCDE-Schema:
  - Vitalparameter prüfen (RR, Puls, SpO_2, AF, ggf. EKG) und alle 3–5 Min. kontrollieren

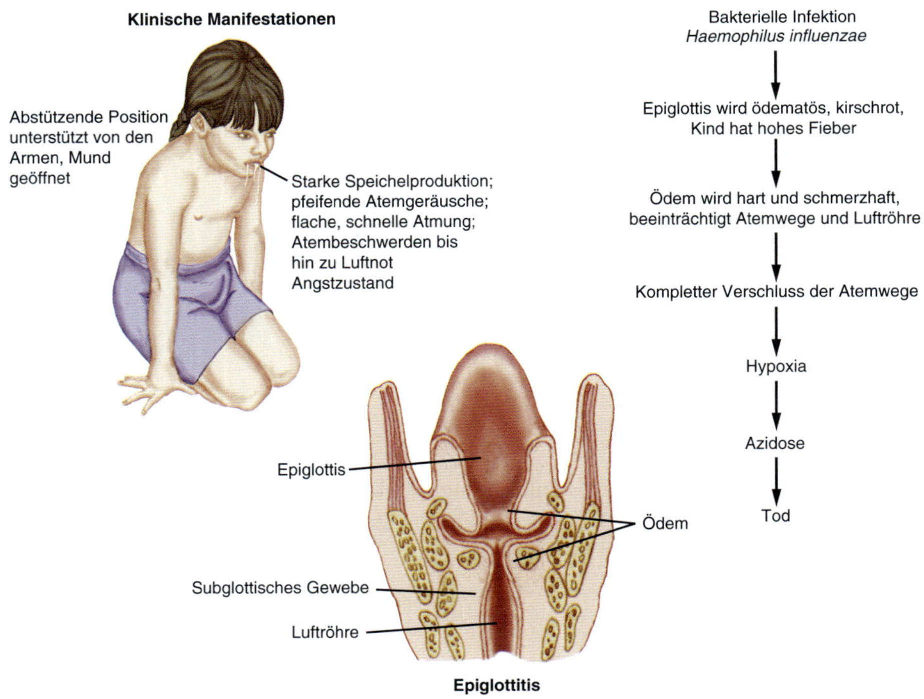

Abb. 6.3 Verlauf der Epiglottitis [E1169]

- Sitzende Lagerung
- i. v.-Zugang mit NaCl (gelbe, blaue, rosa Venenverweilkanüle)
- Bei schwerem Verlauf Glukokortikoidgabe
- Ggf. Sauerstoffgabe
- Hohe Transportpriorität (mit Notarztbegleitung)

6.2 Pseudokrupp

Definition

Meist viral bedingte entzündliche Schwellung im Bereich der Subglottis (unterer Abschnitt des Kehlkopfs, ➤ Abb. 6.4) mit akuter Einengung der Atemwege. Gehäuftes Vorkommen im Alter von 6–24 Monaten, vor allem im Herbst und den Frühjahrsmonaten.

Ursachen

- Meist durch Parainfluenzavirus ausgelöst
- Es existiert keine Impfung.

Symptome

- Akutes Auftreten, v. a. spät abends oder nachts
- Bellender Husten
- Dyspnoe mit inspiratorischem Stridor
- Einziehungen: deutliches Einsinken bestimmter Oberkörperregionen (v.a. epigastrische, sternale, jugulare, interkostale) während der Inspiration (➤ Abb. 6.5)

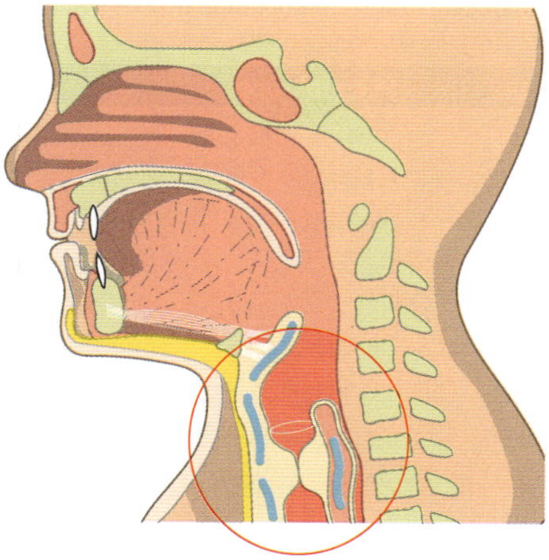

Abb. 6.4 Lage der Subglottis [L138]

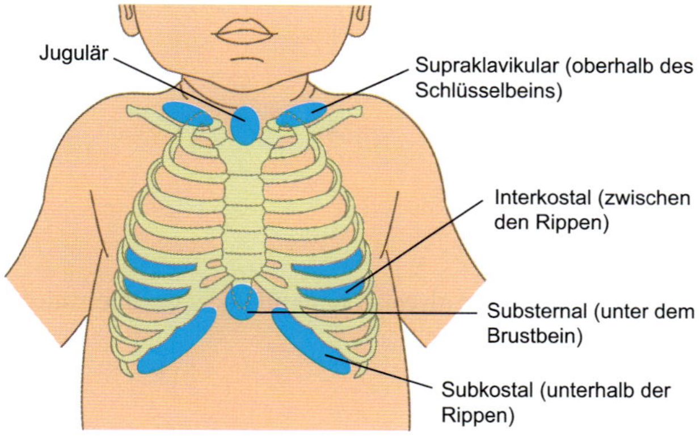

Abb. 6.5 Einziehungen beim Kind als Zeichen für eine Dyspnoe mit verstärkter Aktivierung der Atemmuskulatur [G627/L138]

- Heiserkeit
- Temperatur ca. 38 °C
- Häufig Rezidiv in der darauffolgenden Nacht

Maßnahmen

cABCDE

- Vorgehen nach cABCDE-Schema:
  - Sitzende Lagerung
  - Feuchte, kalte Luft inhalieren lassen (offenes Fenster)
  - Falls vorhanden, unter Zuhilfenahme eines Inhalationsgeräts NaCl vernebeln
  - Bei schwerem Verlauf:
    - Glukokortikoide und/oder Adrenalin vernebeln
    - Ggf. Sauerstoffgabe
    - Falls keine Besserung oder Medikamente nicht vorhanden: Klinik

Tab. 6.2 Unterschiede zwischen Epiglottitis, Pseudokrupp und Echtem Krupp (= durch Diphterie, die sich im Kehlkopf manifestiert, ausgelöster Kruppanfall)

	Epiglottitis	Pseudokrupp	Echter Krupp
Erreger	Bakteriell	Viral	Bakteriell
Alter	2–7 Jahre	6 Monate –5 Jahre	Jedes Alter
Beginn	Fulminant	Plötzlich	Langsam
Stimme	Kloßige Sprache	Heiser	Heiserkeit bis zum vollständigen Verlust
Husten	Fehlt	Bellend	Bellend
Stridor	Inspiratorisch	Inspiratorisch	Inspiratorisch
Schlucken	Beschwerden	Keine Beschwerden	Beschwerden
Jahreszeit	Ganzjährig	Herbst/Frühjahr	Ganzjährig
Anamnesefrage	Impfung (HIB)?	Vorher grippeähnliche Symptome?	Impfung (Diphterie)?

Unterschiede zwischen Epiglottitis und Pseudokrupp, Echtem Krupp

➢ Tab. 6.2

6.3 Pneumonie

Definition

Akute oder chronische Entzündung des Alveolarraums und/oder des interstitiellen Lungengewebes.

Ursachen

- Bakterien, Viren, Pilze, Reflux (Aspiration von Magensaft)

Symptome

Typische Pneumonie:
- Plötzlicher Krankheitsbeginn und schweres Krankheitsbild
- Hohes Fieber (Febris continua, 39–40 °C)
- Produktiver Husten mit eitrigem blutigem Auswurf (rostfarben)
- Tachypnoe und Dyspnoe (atemabhängige Schmerzen)

Atypische Pneumonie:
- Schleichender Beginn
- Grippeähnliche Symptome (Kopf- und Gliederschmerzen, mäßiges Fieber, Dyspnoe, trockenem Husten

Diagnostik

- Anamnese
- Inspektion: rötliches Gesicht, Zyanose
- Palpation: nachschleppender Thorax (ein Lungenflügel füllt sich verzögert, Schonatmung), Stimmfremitus erhöht
- Perkussion: hyposonorer Klopfschall
- Auskultation: verschärftes Atemgeräusch, feinblasige Rasselgeräusche

- Labor: Entzündungsparameter, Erregernachweis (ärztliche Maßnahme)
- Bildgebendes Verfahren: Röntgen

Der Erregernachweis erfolgt durch den Arzt bzw. die Ärztin.

Maßnahmen

cABCDE

- Vorgehen nach cABCDE-Schema:
  - Vitalparameter (RR, Puls, SpO_2, AF, ggf. EKG) prüfen (alle 3–5 Min. kontrollieren)
  - Lagerung: Oberkörper leicht erhöht
  - i. v.-Zugang mit NaCl
  - Sauerstoffgabe, Zielwert SpO_2 90 %
  - Evtl. Fiebersenkung (mit Wadenwickel oder Antipyretika, Analgetika: z. B. Paracetamol, Ibuprofen)
  - Überweisung an die Kinderarztpraxis, ggf. sogar Krankenhausverweisung

6.4 Bronchiolitis (infektiös)

Definition

Sammelbezeichnung für eine akut oder chronisch verlaufende entzündliche Erkrankung der unteren Atemwege (Bronchiolen) vornehmlich bei Säuglingen – meist viral bedingt.

Ursachen

- Respiratory-Syncytial-Viren (RS-Viren): ca. 70 % der Fälle
- Rhino-, Influenza-, Parainfluenza-, Corona- und Adenoviren, *Mycoplasma pneumoniae* und *Staphylococcus aureus*

Symptome

- Husten, Dyspnoe
- Schnelle, flache Atmung (Tachypnoe)
- Aufstellen der Nasenflügel beim Atmen
- Müdigkeit, Fieber, Tachykardie

Diagnostik

- Anamnese und Klinik sind vordergründig für die Diagnosestellung.
- Erhöhte Atemfrequenz (leichte Form: > 40/Min.; schwere Form: > 70/Min.)
- Pulsoxymetrie zur Beurteilung des Schweregrads (leichte Form: > 92 %; schwere Form: < 88 % bei Umluft)

Maßnahmen

cABCDE

- Vorgehen nach cABCDE-Schema:
  - Vitalparameter (RR, Puls, SpO_2, AF, ggf. EKG) prüfen (alle 3–5 Min. kontrollieren)
  - i. v.-Infusion (NaCl)
  - Sauerstoffgabe: Zielwert SpO_2 90 %
  - Ggf. Paracetamol zur Fiebersenkung
  - Ggf. Krankenhausverweisung (Notfall)

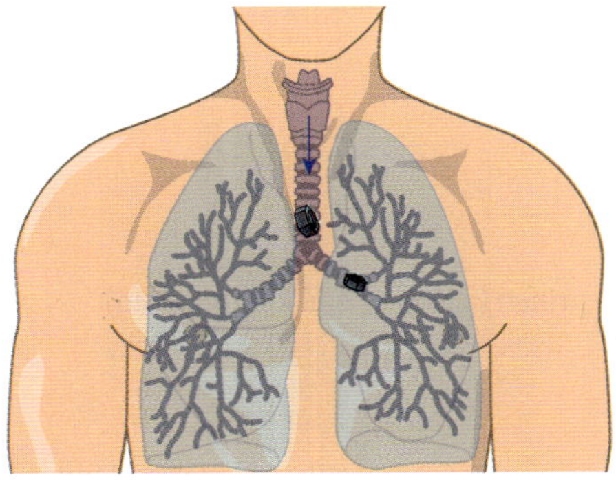

Abb. 6.6 Fremdkörperaspiration: meist im rechten Hauptbronchus [L138]

6.5 Fremdkörperaspiration

Definition

Aufgrund der Anatomie steckt der Fremdkörper meist im rechten Hauptbronchus!

Eintreten von Fremdkörpern in die Atemwege (➤ Abb. 6.6).

Mögliche Fremdkörper

- Kleine Spielzeugteile, Bricks, Schrauben, Steinchen etc.
- Kleine Nahrungsmittel wie Erdnüsse, Erbsen etc.

Symptome

- Leitsyndrom ist ein plötzlich auftretender (Reiz-)Husten.
- Dyspnoe, Zyanose, evtl. Apnoe
- Exspiratorischer Stridor

Diagnostik

- Anamnese (Fremdkörperanamnese)
- Inspektion: nachschleppende bis inverse Atmung (je Schweregrad)
- Auskultation: Befund abhängig von Lokalisation
  - In- und/oder exspiratorischer Stridor
  - Exspiratorisches Giemen
  - Abgeschwächtes Atemgeräusch
- Perkussion: unauffällig, nur bei großem Fremdkörper oder eingefallener Lunge hyposonorer Klopfschall

cABCDE

Maßnahmen

➤ Abb. 6.7

- Vorgehen nach cABCDE-Schema:
  - Vitalparameter (RR, Puls, SpO_2, AF, ggf. EKG) prüfen (alle 3–5 Min. kontrollieren)
  - Schläge mit der flachen Hand zwischen den Schulterblättern
  - Heimlich-Manöver (Schläge zwischen den Schulterblättern und Heimlich-Manöver bis zu 5-mal wiederholen) (➤ Abb. 6.8)
  - Ggf. Reanimationsmaßnahmen durchführen

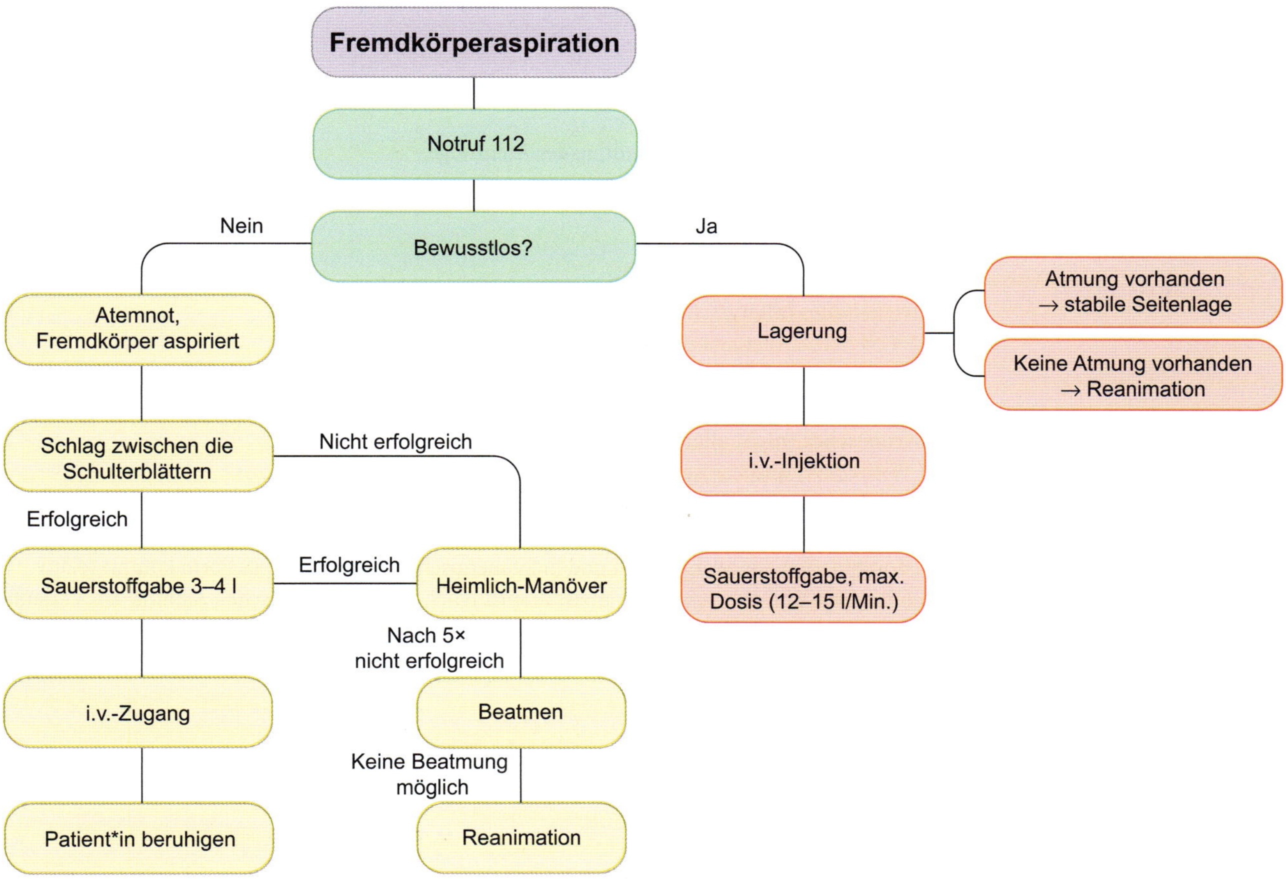

Abb. 6.7 Maßnahmen bei Fremdkörperaspiration [P1306/L138]

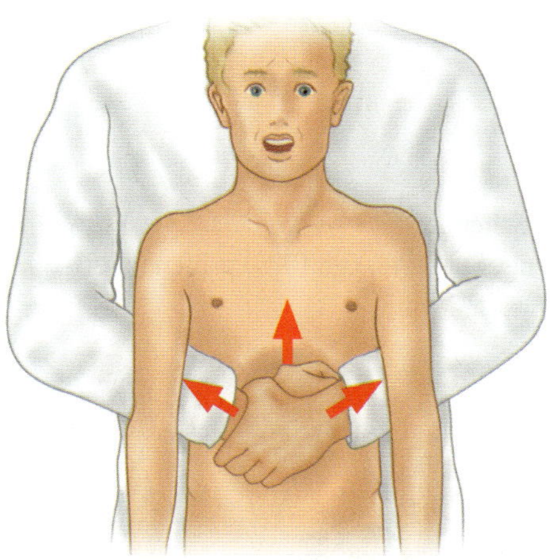

Abb. 6.8 Heimlich-Manöver [L238]

6.6 Asthma bronchiale

Definition

Obstruktive, chronische Entzündung der Atemwege.

Formen

Die beiden ersten Buchstaben von „intrinsisch", von rechts nach links gelesen, beginnen mit „ni cht" allergisch.

Extrinsisches (allergisches) Asthma:
- Wird durch Allergene ausgelöst.
- Der IgE-Wert im Blut ist erhöht und lässt sich bei allergischem Asthma nachweisen.
- Mögliche Auslöser: Pollen, Hausstaubmilben, Schimmelpilze, Mehlstaub

Intrinsisches (nicht allergisches) Asthma:
- Wird durch unspezifische Reize ausgelöst.
- Mögliche Auslöser: meist Infektionen der Atemwege, Analgetika-bedingt, toxische Noxen

Gemischtförmiges Asthma:
- Kombination aus allergischem und nichtallergischem Asthma. Diese Form kommt relativ häufig vor und entwickelt sich meist ursprünglich aus dem allergischen Asthma. Im Verlauf gewinnen dann – durch wiederholte Infekte – die nichtallergische (intrinsische) Ursachen die Oberhand z.B. kalte Luft, Nebel, Rauch, Küchendünste, Parfüm.

Symptome

- Trockene Haut und Schleimhäute
- Ausgeprägter Hustenreiz
- Chronischer Husten
- Kurzatmigkeit/Dyspnoe und exspiratorische Stridor mit Giemen, Brummen
- Erstickungsangst
- Trockener Husten
- Tachykardie

cABCDE

Maßnahmen

- Vorgehen nach cABCDE-Schema:
  - Vitalparameter (RR, Puls, SpO_2, AF, ggf. EKG) prüfen (alle 3–5 Min. kontrollieren)

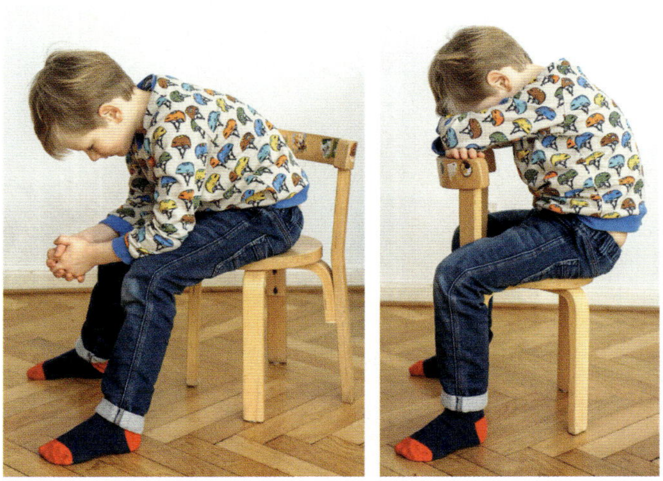

Abb. 6.9 Atemerleichternde Sitzpositionen bei akuter Atemnot. [K115]

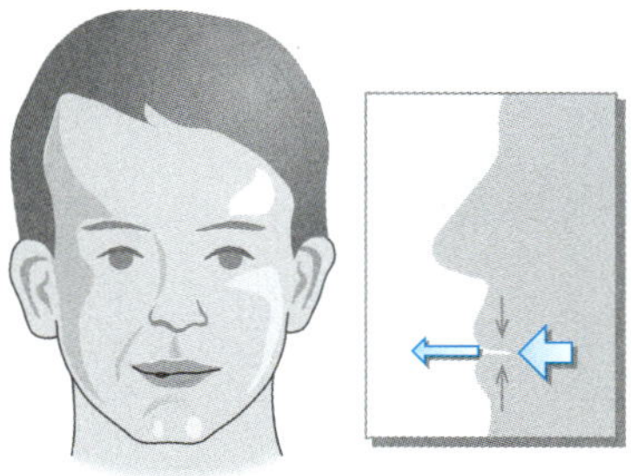

Abb. 6.10 Lippenbremse, beim Ausatmen die Lippen leicht zusammenpressen, damit sich der intrathorakale Druck leicht erhöht und die Bronchien sich etwas dilatieren. Damit funktioniert die Ausatmung etwas langsamer, aber gleichmäßig besser. [L157]

- Lagerung in atmenerleichternder Sitzposition (➤ Abb. 6.9)
- Lippenbremse (➤ Abb. 6.10)
- Meiden der anfallsauslösenden Faktoren:
  - Allergene
  - ASS oder NSAR bei Analgetikaasthma
  - Stress, kalte Luft, Tabakrauch
- Nach bereits vorhanden Asthmamedikamenten fragen
- Wenn möglich, mit NaCl 0,9% inhalieren

6.7 Exsikkose

Definition

Abnahme des Körperwassers als Folge einer starken Dehydratation.

Ursachen

- Renale, gastrointestinale, pulmonale oder perkutane Ursache
- Mangelnde Flüssigkeitszufuhr
- Iatrogene Ursachen (Medikamente)

Symptome

- Trockene Haut und Schleimhäute
- Stehende Hautfalten (➤ Abb. 6.11)
  - Bei Säuglingen eingefallene Fontanelle
- Schwäche, Müdigkeit, Kreislaufinstabilität, Somnolenz
- Kinder: Weinen ohne Tränen, Heiserkeit beim Weinen
- Oligurie bis hin zur Anurie

Diagnostik

- Es gibt klinische Zeichen, aber keinen einzelnen Parameter, der eine Dehydratation beweist.
- Tachykardie, niedriger Blutdruck
- Verlangsamte Rekapillarisierungszeit (> 2 Sek.)
- Bei (Klein-)Kindern ist ein Gewichtsverlust von mehr als 10 % des Ausgangsgewichts möglich.
- Labor: gesteigerter Hämatokrit

6

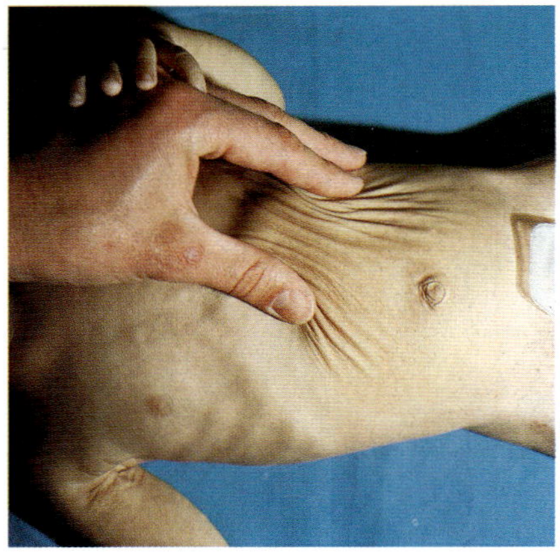

Abb. 6.11 Stehende Hautfalten [T409]

cABCDE

Maßnahmen

- Vorgehen nach cABCDE-Schema:
  - Vitalparameter (RR, Puls, SpO_2, AF, ggf. EKG) prüfen (alle 3–5 Min. kontrollieren)
  - Kontrollierte Zufuhr von Flüssigkeit und Elektrolyten
  - i. v.-Infusion (Vollelektrolytlösung) je nach Schwere der Symptome. Bei schwererkrankten Kindern in der akuten Phase wiederholte Volumenboli (je 20 ml/kg Körpergewicht in 5–20 min) geben, bis sich der klinische Zustand des Kindes bessert.

6

6.8 Hodentorsion

Definition

Verdrehung des Hodens, in deren Folge es zu Durchblutungsstörungen kommt (➤ Abb. 6.12). Die Hodentorsion tritt häufig im Kindes- und Jugendalter auf.

Ursachen

- Nicht ausreichend straffe Aufhängung im Hodensack (anlagebedingt)
- Bell-clapper-Anomalie (Hoden in horizontaler Lage)
- Hodenhochstand
- Pendelhoden

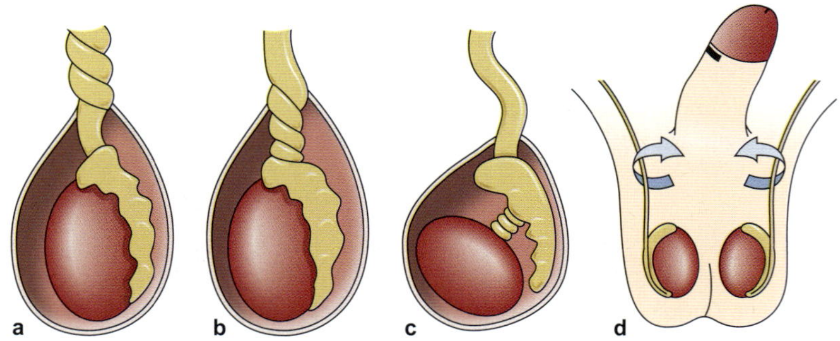

Abb. 6.12 Formen der Hodentorsion. a) Extravaginale Hodentorsion: außerhalb der Tunica vaginalis testis. b) Intravaginale Hodentorsion: innerhalb der Tunica vaginalis testis. c) Mesorchiale Hodentorsion zwischen Hoden und Nebenhoden (selten; bei langem Mesorchium oder Dissoziation von Hoden und Nebenhoden möglich). d) In zwei Drittel der Fälle erfolgt die Torsion nach medial (in einem Drittel der Fälle nach lateral). [L157]

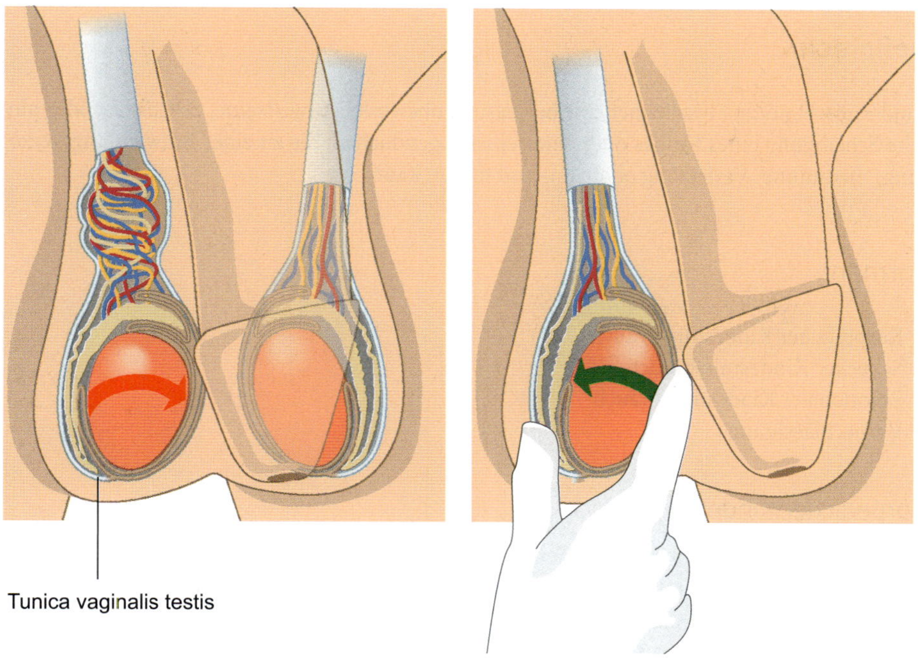

Abb. 6.13 Hodendetorsion (Detorquierung) [L138]

Symptome

- Plötzlich einsetzende starke Schmerzen im Bereich eines Hodens mit Ausstrahlung in Leiste und Unterbauch
- Schwellung, Rötung und Überwärmung des Hodensacks
- Schocksymptomatik
- Vegetative Symptomatik wie Übelkeit und Erbrechen, kalter Schweiß

Diagnostik

- Negatives **Prehn-Zeichen** (Schmerzverstärkung bei Anheben des Hodens)
- Fehlender Kremasterreflex (Bestreichen der Oberschenkelinnenseite oder Skrotum)
- Sonografie und Doppler-Sonografie

Maßnahmen

cABCDE

- Vorgehen nach cABCDE-Schema:
  - Vitalparameter (RR, Puls, SpO_2, AF) prüfen
  - Wenn möglich, äußerlich manuell Detorsion (Detorquierung: Rückdrehung des Eingeweidesacks) innerhalb von wenigen Stunden, möglichst < 2 Std. (➤ Abb. 6.13)
  - Operative Vorstellung

CAVE

Absoluter Notfall. Wenn Detorquierung nicht möglich oder unsicher ist, sofortige Einweisung ins Krankenhaus mit dem Rettungsdienst.

6.9 Kindesmisshandlung

Definition

Kindesmisshandlung bezeichnet eine bewusste, unbewusste, gewaltsame, psychische oder physische Schädigung eines Kindes oder eines/einer Jugendlichen, die zu einer Entwicklungsverzögerung, -hemmung, Verletzung oder zum Tod führen kann.

Formen

- Körperlicher Kindesmissbrauch
- Sexueller Kindesmissbrauch
- Emotionaler Kindesmissbrauch
- Vernachlässigung

Körperlicher Kindesmissbrauch

25% aller Kinder, die einem Schütteltrauma ausgesetzt wurden, versterben!

Das Zufügen von körperlichen Schäden gegenüber einem Kind oder einem/einer Jugendlichen, häufig durch Familienmitglieder oder Personen mit Betreuungsfunktion (in Kindergärten, Schulen etc.): z.B. Schütteln (Shaken-Baby-Syndrom), Schlagen, Beißen, Verbrennungen (z.B. Berührung mit einer klimmenden Zigarette)

Sexueller Kindesmissbrauch

In den Sozialwissenschaften, der Pädagogik oder Psychologie wird jede sexuelle Handlung, die an, mit oder vor Kindern und Jugendlichen gegen deren Willen vorgenommen wird oder der sie aufgrund körperlicher, seelischer, geistiger oder sprachlicher Unterlegenheit nicht wissentlich zustimmen können, als sexueller Missbrauch oder sexuelle Gewalt definiert. Der Täter oder die Täterin nutzt dabei seine/ihre Macht- und Autoritätsposition aus, um eigene Bedürfnisse auf Kosten Minderjähriger zu befriedigen. (Unabhängige Beauftragte für Fragen des sexuellen Kindesmissbrauchs (UBSKM) der Bunderegierung; https://beauftragte-missbrauch.de/themen/definition/definition-von-kindesmissbrauch)

Emotionaler Kindesmissbrauch

Zeichnet sich durch ein Muster verbaler Angriffe, konstanter Kritik und Manipulation gegenüber einem Kind oder einem/einer Jugendlichen aus. Der emotionale Missbrauch umfasst eine Reihe von Verhaltensweisen gegenüber Kindern und Jugendlichen, dazu gehören Kritisieren, Beleidigungen, Schuldzuweisungen, Abwertungen, Liebesentzug, Drohungen, Manipulation, Erniedrigung oder Abschottung.

Vernachlässigung

Bedeutet, dass dem Kind bzw. dem oder der Jugendlichen nicht gegeben wird, was es/er/sie unbedingt zum Leben und zur geistigen Entwicklung benötigt: z.B. genügend und altersgerechte Nahrung, hygienische Versorgung und Pflege sowie wetterangepasste Bekleidung, emotionale Nähe und Förderung in der geistigen Entwicklung.

Tab. 6.3 Verdächtige Verletzungsmuster bei Kindesmisshandlung (➤ Abb. 6.14, ➤ Abb. 6.15)

Verletzung	Verdächtig	Unverdächtig
Verletzungsregion	• Kopf: oberhalb der Hutkrempenlinie und Wange, Ohren, Auge • Extremitäten: Rückseiten • Rücken • Gesäß • Griffspuren: Hämatome an den Oberarmen und/oder am Thorax • Frakturen • Eckfrakturen • Rippenfrakturen • Schädelfrakturen • Biegungsbrüche	• Kopf: unterhalb der Hutkrempenlinie, Nase • Extremitäten: Vorderseiten • Knie, Ellenbogen, Hände • Frakturen der Röhrenknochen, die einem bestimmten Unfalltrauma entsprechen
Besonderes	• Hämatome unterschiedlichen Alters • Gleichmäßigkeit der Verletzung • Durch den Schlag mit einem Stock wird das Blut durch die Gewalteinwirkung nach außen gedrängt, was zu den charakteristischen Doppelstriemen mit blassem Mittelsaum führt.	

Spezielle Form der Gewalt

Münchhausen-by-Proxy-Syndrom(Synonym: Münchhausen-Stellvertretersyndrom) Erkrankte Personen (zu ca. 90% Frauen) verhalten sich besonders fürsorglich und lassen ihrem Kind mit ausgedachten, selbst herbeigeführten oder produzierten Krankheitsbildern medizinische Behandlung zuführen lässt. Dies hat zur Folge, dass unnötige Therapiemaßnahmen veranlasst werden und das medizinische Personal indirekt und unwissentlich an den Misshandlungen mitwirkt.

Diagnostik von Kindesmissbrauch

➤ Tab. 6.3, ➤ Abb. 6.14, ➤ Abb. 6.15

Rechtliches

- **§225 StGB** Misshandlung von Schutzbefohlenen
- **§203 StGB** Verletzung von Privatgeheimnissen gilt für Arzt, Zahnarzt, Tierarzt, Apotheker oder Angehörigen eines anderen Heilberufs, der für die Berufsausübung oder die Führung der Berufsbezeichnung eine staatlich geregelte Ausbildung erfordert.
- **§ 138 StGB** Nichtanzeige von Straftaten
- **§4 KKG** Gesetz zur Kooperation und Information im Kinderschutz (KKG). Seit 2012 sind bei einer Kindeswohlgefährdung Berufsgeheimnisträger*innen (nach §203 StGB) berechtigt, das Jugendamt zu informieren.
- **§1631 Abs. 2 BGB** Kinder haben ein Recht auf gewaltfreie Erziehung. Körperliche Bestrafungen, seelische Verletzungen und andere entwürdigende Maßnahmen sind unzulässig.
- **§176 StGB** Wer sexuelle Handlungen an einer Person unter 14 Jahren (Kind) vornimmt oder an sich von einem Kind durchführen lässt, wird mit Freiheitsstrafe von 6 Monaten bis 10 Jahren bestraft.

Der Heilpraktikerberuf erfordert keine staatliche geregelte Ausbildung. Somit entfällt der § 203 für die Heilpraktiker*innen.
Der §138 StGB kann so ausgelegt werden, dass der/die Heilpraktiker*in eine Straftat begeht, wenn keine Anzeige erstattet wird.

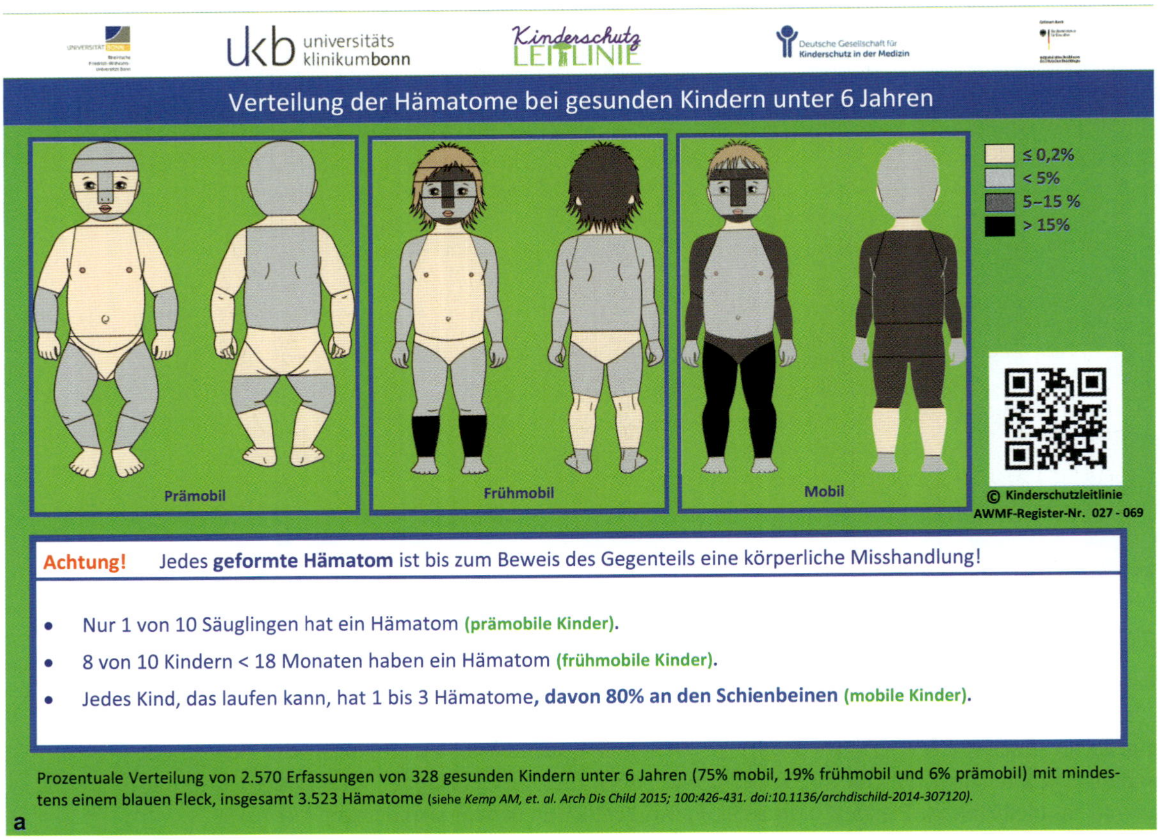

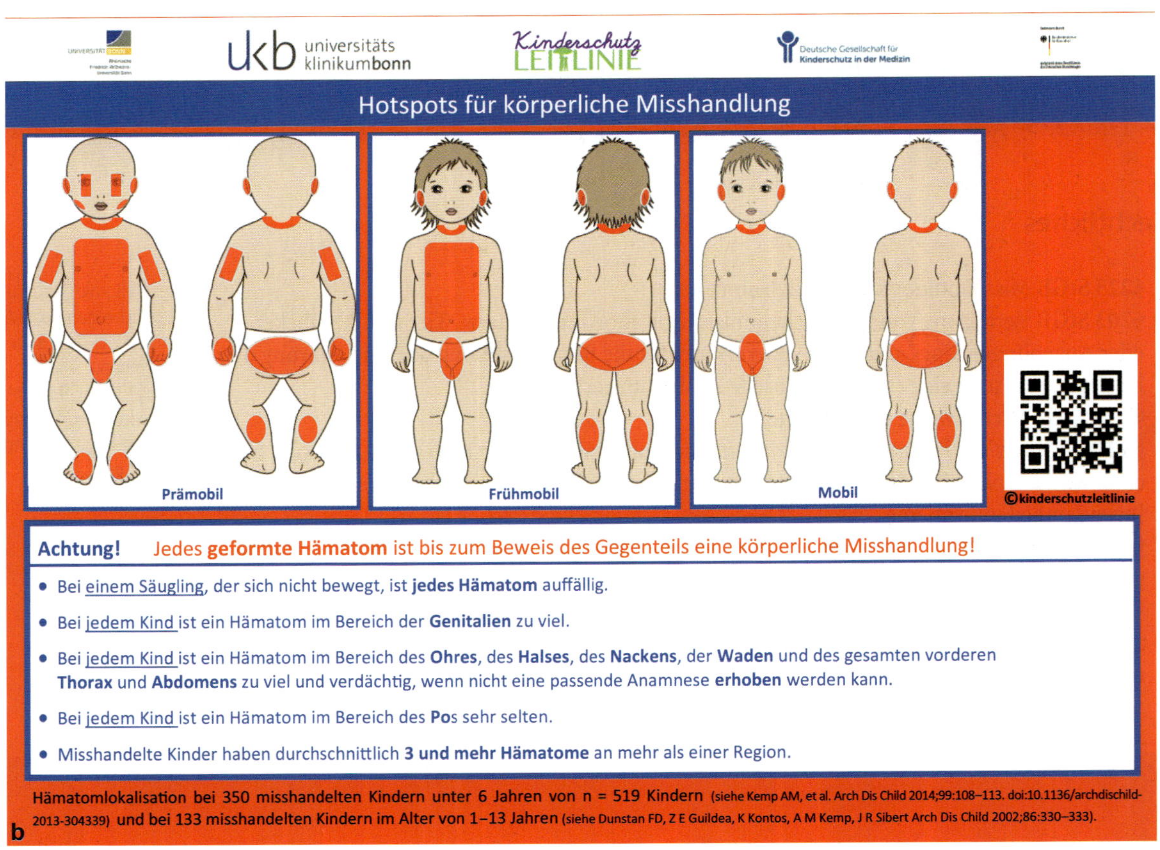

Abb. 6.14 Hämatome. a) Lokalisation sturz- und stoßspezifisch. b) Misshandlungsverdächtige Lokalisationen. [W1103]

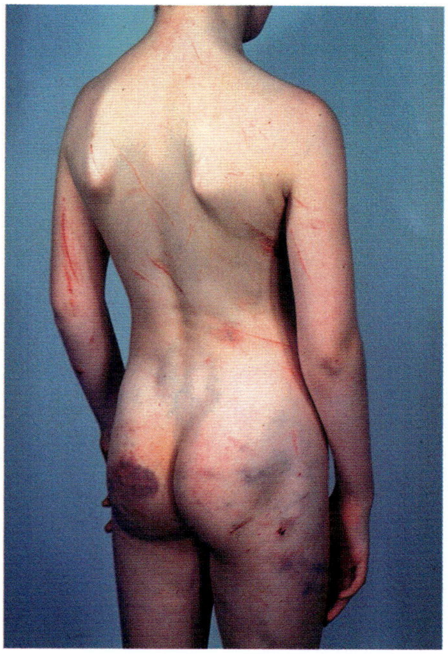

Abb. 6.15 Kindesmisshandlung. Nicht immer sind die Befunde so deutlich. [T112]

Vorgehen in der Praxis

Bei Verdacht auf eine Kindesmisshandlung muss die aufsichtspflichtige Person darauf angesprochen werden. Eine Meldung an das zuständige Jugendamt ist Heilpraktiker*innen nicht verboten, somit kann eine Meldung zum Wohle des Kindes an das Jugendamt abgegeben werden. Bei lebensbedrohlicher Misshandlung besteht **Gefahr für Leib oder Leben** und somit ist die Polizei zu verständigen.

Im Rechtslatein heißt es *periculum in mora* für „Gefahr bei Verzögerung".

KAPITEL

7 Gynäkologische Notfälle

Akutes Abdomen ➤ Kap. 5.1

Häufige gynäkologische Notfälle sind Patientinnen mit akuten Bauchschmerzen. Die Abgrenzung zu anderen abdominellen Erkrankungen fällt hierbei meist schwer und so wird die Betroffene oft zur weiteren Abklärung in die Klinik gebracht.

Dennoch gibt es ein paar Abgrenzungsmöglichkeiten, die auch in der Heilpraktikerpraxis möglich sind.

Gynäkologische Notfallanamnese

Bei Frauen sollte immer eine Regelanamnese erfolgen. Bei einem Verdacht auf einen Notfall sollten folgende Fragen dringend gestellt werden:

- Wann war die letzte Monatsblutung?
  - Ausbleiben gibt Hinweis auf mögliche Schwangerschaft oder Eileiterschwangerschaft.
  - Schmerzen kurz nach der Regelblutung können auf eine Adnexitis hindeuten.
- Stärke und Länge der Blutung?
  - Verstärkte oder verlängerte Blutung gibt Hinweis auf Myome oder Polypen, die nun rupturiert sein könnten.
- Treten Schmier- oder Zwischenblutungen auf?
  - Hinweis auf Zervixkarzinom, Polypen
  - Evtl. drohender Abort bei Schwangerschaft
- Verhütungsmethode und sexuelle Aktivität?
  - Hinweis auf Schwangerschaft
  - Bei fehlender Verhütung und/oder gehäufter sexueller Aktivität bestehen evtl. sexuell übertragbare Krankheiten oder eine Adnexitis.
- Bei bestehender Schwangerschaft:
  - Letzte Kontrolluntersuchung?
  - Mutterpass zeigen lassen
  - Neurologische Symptome, z. B. Kopfschmerzen, Sehstörungen?
  - Übermäßige Gewichtszunahme, Ödeme?
  - Bauchschmerzen?
  - Vorerkrankungen, wie z. B. Hypertonie, Diabetes mellitus, Nierenerkrankungen?

Gynäkologische Notfalluntersuchung

- Allgemeine Abdomenuntersuchung mit Auskultation und Palpation
- Bimanuelle Tastuntersuchung: Positiver Portioschiebeschmerz gibt Hinweis auf Adnexitis.
- Schwangerschaftstest
- Bei Schwangeren:
  - Blutdruckmessung
  - Blutzuckermessung
  - Urostick
  - Gewichtskontrolle (Vergleich mit Mutterpass)

MERKE

Starke Schmerzen oder Krämpfe sollten immer ernstgenommen werden und nicht als „Regelbeschwerden" abgetan werden.

Bei schwangeren Patientinnen sollte jede Blutung schnellstmöglich gynäkologisch untersucht werden. Bei stärkeren Blutungen ist die Patientin liegend, evtl. in **Fritsch-Lagerung** in die Klinik zu verbringen (➤ Abb. 7.1).

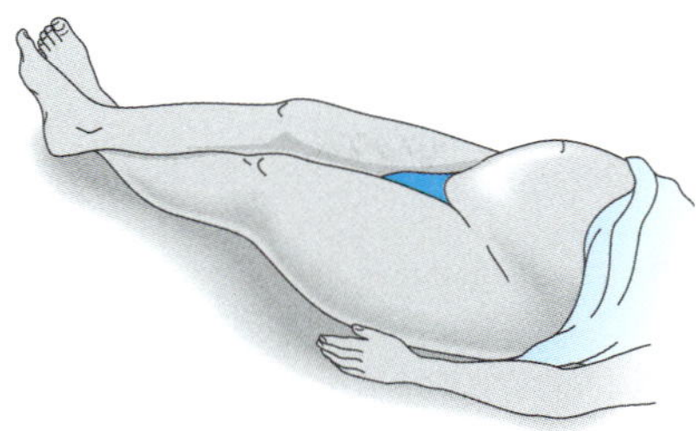

Abb. 7.1 Fritsch-Lagerung [L190]

7.1 Hypertensive Schwangerschaftserkrankung

Definition

Unter dem Begriff „hypertensive Schwangerschaftserkrankung“ werden verschiedene Krankheiten zusammengefasst, die mit einem in der Schwangerschaft erstmalig auftretenden, arteriellen Hypertonus einhergehen.

MERKE

In der Schwangerschaft spricht man bereits ab **Werten von 140/90 mmHg** von einer behandlungsbedürftigen, arteriellen Hypertonie, da sich aus dem erhöhten Blutdruck schwerwiegende Komplikationen für Mutter und Kind ergeben können.

Formen

- **Schwangerschaftsinduzierte Hypertonie:** in der Schwangerschaft auftretende, arterielle Hypertonie ohne Proteinurie. Sie besteht nur vorübergehend und normalisiert sich meist nach der Geburt.
- **Präeklampsie:** arterielle Hypertonie, Proteinurie und Ödeme während der Schwangerschaft. Mögliche Symptome sind Schwindel, Kopfschmerzen, Augenflimmern, Sehstörungen, Übelkeit und Erbrechen.
- **Eklampsie:** tonisch-klonische Krampfanfälle während der gesamten Schwangerschaft, während oder nach der Geburt
- **HELLP-Syndrom:** Thrombozytopenie, Hämolyse, Leberwertehöhung. Das HELLP-Syndrom kann bei einer Präeklampsie zusätzlich auftreten.

Präeklampsie ➤ Kap. 7.1.1
Eklampsie ➤ Kap. 7.1.2
HELLP-Syndrom ➤ Kap. 7.1.3

Prädisponierende Faktoren

- Erstgebärende
- Lebensalter > 35 Jahre
- Präeklampsie in der Anamnese
- Mehrlingsschwangerschaft
- Vorerkrankungen:
  - Adipositas
  - Hypertonie
  - Diabetes mellitus
  - Nierenerkrankung
  - Lupus erythematodes
- Familiäre Disposition

cABCDE

Maßnahmen

- Vorgehen nach cABCDE-Schema:

MERKE
Heilpraktiker*innen sollten keinen i. v.-Zugang durchführen, da der „Einstichspicks" ein Trigger für die Eklampsie sein kann.

  - Vitalparameter prüfen (RR, Puls, SpO_2, AF, ggf. EKG) und alle 3–5 Min. kontrollieren
  - Bei schwangerschaftsinduzierter Hypertonie: dringende gynäkologische Abklärung
  - Bei allen anderen, schwereren Formen: Patientin wegen der Gefahr eines bevorstehenden Krampfanfalls in Ruhe und reizarm lagern
  - Abklärung in der Klinik.

Hohe Transportpriorität!

7.1.1 Präeklampsie

Definition

Hypertensive Schwangerschaftserkrankung mit arterieller Hypertonie und Proteinurie. Ödeme können, müssen aber nicht auftreten.

Früher nannte man diese Erkrankung „Schwangerschaftsvergiftung". Später wurde diese Form als EPH-Gestose bezeichnet.

Merkhilfe!
EPH-Gestose = **E**dema (engl. für Ödeme), **P**roteinurie, **H**ypertonie

Ursachen

Pathogenetisch kommt es im ersten Trimenon zu einer Störung der Ausbildung und Reifung der Plazenta, die dann im weiteren Schwangerschaftsverlauf zu einer generalisierten Vasokonstriktion und gesteigerten Gerinnung führt.

Weshalb es bei 6–9 % der Schwangeren zu dieser Plazentationsstörung kommt, ist bisher ungeklärt. Man geht davon aus, dass verschiedene Faktoren eine Präeklampsie begünstigen, z. B. Autoimmunerkrankungen oder Adipositas.

Symptome

- RR systolisch > 140/90 mmHg
- Proteinurie
- Evtl. massive Ödeme
- Evtl. starke Gewichtszunahme

Diagnostik

- Blutdruckmessung an beiden Armen
- Urostick (Proteine)
- Palpation: Ödembildung (v. a. an den Beinen)

cABCDE

Maßnahmen

- Vorgehen nach cABCDE-Schema:
  - Vitalparameter prüfen (RR, Puls, SpO_2, AF, ggf. EKG) und alle 3–5 Min. kontrollieren

- Patientin beruhigen und von Reizen abschirmen, z. B. laute Geräusche, zuckendes Licht
- Lagerung: Oberkörper leicht erhöht
- Transport in Klinik erfolgt mit dem Rettungsdienst (ohne Blaulicht oder Martinshorn).

7.1.2 Eklampsie

Definition

Während der gesamten Schwangerschaft und/oder während oder nach der Geburt auftretender, tonisch-klonischer Krampfanfall. Meist tritt dieser als Komplikation einer Präeklampsie auf.

Ursachen

Die Ursachen sind noch nicht genau erforscht. Man vermutet einen Spasmus der Gefäße, der zu einer akuten Ischämie des Gehirns führt.

Symptome

- Evtl. vorangegangene Präeklampsie
- Prodromalsymptome (➤ Abb. 7.2):
  - Schneller Blutdruckanstieg
  - Kopfschmerzen (meist im Frontalbereich)
  - Evtl. Sehstörungen, z. B. Augenflimmern, verschwommenes Sehen mit Doppelbildern
  - Evtl. Übelkeit oder Brechreiz
- Anfall:
  - Mit oder ohne Bewusstseinsverlust
  - Tonisch-klonischer Anfall

Epileptischer Anfall ➤ Kap. 4.11

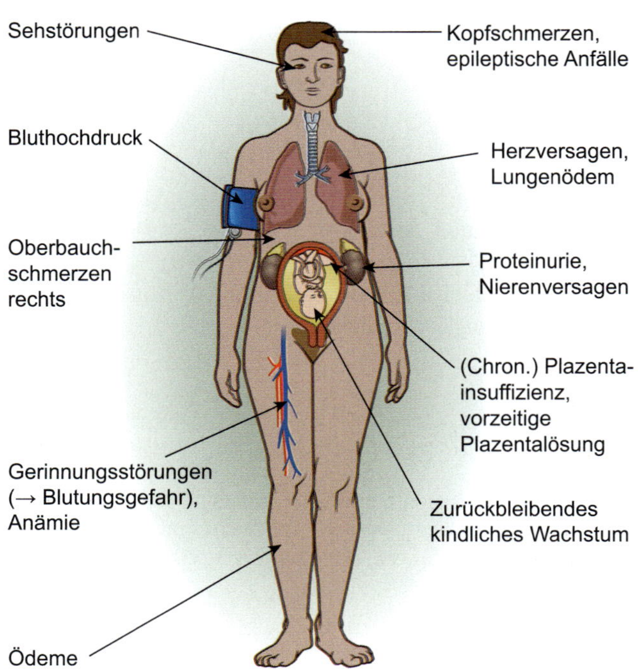

Abb. 7.2 Symptome und Komplikationen von Präeklampsie und Eklampsie [T192]

cABCDE

Der Rettungsdienstspruch „Langsam, langsam es eilt!" bekommt hier eine besondere Bedeutung!

Maßnahmen

- Notruf absetzen
- Vorgehen nach cABCDE-Schema:
  - Bei Bestehen von Prodromalsymptomen:
    - Vitalparameter prüfen (RR, Puls, SpO_2, AF, ggf. EKG) und alle 3–5 Min. kontrollieren
    - Oberste Maxime ist es, die Patientin nicht aufzuregen und von allen möglichen Reizen abzuschirmen.
  - Lagerung: Oberkörper leicht erhöht
  - Bei tonisch-klonischem Anfall:
    - Während des Krampfanfalls die Patientin nicht festhalten
    - Ggf. Brille abnehmen
    - Gegenstände aus dem Weg räumen, an denen sie sich verletzen könnte
    - Wenn möglich ein Kopfkissen/Decke unter den krampfenden Kopf legen, um Zusatzverletzungen zu vermeiden

7.1.3 HELLP-Syndrom

Definition

Schwerste Verlaufsform der schwangerschaftsinduzierten Hypertonie. Das Akronym HELLP bildet sich aus: **H**ämolyse

- Erhöhung der Leberenzyme (**EL**= *elevated liver enzymes*), insbesondere Transaminasen und Bilirubin
- Thrombozytopenie (**LP** = *low platelet count*)

Ursachen

Eine Reihe von Verkettungen wird als Ursache angenommen

- Hypertonie
- Gefäßschädigung mit der Folge einer Aktivierung des intravasalen Gerinnungssystems und einhergehender Verbrauchskoagulation

Symptome

- Schmerzen im rechten Oberbauch
- Druckschmerz bei Leberpalpation
- Sehstörungen mit „Flimmern"
- Evtl. arterielle Hypertonie (fehlt bei 15 % der Patientinnen), Proteinurie, Ödeme
- Evtl. lebensbedrohliche Blutungen nach der Geburt

MERKE

Wenn eine Schwangere wegen „Unwohlsein" und Übelkeit mit leichtem Druck im Abdomen anruft und um Hilfe bittet, sollte immer das HELLP-Syndrom in Betracht gezogen und direkt der Rettungsdienst alarmiert werden!

Schwangeren ist häufig in der Schwangerschaft mal schlecht und unwohl. Auch der Druck im Abdomen kann unbedenklich sein. Sollte jedoch eine Schwangere selbst den Eindruck haben, dass etwas nicht stimmt, muss auf deren „Bauchgefühl" gehört werden. Im Regelfall steckt dann auch eine ernstzunehmende Schwangerschaftskomplikation dahinter.

Diagnostik

Wird nur in der Klinik über das Labor gestellt:
- Labortechnische Trias: Hämolyse, Transaminasenanstieg (GPT, GOT), Thrombozytopenie
- Weitere Laborparameter: Anstieg des Bilirubins

Maßnahmen

cABCDE

CAVE
Absoluter Notfall wegen der Gefahr lebensbedrohlicher Blutungen!

- Vorgehen nach cABCDE-Schema:
  - Vitalparameter prüfen (RR, Puls, SpO_2, AF, ggf. EKG) und alle 3–5 Min. kontrollieren
  - i. v.-Infusion (NaCl)
  - Sauerstoffgabe: Zielwert SpO_2 90 %
  - Notruf absetzen

7.2 Vena-cava-Kompressionssyndrom

Definition

Das Vena-cava-Kompressionssyndrom tritt hauptsächlich zum Ende der Schwangerschaft auf. Ursächlich hierfür ist die Rückenlage der Schwangeren, bei der durch das Gewicht des ungeborenen Kindes die untere Hohlvene (V. cava inferior) komprimiert wird und somit der Rückfluss des Blutes zum Herzen behindert wird (➤ Abb. 7.3).

Symptome

Akute Schocksymptome:
- Blässe
- Kaltschweißigkeit
- Hypotonie
- Tachykardie
- Schwindel
- Zittern
- Bewusstseinsstörung bis hin zur Bewusstlosigkeit

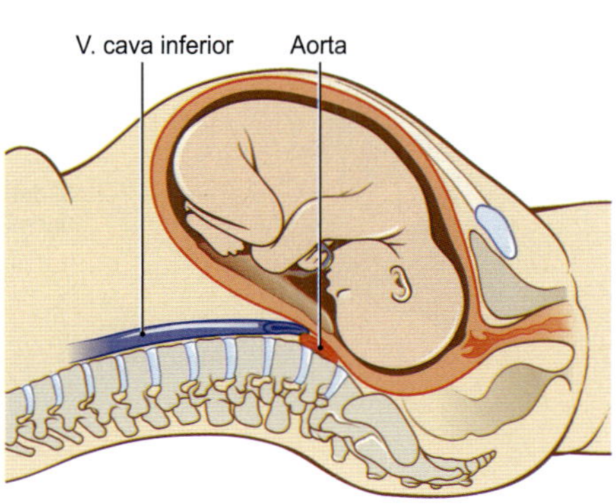

Abb. 7.3 Vena-cava-Kompressionssyndrom [L126]

cABCDE

Maßnahmen

- Vorgehen nach cABCDE-Schema:
  - Patientin auf die Seite lagern, optimalerweise auf die linke Seite
  - Vitalparameter prüfen (RR, Puls, SpO_2, AF, ggf. EKG) und alle 3–5 Min. kontrollieren

7.3 Geburt

Definition

Die Geburt ist der Vorgang, bei dem das Kind den Mutterleib verlässt. Sie stellt das Ende einer Schwangerschaft dar.

Ablauf einer Geburt

- Eröffnungsphase:
  - Beginn der Eröffnungswehen
  - Blasensprung
  - Öffnen des Muttermundes
- Austreibungsphase:
  - Austrittswehen
  - Hinterhauptslage
  - Presphase
  - Geburt des Kindes
- Nachgeburtsphase:
  - Ausstoßen der Plazenta

INFO

Geburtshilfe im Notfall (so lange Ärzt*innen/Hebammen nicht vor Ort sind):
- Dammschutz (➤ Abb. 7.4)
- Unterstützung beim Pressen
- Nach der Geburt Mund und Nase von Fruchtwasser leicht befreien
- Kind quer auf den Bauch der Mutter legen
- Die Durchtrennung der Nabelschnur muss steril erfolgen. Aus diesem Grund sollte dies nicht durch Heilpraktiker*innen gemacht werden. Sollte es aus bestimmten Gründen doch notwendig sein, darf dies erst geschehen, wenn die Nabelschnur nicht mehr pulsiert. Eine Abtrennung erfolgt eine Handbreite vom Kind entfernt.

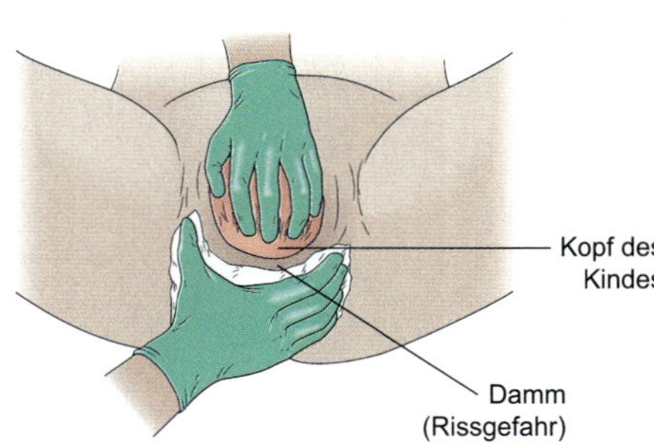

Abb. 7.4 Dammschutz [L190]

7

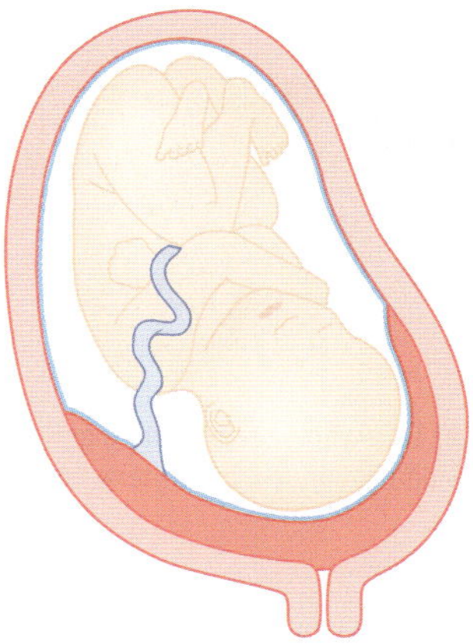

Abb. 7.5 Placenta praevia [E1171]

Tab. 7.1 APGAR-Schema. Maximalpunktzahl 10.

	0 Punkte	1 Punkt	2 Punkte
A: Atmung	Keine	Unregelmäßig, langsam	Regelmäßig, kräftig
P: Puls	Kein Puls	< 100/min	> 100/min
G: Grundtonus	Schlaff	Leichte Muskelspannung	Aktive Bewegung
A: Aussehen	Blass	Rosige Haut, Extremitäten zyanotisch	Am kompletten Körper rosige Haut
R: Reflexe	Keine	Geringe Reaktionen	Schreit, hustet, niest

Komplikationen

CAVE
Heilpraktiker*innen dürfen bei Eintreten von Geburtskomplikationen nicht eingreifen. Es wird auf Rettungsdienst bzw. Notärzt*in gewartet.

- Placenta praevia (Plazentavorfall) (➤ Abb. 7.5): Die Plazenta liegt nicht wie üblich im oberen Bereich der Gebärmutter, sondern über dem Gebärmutterhals.
- Vorzeitiger Blasensprung (vor der Eröffnungsphase)
- Extremitätenvorfall
- Knoten in der Nabelschnur

Maßnahmen

cABCDE

- Notruf absetzen
- Vorgehen nach cABCDE-Schema:
  - Vitalparameter prüfen (RR, Puls, SpO_2, AF, ggf. EKG) und alle 3–5 Min. kontrollieren
  - Nach erfolgter Geburt: Beurteilung des Kindes nach APGAR-Schema (➤ Tab. 7.1)
  - Die Messung wird in der ersten/fünften/und zehnten Lebensminute durchgeführt.
  - Bei vaginaler (Nach-)Blutung: Fritsch-Lagerung
  - Ggf. Überweisung ins Krankenhaus

Fritsch-Lagerung ➤ Abb. 7.1

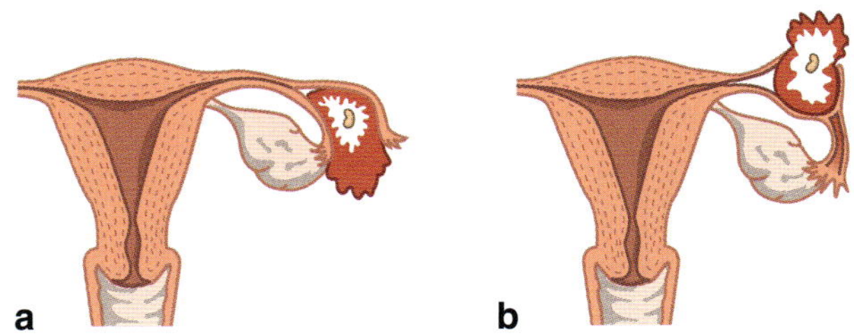

Abb. 7.6 a) Tubarabort bei Extrauteringravidität im weiten, ovarnahen Abschnitt der Tube. b) Tubarruptur bei Extrauteringravidität im engen, uterusnahen Abschnitt der Tube [L138]

7.4 Eileiterruptur bei Extrauteringravidität (EUG)

Definition

Die EUG ist die Schwangerschaft außerhalb des Uterus. Meist befindet sie sich innerhalb des Eileiters (➤ Abb. 7.6).
Ungefähr in der 7.–8. Schwangerschaftswoche platzt der betroffene Eileiter, was zum Teil lebensgefährliche Komplikationen nach sich ziehen kann.

Akutes Abdomen ➤ Kap. 5.1

Symptome

- Schmierblutung nach Ausbleiben der Monatsblutung
- Plötzliche, starke einseitige Bauchschmerzen
- Evtl. akutes Abdomen
- Evtl. Schock aufgrund der inneren Blutung

Diagnostik

- Schwangerschaftstest
- Allgemeine Abdomenuntersuchung mit Auskultation und Palpation zur Abklärung eines Ileus

cABCDE

Maßnahmen

- Vorgehen nach cABCDE-Schema:
  - Vitalparameter prüfen (RR, Puls, SpO_2, AF, ggf. EKG) und alle 3–5 Min. kontrollieren
  - i. v.-Zugang mit NaCl 0,9 %
  - Transport in die Klinik (Notfall)

INFO

Notfallstrategie: Permissive Hypotension

Bei unstillbaren, inneren Blutungen, die zu einer arteriellen Hypotonie führen, wird in der Notfallmedizin folgende Vorgehensweise empfohlen:
- Bei Schockgeschehen: initiale Gabe von 500 ml NaCl
- Anschließend bzw. ansonsten tropfenweise laufen lassen, um so die körpereigene Blutgerinnung zu unterstützen.
- Hierbei wird ein systolischer Wert von 80 mmHg toleriert bzw. angestrebt.

KAPITEL

8 Thermoregulatorische Notfälle

8

8.1 Hitzschlag (Hyperthermiesyndrom)

Definition

Der Hitzschlag stellt einen akuten Notfall dar, bei dem der Körper schwere Hitzeschäden aufgrund einer heißen Umgebung erleidet. Die physiologische Gegenregulation (Porenerweiterung und Schwitzen) läuft hierbei nur noch ungenügend ab, sodass der Körper überwärmt.

Symptome

- Körpertemperatur > 40 °C
- Trockene, rote, heiße Haut (keine Schweißbildung wegen Versagen der Temperaturregulation)
- Kopfschmerzen
- Tachypnoe
- Tachykardie und Hypotonie
- Ataxie
- Vigilanzstörung bis zum Koma
- Evtl. zerebrale Krampfanfälle
- Schock

cABCDE

Maßnahmen

- Temperaturmessung bei Verdacht
- Vorgehen nach cABCDE-Schema:
  - Vitalparameter prüfen (RR, Puls, SpO_2, AF, ggf. EKG) und alle 3–5 Min. kontrollieren
  - i. v.-Zugang legen (mit 500 ml NaCl 0,9%)
  - Körper langsam runterkühlen:
    - Gekühlte Getränke (bei ansprechbaren Patient*innen)
    - Langsames Eintauchen in Wasser (kühles bis handwarmes Leitungswasser)
    - Besprühen der Patient*innen mit Wasser (Luftzug kühlt so von außen langsam ab)
    - Applikation von Kühlpacks (klassisch: Nacken, Leisten, Achsel)

CAVE
Kaltwasserbäder oder Eisabreibungen vermeiden, da dies bedingt durch die Vasokonstriktion zu einem weiteren Anstieg der Körpertemperatur führen kann.

8.2 Sonnenstich

Definition

Infolge einer direkten Sonneneinstrahlung auf den meist unbedeckten Kopf oder Nacken reagieren die Hirnhäute und schwellen je nach Schwere teilweise an. Es kann sich somit eine Hirndrucksteigerung entwickeln.

Intrakranielle Druckerhöhung
➤ Kap. 4.3

Symptome

- Starke Kopfschmerzen
- Evtl. Meningismuszeichen

- Heißer, roter Kopf
- Normale (evtl. leicht erhöhte) Körpertemperatur
- Schwindel
- Übelkeit, Erbrechen
- Evtl. Tinnitus
- Innere Unruhe aufgrund der Kopfschmerzen
- Erschöpfung

Maßnahmen

cABCDE

- Vorgehen nach cABCDE-Schema:
  - Gekühlte Getränke (bei ansprechbaren Patient*innen)
  - Kühlung von außen, kalte Umschläge auf Stirn, Kopf und Nacken
  - Vitalparameter prüfen (RR, Puls, SpO_2, AF, ggf. EKG) und alle 3–5 Min. kontrollieren
  - Lagerung (im Schatten): Kopf bzw. Oberkörper hoch
  - Sauerstoffgabe ca. 2–4 l, bei Bedarf
  - i. v.-Zugang legen (mit 500 ml NaCl 0,9%)

8.3 Verbrennungen

Definition

Verbrennungen sind Gewebeschäden der Körperoberfläche infolge von Hitzeeinwirkung.

Ursachen

- Hitzeeinwirkung durch Flüssigkeit bzw. Dampf
- Offenes Feuer
- Thermische Strahlung
- Wärmeleitung oder Chemikalie (Laugen oder Säuren)
- Explosion
- Elektrounfall
- Reibung

INFO

Pathophysiologie

Hitzeeinwirkung → Schädigung der Haut und Kapillaren infolge einer Gewebeischämie mit metabolischer Azidose und daraus resultierender Laktaterhöhung → erhöhte Permeabilität der Haut → Flüssigkeits- und Eiweißverlust mit Ödembildung → Absinken des Herzminutenvolumens → Volumenmangelschock

Symptome

➢ Tab. 8.1

Diagnostik

- Verbrennungsausmaß mit der Neunerregel abschätzen und berechnen (➢ Abb. 8.2)
- Patient*in mit der Schmerzskala 1–10 abfragen

Wichtig für die Rettungsleitstelle, da diese im Hintergrund ein Verbrennungsbett in einer Verbrennungsklinik sucht!

Tab. 8.1 Verbrennungsgrade. Siehe dazu auch ➢ Abb. 8.1.

Grad	Lokalisation	Symptome
1	Epidermis	• Rötung • Schwellung • Schmerz
2a	Oberer Anteil der Dermis	• Rötung • Blasenbildung • Schmerz
2b	Tiefer Anteil der Dermis	• Rötung • Blasenbildung • Wenig Schmerz • Narbenbildung im Heilungsverlauf
3	Kutis und Subkutis	• Nekrose • Kein Schmerz • Narbenbildung • Im Heilungsverlauf mit Kontrakturen
4	Tiefer Strukturen (Muskel, Knochen)	• Verkohlung (Karbonisation)

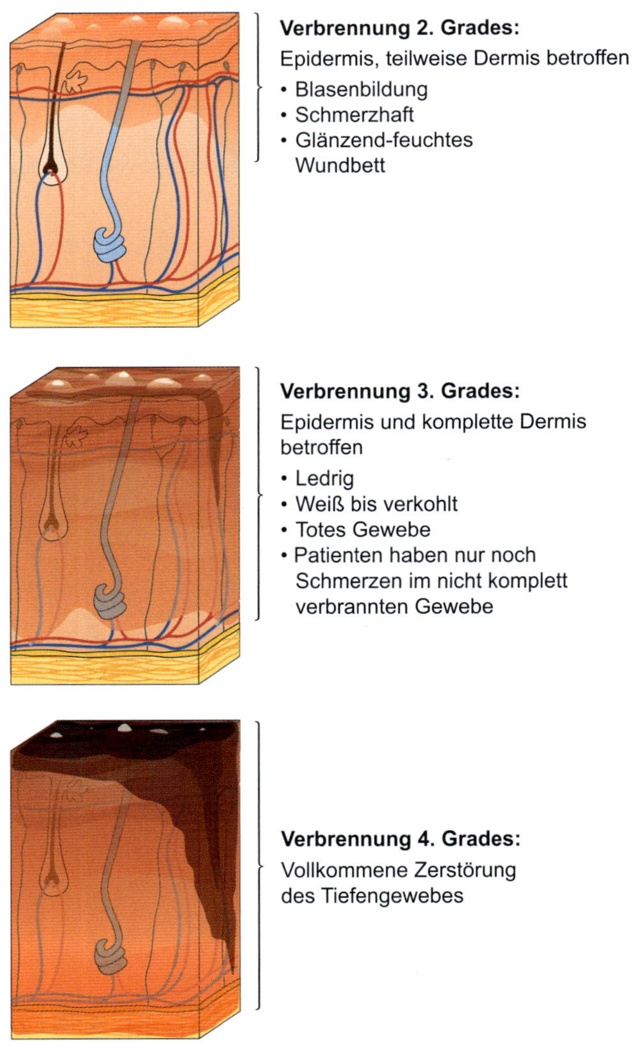

Abb. 8.1 Verbrennungsgrade der Dermis [L231]

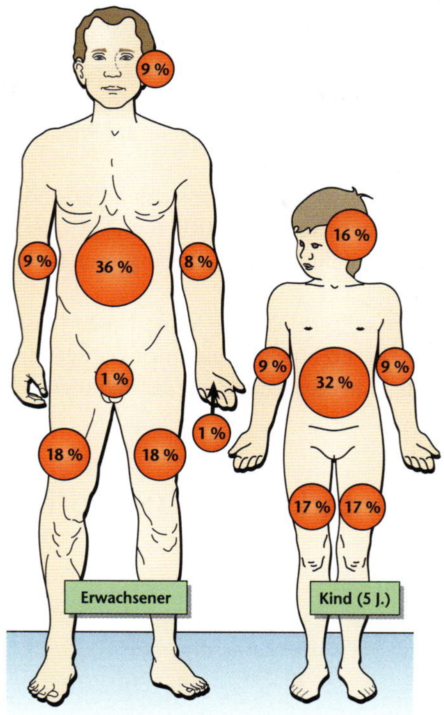

Abb. 8.2 Neunerregel nach Wallace: Die Neunerregel gilt nur für Erwachsene und besagt, dass der Körper zur groben Orientierung in 11 9%-Einheiten aufgeteilt werden kann. Bei Kindern verändert sich das Verhältnis nicht proportional zur Größe. Die abgebildeten Werte sind Annäherungswerte. [L234]

Maßnahmen

- Notruf absetzen
- Lokale Verbrennungstherapie:
  - Entfernung der verbrannten Kleidung. Festhaftende Kleidung nicht entfernen. Eventuell umschneiden.
  - Nur kleine Verbrennungen kühlen (ca. 10 Min.). Größere Wunden dürfen aufgrund der Gefahr der Unterkühlung nicht gekühlt werden.
  - Wunden mit sterilem Verband abdecken

INFO

Nach der S2k-Leitlinie zur Behandlung thermischer Verletzungen des Erwachsenen wird empfohlen: *„Eine aktive Kühlung von Verbrennungen soll von medizinischem Fachpersonal nicht durchgeführt werden bzw. soll beendet werden. Die lokale Kühlung im Rahmen der Laienhilfe dient der Analgesie, birgt jedoch das Risiko der Hypothermie."*
Stand: 01.02.2021

cABCDE

- Systemische Therapie:
- Vorgehen nach cABCDE-Schema:
  - Vitalparameter prüfen (RR, Puls, SpO_2, AF, ggf. EKG) und alle 3–5 Min. kontrollieren
  - Sauerstoffgabe ca. 4–6 l
  - Großlumigen i. v.-Zugang legen mit 1.000 ml NaCl 0,9% in den ersten 2 Std. nach der Verbrennung

Prüfungsfragen

Prüfungsfragen

Amtsärztliche Frage: „Sie werden zu Ihrem Nachbarn in den Garten gerufen. Dieser hat mit Brandbeschleuniger (Brennspiritus) den Kohlegrill entzünden wollen. Es kam zur Verpuffung mit Stichflamme. Der aufgeregte Nachbar läuft umher und hat sich den halben Thorax (oberen Bereich) und den rechten Arm komplett zwei- bis drei-gradig verbrannt. Bitte erläutern Sie Ihr Vorgehen. Sie haben Ihre komplette Notfallausrüstung im parkenden PKW."

8

Lösungsansatz

- Patienten beruhigen
- Verbrannte Fläche mit der Neunerregel abschätzen: halber Thorax 4,5 %, kompletter rechter Arm 9 %, insgesamt ca. 13,5 %. Zudem besteht der Verdacht auf ein Inhalationstrauma.
- Notruf absetzen unter Angabe der Prozentzahl der Verbrennung und Verdacht auf Inhalationstrauma
- Brandwunden mit einem sterilen Verbandtuch abdecken
- Vitalparameter prüfen (RR, Puls, SpO_2, AF, ggf. EKG) und alle 3–5 Min. kontrollieren
- Einen großlumigen i. v.-Zugang legen und die ersten 500 ml NaCl 0,9% im „Schuss" laufen lassen
- Sauerstoffgabe über die Mund-Nasen-Maske mit 6 l/Min.
- Für eine eventuelle Beatmung oder Reanimation vorbereiten
- Evtl. Wärmeerhaltung mit der Rettungsdecke

8.4 Unterkühlung (Hypothermie)

Definition

Erniedrigte Körperkerntemperatur (< 36 °C).

Ursachen

- Längerer Aufenthalt im Wasser, Eis, Schnee oder leicht bekleidet im Freien mit Windgang
- Kollaps bis Bewusstlosigkeit
- Hypothyreose

Symptome

Unter 32 °C kann es zur „Kälteidiotie" kommen. Gemeint ist hierbei das paradoxe Verhalten von Erfrierenden, z.B. ein Entkleiden trotz Frierens.

➢ Tab. 8.2

Tab. 8.2 Stadien der Hypothermie

Stadium	Körperkerntemperatur	Symptome
Stadium 1 Abwehrstadium	35–32 °C	• Patient*in ist bei Bewusstsein • Kältezittern • Hyperglykämie durch Aktivierung der Glukosequellen • Hyperventilation • Hypertonie (durch kältebedingte Vasokonstriktion) • Tachykardie
Stadium 2 Erschöpfungsstadium	32–28 °C	• Patient*in wird somnolent • Muskelstarre, kein Kältezittern • Bradypnoe • Hypoglykämie • Bradykardie • Hypotonie
Stadium 3 Paralysestadium	28–24 °C	• Patient*in wird bewusstlos • Extreme Rhythmusstörungen • Mydriasis
Stadium 4 Vita minima (Scheintod)	Unter 24 °C	• Keine Atmung sichtbar • Kein Puls tastbar • Kammerflimmern oder Asystolie

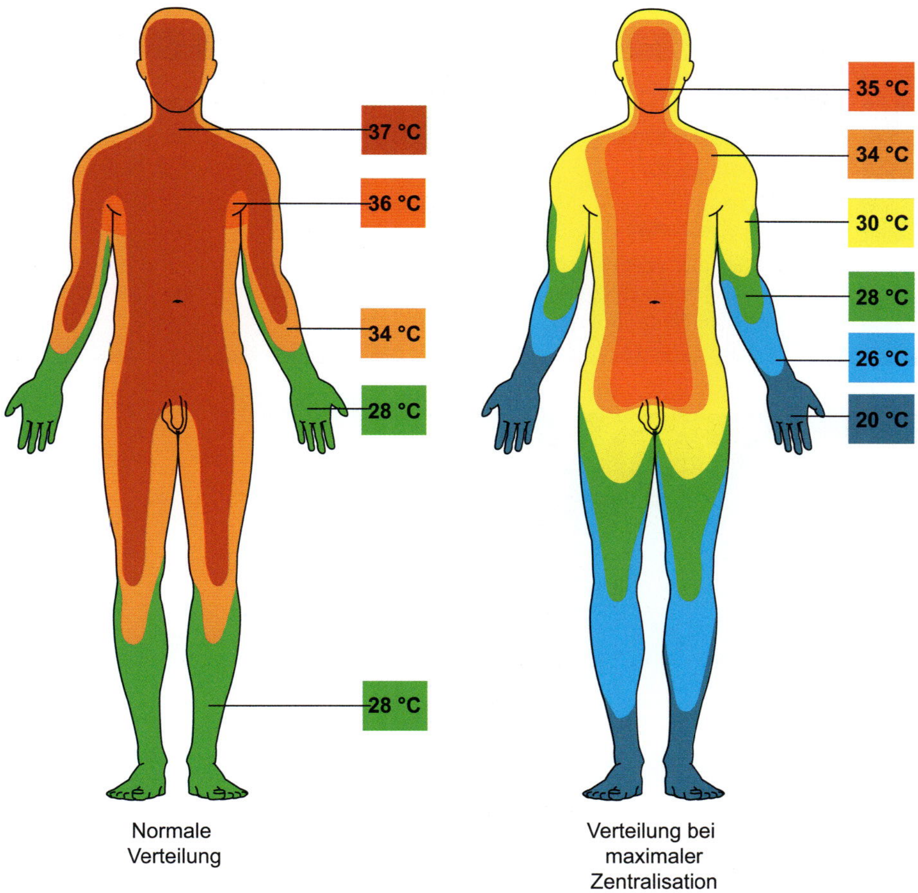

Abb. 8.3 Zentralisation bei Bergungstod [L138]

Maßnahmen

cABCDE

- Notruf absetzen
- Vorgehen nach cABCDE-Schema:
  - Vitalparameter prüfen (RR, Puls, SpO_2, AF, ggf. EKG) und alle 3–5 Min. kontrollieren
  - i. v.-Zugang so proximal wie möglich legen und (angewärmte) Infusion (NaCl)
  - Reanimationsbereitschaft herstellen
  - Passives Aufwärmen, beispielsweise mit Wärmedecken
  - Patient*in so wenig wie möglich bewegen (Bergungstod, ➤ Abb. 8.3)

Bergungstod: Nach erfolgreicher Rettung mischt sich das Blut der Körperschale mit dem Körperkernblut und kühlt schnell ab. Patient*innen werden evtl. in kürzester Zeit reanimationspflichtig.

MERKE

„Keiner ist tot, solange er kalt ist."
Unterkühlte, reanimationsbedürftige Patient*innen werden bis zur Erwärmung der Körpertemperatur (meist in der Klinik) durchreanimiert.

8.5 Erfrierung (Congelatio)

Definition

Schwerste, evtl. lokale Gewebsschädigung durch Kälte.

Tab. 8.3 Erfrierungsgrade

Grade	Symptome
1	• Blasse Haut • Leichte Schmerzen • Hyperämie nach Erwärmung
2	• Zyanotische, livide Haut • Blasenbildung • Abheilung ohne Narben
3	• Trockene Nekrosen oder blaurote Blutblasen • Risikoerhöhung für Wundinfektionen und Abfallen von peripheren Körperteilen wie Zehen oder Fingern • Abheilung unter Narbenbildung • ➤ Abb. 8.4

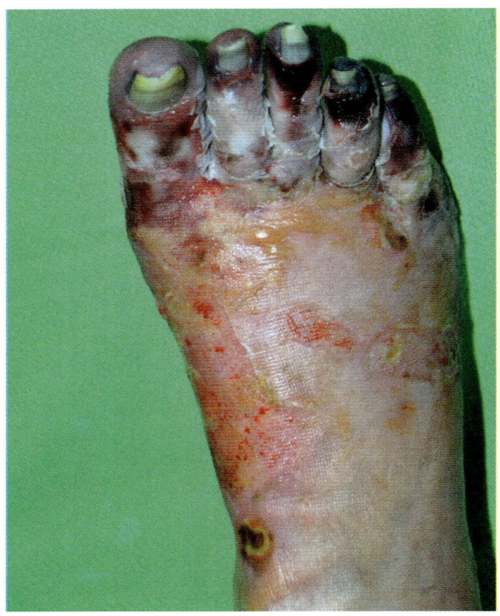

Abb. 8.4 Erfrierung dritten Grades

Ursachen

- Längerer Aufenthalt in kalter Umgebung
- Kontakt mit kalten Flüssigkeiten, Metallen
- Massiver Nikotin- oder Alkoholkonsum

Symptome

➤ Tab. 8.3

cABCDE

Maßnahmen

- Vorgehen nach cABCDE-Schema:
  - Vitalparameter prüfen (RR, Puls, SpO_2, AF, ggf. EKG) und alle 3–5 Min. kontrollieren
  - Langsames Erwärmen bei Erfrierungen im Stadium 1
  - Ab Stadium 2: Erfrierungen steril abdecken
  - Sofort ins Krankenhaus überweisen

CAVE

- Bei Erfrierungen keine Massage oder Einreibungen
- Patient*in so wenig wie möglich bewegen (Bergungstod)

KAPITEL

9 Vergiftungen

9

9.1 Überblick

„Alle Dinge sind Gift, und nichts ist ohne Gift; allein die Dosis machts, dass ein Ding kein Gift sei." Paracelsus

Von einer Vergiftung bzw. Intoxikation spricht man, wenn ein Stoff, der bereits in geringer Dosis schädlich ist, im Körper eine schädliche Wirkung entfaltet.
Es gibt eine Vielzahl von möglichen Giften, die zu einer Intoxikation führen können:

- Medikamente bzw. Arzneimittel, z. B. Digitalis, Paracetamol
- Nahrungsmittel, z. B. Botulinumtoxin
- Genussmittel, z. B. Alkohol
- Pflanzliche Giftstoffe, z. B. Efeu
- Tierische Gifte, z. B. Schlangengift
- Haushaltsstoffe, z. B. Essigessenz
- Arbeitsstoffe, z. B. Kühlmittel

Inhalative Vergiftung, z.B. Rauch- und Brandgase, Reizgase, Kohlenmonoxid

Iatrogen = durch „ärztliche Maßnahme" verursacht oder verschlimmert.

Gifte können entweder oral (Lebensmittelvergiftung), über Inhalation (Kohlenmonoxid), über Kontakt (bestimmte Pflanzenschutzmittel) oder parenteral (Biss/Stich) aufgenommen werden.

MERKE

Bei Vergiftungen soll berücksichtigt werden, dass diese nicht immer nur zufällig bzw. aus Versehen geschehen. Sie können auch aus suizidaler Absicht oder sogar aus Mordabsicht erfolgen. Auch eine iatrogene Vergiftung ist möglich.

9.2 Giftnotruf

Erreichbarkeit

MERKE

(Vorwahl einer großen Stadt) dann die **19240** (➤ Abb. 9.1)
z. B. 089-19240 – Abteilung für Klinische Toxikologische und Giftnotruf München
oder 030-19240 – Giftnotruf der Charité Universitätsmedizin Berlin

Aufgaben

Bei den Giftnotrufzentralen erfolgt eine ärztliche Beratung via Telefon für Laien, aber auch für Angehörige verschiedener Heilberufe. Heilpraktiker*innen können sich also auch bei Verdacht auf eine Intoxikation an den Giftnotruf wenden, um das weitere Vorgehen zu besprechen.

In der Charité Berlin gingen im Jahr 2018 ca. 47.000 Anrufe mit steigender Tendenz ein. Das Hauptanliegen betraf mögliche Vergiftungen bei Kindern und Jugendlichen unter 18 Jahren. (https://giftnotruf.charite.de/ueber_den_giftnotruf/zahlen_und_fakten/)

Das Vergiftungsrisiko wird von den Ärzt*innen direkt telefonisch aufgrund folgender Angaben abgeschätzt:

- Toxische Anamnese
  - Angaben des/der Patient*in (Alter, Geschlecht, Größe, Gewicht)
  - Momentaner Aufenthalt des/der Patient*in
  - Ursache der Vergiftung (Versehen, Absicht, kriminelle Energie, Überdosierung etc.)
  - Welche Substanz wurde eingenommen (Drogen, Medikamente, Haushaltsmittel, Pilze, Chemikalien etc.)?
  - Welche Menge wurde aufgenommen?
  - Wann war die Gifteinnahme (Minuten/Stunden)?
  - Wie wurde das Gift aufgenommen (Verdauungstrakt, Über die Haut, parenteral etc.)?

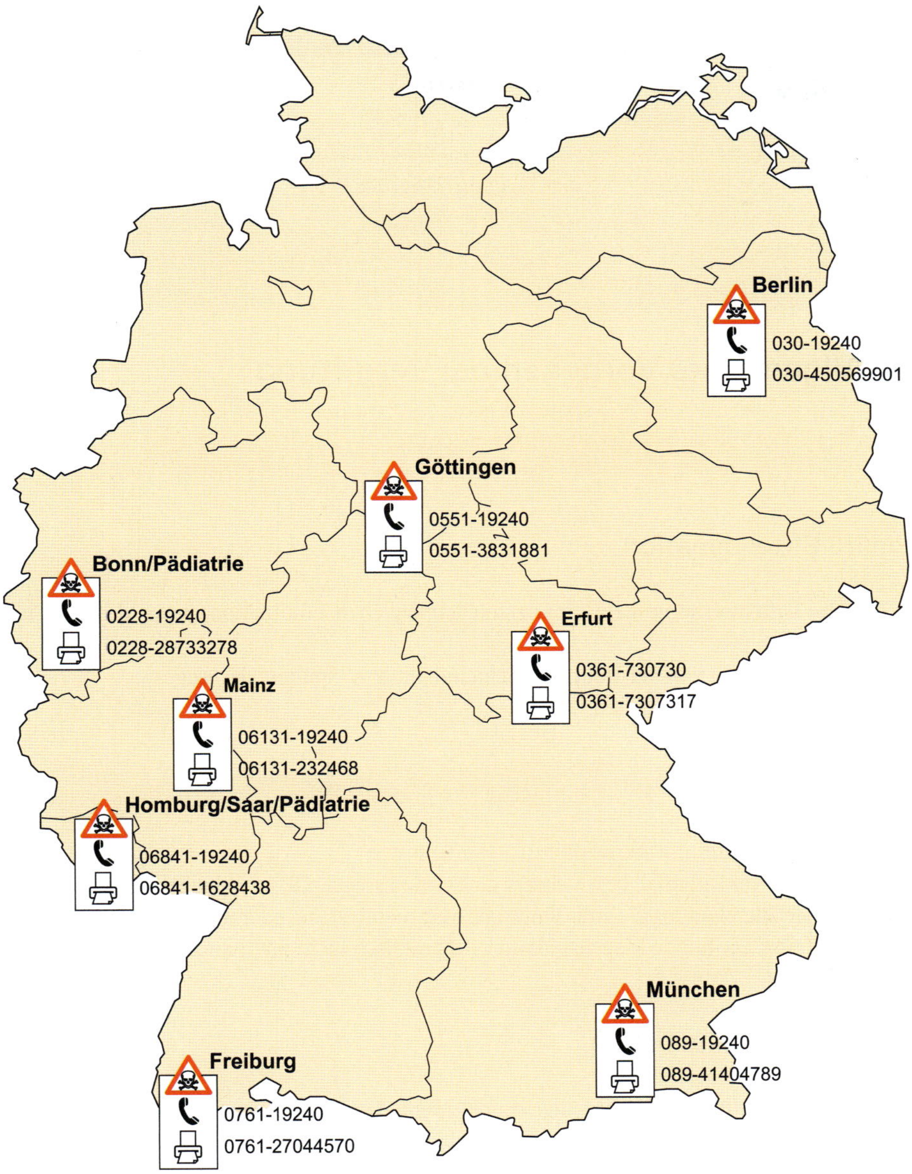

Abb. 9.1 Giftnotrufzentralen sind 24/7 besetzt. Das bedeutet, dass sie 24 Stunden an 7 Tagen in der Woche erreichbar sind. [L143]

  - Welche Symptome sind vorhanden?
  - Welche Medikamente werden zusätzlich eingenommen?
  - Was wurde bereits unternommen?
- Ergebnisse der klinischen Untersuchung
- Auf dieser Basis werden dann Empfehlungen ausgesprochen, z. B.:
  - Alarmierung des Rettungsdienstes/Vorstellung in der Klinik
  - Für weiterführende apparative Untersuchungen
  - Maßnahmen zur Giftelimination (primär/sekundär)
- Geeignetes Gegenmittel (Antidote)
- Durchführung einer intensivmedizinischen Überwachung

Primäre Giftelimination: z. B. ggf. Magenspülung, Gabe von Aktivkohle
Sekundäre Giftelimination: wiederholte Gabe von Aktivkohle, Hämodialyse

Gift	Antidot
Alkylphosphate (z.B. E605)	Atropin
Benzodiazepine	Flumazenil
Digitalis	Digitalis-Antitoxin
Kohlenmonoxid	Sauerstoff
Neuroleptika	Biperiden
Opiate	Naloxonhydrochlorid
Paracetamol	ACC

Tab. 9.1 Spezifisches Antidottherapie

9.3 Allgemeines Vorgehen bei Vergiftung

CAVE
Der Eigenschutz geht immer vor!

Primäre Giftelimination

Die primäre Giftentfernung dient einer schnellstmöglichen Elimination, bevor das Gift in die Blutbahn gelangt:

- Abwaschen von Gift von der Haut oder Schleimhaut bzw. Spülung des Auges
- Bei oral aufgenommenen Giften:

CAVE
Ein Erbrechen z.B. mit Ipecacacuanha-Sirup auszulösen, gilt als obsolet.

  - Bindung des Giftes mit Aktivkohle: 0,5–1 g/kg p. o.
  - Induzieren von Durchfall beschleunigt die Darmpassage, z. B. mit Glaubersalz: 20 g.
  - In Sonderfällen kommt die endoskopische Magenentleerung oder die orthograde Darmspülung infrage. Die blinde Magenspülung wird praktisch nicht mehr angewendet.

Sekundäre Giftelimination

Die sekundäre Giftelimination wird angewendet, wenn das Toxin bereits in die Blutbahn gelangt ist. Ziel der Therapie ist die schnellere Ausscheidung bzw. Abmilderung der Wirkung des Giftes durch Ärzt*innen.

- Beschleunigung der Diurese durch z. B. Diuretika
- Steigerung der Abatmung durch assistierte/künstliche Beatmung oder hyperbare Oxygenierung
- Inaktivierung bzw. Bindung mithilfe von Chelatbildnern

Gegengift (Antidot)

In der Klinik bzw. in der ärztlichen Behandlung stehen gerade für chemische Toxine bzw. Medikamente spezielle Gegenmittel zu Verfügung. Einige hiervon zeigt ➢ Tab. 9.1.

9.4 Alkohol

➢ Kap. 10.6

Definition

Merkspruch! **H**err **O**ber **5** **H**elle **2** **C**orn (C_2H_5OH von „hinten nach vorn" gelesen)

Alkohol ist die rudimentäre Bezeichnung für Ethanol (C_2H_5OH).
Er entsteht durch Gärungsprozesse aus Mono-, Di- oder Polysacchariden.

Verwendung

- Medizinischer Bereich: Desinfektion (z. B. Hand und Händedesinfektion), Arzneimittel
- Getränke (Bier, Schnaps, Wein)

Verstoffwechselung

Alkohol wird im Magen und Darm aufgenommen und gelangt so in die Blutbahn und darüber in die Leber, wo er nach und nach abgebaut wird.

Wirkung

Wirkung auf das zentrale und periphere Nervensystem:
- Alkohol gilt als Zellgift und hemmt die Informationsübertragung im Gehirn.
- Aktivierung des Belohnungssystems im Gehirn
- Betäubung, Dämpfung

Die psychische Wirkung kann je nach Alkohol unterschiedlich ausfallen:
- Gehobene Stimmung
- Traurigkeit
- Aggressivität

Weitere körperliche Wirkungen:
- Hemmt die Ausschüttung von ADH des Hypophysenhinterlappens → vermehrte Wasserausscheidung über die Niere
- Wirkung auf die Atmung:
  - Bei geringer Dosis: Atemfrequenz-Anstieg
  - Bei höheren Dosen: Atemdepression
- Wirkung auf den arteriellen Blutdruck:
  - Bei geringer Dosis: Blutdruckanstieg
  - Bei höheren Dosen: Blutdruckabfall

Alkoholabbau

90 % des aufgenommenen Alkohols werden über die Leber abgebaut. Der Rest kann auch über die Schleimhäute, Haut und Lunge ausgeschieden werden. Pro Stunde werden ca. 0,10–0,15 Promille abgebaut.

Giftigkeit

Eine risikofreie Alkoholeinnahme gibt es nicht. Es werden jedoch Mengen angegeben, die als risikoarm gelten bzw. die die Leber nicht zu sehr belasten (➤ Abb. 9.2):
- Frauen täglich < 12 g reiner Alkohol
- Männer täglich < 24 g reiner Alkohol

Berechnung des Alkoholmenge von Getränken

Alkoholgehalt (in Gramm reiner Alkohol) = Menge des Getränks (in ml) × (Vol.-%/100) × 0,8

Beispiele:
- 1 Glas Bier (500 ml, 4,8 Vol.-%): 500 ml × (4,8/100) × 0,8 = 19,2 g Alkohol.
- 1 Glas Wein (200 ml, 11 Vol.-%): 200 ml × (11/100) × 0,8 = 17,6 g Alkohol
- 1 Glas Sekt (100 ml, 12 Vol.-%): 100 ml × (12/100) × 0,8 = 9,6 g Alkohol
- 1 Glas Schnaps (40 ml, 42 Vol.-%): 40 ml × (42/100) × 0,8 = 13,4 g Alkohol

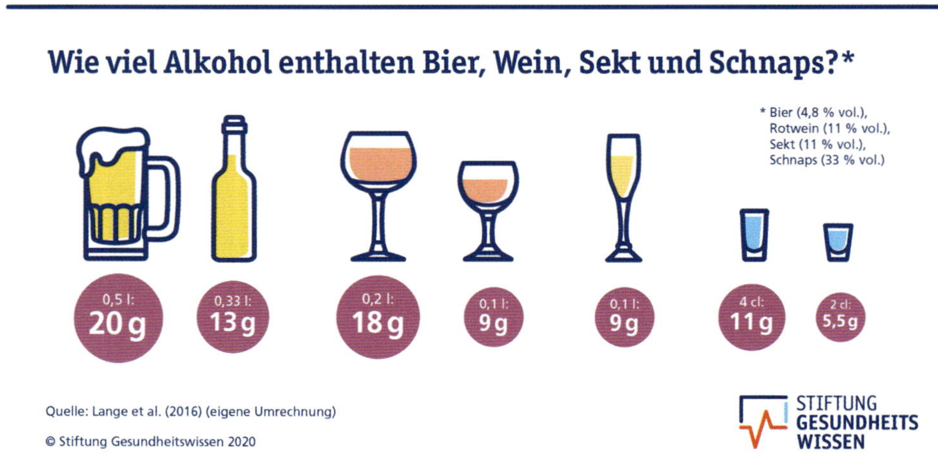
Wie viel Alkohol enthalten Bier, Wein, Sekt und Schnaps?*
* Bier (4,8 % vol.),
Rotwein (11 % vol.),
Sekt (11 % vol.),
Schnaps (33 % vol.)
0,5 l: 20 g
0,33 l: 13 g
0,2 l: 18 g
0,1 l: 9 g
0,1 l: 9 g
4 cl: 11 g
2 cl: 5,5 g
Quelle: Lange et al. (2016) (eigene Umrechnung)
© Stiftung Gesundheitswissen 2020
STIFTUNG GESUNDHEITS WISSEN

Abb. 9.2 Alkoholgehalt von alkoholischen Getränken [W1138]

Akute Alkoholvergiftung

Symptome

- Aggressives Verhalten, Enthemmung
- Miosis
- Gleichgewichts- und Koordinationsstörungen
- Bradykardie und Bradypnoe
- Verlust der Stuhl- und Harnkontinenz
- Vigilanzstörung bis hin zum Koma

Diagnostik

- Alkoholspiegelkontrolle
- Blutzuckerbestimmung (Alkohol hemmt die Glukoneogenese – Hypoglykämie möglich)

cABCDE

Maßnahmen

- Vorgehen nach cABCDE-Schema:
  - Vitalparameter prüfen (RR, Puls, SpO_2, AF, ggf. EKG) und alle 3–5 Min. kontrollieren
  - Bei Bewusstlosigkeit: stabile Seitenlage
  - Bei ansprechbarem Patient*innen: Oberkörperhochlagerung wegen der Gefahr des Erbrechens
  - Giftinformationszentrum anrufen zur Einschätzung der Gefährdung und des weiteren Vorgehens
  - i. v.-Zugang NaCl 0,9 %
  - Ggf. Sauerstoffgabe: Zielwert 95 %
  - Patient*in muss zur Überwachung in die Klinik.

9

Prüfungsfragen

Prüfungsfragen

Amtsärtzliche Frage: „In Ihre Praxis kommt ein 55-jähriger Patient, der berichtet, dass er am Vortag auf einem Fest gewesen sei und ziemlich viel Alkohol konsumiert hatte. Als erstes fallen ihnen die roten Flecken im Gesicht, ein dicker Bauch, dünne Beine und ein leichtes Zittern auf. Wie gehen Sie diesen Fall an? Was machen Sie mit diesem Patienten?"

Lösungsansatz

Prüfling: „Wie ist der erste Eindruck?"

Antwort: „Wie gesagt, Patient mit dickem Bauch, dünnen Beine, roten Flecken im Gesicht. BMI ist 33. "
Prüfling: „Sobald der Patient zur Ruhe gekommen ist, werde ich die Vitalparameter prüfen. Wie hoch sind Blutdruck, Puls und die Atemfrequenz? Wegen des Tremors würde ich auch den Blutzucker messen."
Antwort: „RR:150/90, Puls 95 rhythmisch, AF: 17/Min., BZ: 115 mg/dl (nach dem Frühstück)."
Prüfling: „Aufgrund des beschriebenen Eindrucks denke ich an ein alkoholinduziertes Problem, das ich jetzt mit einer zielgerichteten Anamnese noch etwas genauer und differenzialdiagnostisch abklären möchte. Wieviel hat er gestern Abend getrunken?"
Antwort: „8 halbe Bier und 1 halbe Flasche Ramazotti."
Prüfling: „Trinkt der Patient regelmäßig Alkohol?"
Antwort: „Ja, jeden Tag 1–3 Bier."
Prüfling: „Und seit wann trinkt er so regelmäßig?
Antwort: „Seit 30 Jahren"
Prüfling: „Hier liegt der Verdacht auf einen Alkoholabusus nahe. An dieser Stelle würde ich den Patienten über die Gefahren von Alkoholismus aufklären und eine Untersuchung anstreben. Ich möchte die Leber, das Pankreas und den Magen untersuchen."
Amtsärtzliche Frage: „Bitte zeigen Sie mir eine Leberuntersuchung an der Puppe/Beisitzenden vor."
Prüfling: macht die Untersuchung.
Amtsärtzliche Frage: „Der Patient möchte aufgrund Ihrer Aufklärung sofort mit dem Trinken aufhören und fängt heute damit an, keinen Tropfen Alkohol zu trinken. Wie beurteilen Sie diesen Vorsatz?"
Prüfling: „Da in Folge des chronischen Alkoholabusus davon auszugehen ist, dass mindestens eine körperliche Abhängigkeit besteht, darf er nicht sofort mit dem Alkoholkonsum aufhören. Ansonsten könnte sich in ca. 2–3 Tagen ein Entzugsdelir mit unter Umständen lebensbedrohlichem, vegetativem Zustand entwickeln. Ich besorge dem Patienten stattdessen, evtl. unter Einbeziehung des Hausarztes, einen Therapieplatz. Sollte es länger dauern, einen Therapieplatz zu bekommen, verweise ich den Patienten an die Selbsthilfegruppe „Die Anonymen Alkoholiker". Es ist sehr wichtig, dass er bis zu einem beobachteten Entzug weiterhin Alkohol konsumiert."
Amtsärtzliche Frage: „Welche Alkoholtrinkertypen gibt es?"
Prüfling: „Da gibt es die **Einteilung nach Jellinek:**

- Der Alpha-Kontrolltrinker hat keinen Kontrollverlust und ist nicht alkoholkrank und wird auch als „Erleichterungstrinker" bezeichnet.
- Der Beta-Trinker ist ein Gelegenheitstrinker (im sozialen Umfeld) hat keinen Kontrollverlust und ist nicht alkoholkrank.
- Der Gamma-Trinker ist der Suchttrinker, der den Alkoholkonsum nicht steuern kann, und gilt als alkoholkrank.
- Der Delta-Trinker wird als Spiegeltrinker bezeichnet. Er hat keinen Kontrollverlust, ist aber alkoholkrank, da er einen bestimmten Alkoholspiegel im Blut benötigt. Der Epsilon-Trinker wird auch als „Quartalssäufer" bezeichnet. Er hat einen Kontrollverlust und gilt als alkoholkrank."

Amtsärtzliche Frage: „Welche Laborparameter können bzw. sollten bei einer Alkoholkrankheit bestimmt werden und wie sind die Referenzwerte?"
Prüfling: „Kleines Blutbild, CDT, Leberwerte (GOT/GPT/Gamma-GT) Pankreasenzyme, Vitaminstatus (v.a. Vitamin B_{12}/Folsäure), allgemeine Entzündungszeichen.

9.5 Alkylphosphatvergiftung (z. B. E605)

Definition

Vergiftung durch Kontakt mit Alkylphosphaten. Diese werden als Insektizide oder chemische Waffe verwendet. Aufgrund der hohen Toxizität ist Parthion (E605) in der EU nicht mehr zugelassen, gelangt aber über Umwege in die EU. Früher wurde E605 häufig für Suizid- oder Mordversuche eingesetzt. Es kann zu einer tödlichen Atemlähmung führen.

9

Symptome

- Miosis
- Tränen- und Speichelfluss
- Schwitzen
- Bronchospasmus → Atemlähmung
- Bradykardie bis zur Asystolie
- Erregungszustände, Krämpfe
- Koma

Diagnostik

- Landwirtschaftliches Umfeld
- Evtl. bläulicher Schaum vor dem Mund
- Geruch nach Bittermandel/Knoblauch

CAVE
Alkylphosphat ist ein Kontaktgift. Kontakt nur mit Handschuhen! Die Beatmung darf ausschließlich mit einem Beatmungsbeutel erfolgen und nicht über Mund zu Mund/Nase.

cABCDE

(Gegen-)Maßnahmen

- Vorgehen nach cABCDE-Schema
  - Atemwege freihalten, inkl. Sauerstoffgabe, Zielwert > 95 %
  - Vitalparameter prüfen (RR, Puls, SpO_2, AF, ggf. EKG) und alle 3–5 Min. kontrollieren
  - Bei Blutdruckabfall: Flachlagerung mit Hochlagerung der Beine
  - Giftinformationszentrum anrufen zur Einschätzung der Gefährdung und des weiteren Vorgehens
  - i. v.-Zugang NaCl 0,9 %
  - Ggf. Reanimation (Beatmung nur mit Beatmungsbeutel oder Intubation)
  - Schnellstmögliche Klinikeinweisung wegen Gabe eines Gegengifts

9.6 Kohlenmonoxidvergiftung

Definition

Kohlenmonoxid (CO) ist ein farb-, geruch- und geschmackloses Gas, das bei unvollständigen Verbrennungsvorgängen entsteht, z. B. bei Kachelöfen, Haus- oder Wohnungsbränden.

Liegt der Anteil des mit CO-beladenem Hämoglobins bei über 60 %, verläuft die Vergiftung tödlich.

MERKE
Kohlenmonoxid hat eine 300-mal höhere Affinität an Hämoglobin als Sauerstoff. Bei erhöhtem Kohlenmonoxidgehalt im Blut, ist daher die Anreicherung der Erythrozyten mit Sauerstoff durch das Kohlenmonoxid blockiert.

Symptome

- „Sehr gesunde" kirschrote Hautfarbe
- Tachypnoe, Atemnot mit Gefahr einer Atemlähmung
- Kopfschmerzen, evtl. Schwindel
- Evtl. Synkopen

9

(Gegen-)Maßnahmen

cABCDE

- Vorgehen nach cABCDE-Schema:
  - Patient*in aus der Gefahrenzone holen/bringen und am besten an die frische Luft bringen
  - Freihalten der Atemwege
  - Vitalparameter prüfen (RR, Puls, SpO_2, AF, ggf. EKG) und alle 3–5 Min. kontrollieren

CAVE

Bei einfachen Pulsoxymetern, die nur mit zwei Wellenlängen arbeiten, kann es zu falsch hohen Messwerten kommen und eine Kohlenmonoxidvergiftung nicht von einer ausreichenden Sauerstoffsättigung unterschieden werden.

  - Sauerstoffgabe mit Mund-Nasen-Maske 12–15 l/Min.
  - i. v.-Zugang: NaCl 0,9 %
  - Ggf. Reanimation
  - Schnellstmöglich in die Klinik, damit über die Intubation eine 100 %ige Sauerstoffaufnahme möglich ist.

9.7 Medikamentenvergiftung

9.7.1 Überdosierung von Lokalanästhetika

Verwendung

Lokalanästhetika wirken reversibel und örtlich begrenzt. Sie reduzieren die Erregbarkeit v. a. sensibler Nervenfasern und führen so zu einer lokalen Betäubung. Sie werden u. a. in der Neuraltherapie eingesetzt.

INFO

Lokalanästhetika blockieren Natriumkanäle der Nervenzellen und verhindern hierdurch die Depolarisation und somit die Weiterleitung des Nervenimpulses.
Der Ausfall der Sensibilität erfolgt in der Reihenfolge: Schmerz, Temperatur, Berührung und Druck. Bei Nachlassen der Wirkung tritt die Empfindung in umgekehrter Reihenfolge wieder auf.

Symptome einer Überdosierung

- Hypotonie
- Je nach Ort: Parästhesie
- Metallischer Geschmack im Mund (Alarmsignal)
- Doppelbilder
- Kloßige Sprache
- Unruhe, Vigilanzstörung, Krampfanfälle

Halbwertszeit

- Procain-HCL: 40 Sek. bis 10 Min.
- Lidocain: ca. 20 Min.

cABCDE

(Gegen-)Maßnahmen

- Vorgehen nach cABCDE-Schema:
  - Anästhetikazufuhr unterbrechen
  - Freihalten der Atemwege, inkl. Sauerstoffgabe
  - Vitalparameter prüfen (RR, Puls, SpO_2, AF, ggf. EKG) und alle 3–5 Min. kontrollieren
  - Bei Blutdruckabfall: Flachlagerung mit Hochlagerung der Beine (Schocklagerung)
  - i. v.-Injektion eines β-Sympathomimetikums (Notärzt*in) + Volumensubstitution NaCl 0,9 %

9.7.2 Paracetamolvergiftung

Besonderheit

Bei Abbau von Paracetamol entsteht ein toxischer Metabolit (Zwischenprodukt der enzymatischen Umsetzung). Über das Peptid Glutathion kann die Leber diesen Metaboliten entgiften. Bei einer Überdosierung wird Glutathion übermäßig verbraucht.

Hierdurch steigt die Konzentration des giftigen Metaboliten in der Leber an. Infolgedessen werden die Tight Junctions (Verbindungen der Leberzellen) zerstört, dies kann zu einem akuten Leberversagen führen. Neben Schäden in der Leber wurden auch Beeinträchtigungen der Bauchspeicheldrüse und der Niere beobachtet.

Toxische Dosis: 200 mg/kg Körpergewicht.

CAVE
Wird einem Kind versehentlich die Erwachsenendosis (einmalige Gabe reicht aus) gegeben, führt dies bereits zu einem Leberversagen.

Symptome einer Überdosierung

- Frühsymptome:
  - Schweißausbrüche
  - Übelkeit, Erbrechen
  - Diffuse Bauschmerzen
- Übergangsphase (ab dem 2. Tag):
  - Leichte Besserung der Symptome
  - Laborparameter verändern sich: Transaminasen steigen, Quick-Wert fällt ab.
- Spätphase (3.–5. Tag):
  - Leberversagen mit Ikterus und Enzephalopathie

9

Halbwertszeit

Bis zu 4 Std.

cABCDE

(Gegen-)Maßnahmen

- Vorgehen nach cABCDE-Schema:
  - Unterbrechung der Giftzufuhr
  - Vitalparameter prüfen (RR, Puls, SpO_2, AF, ggf. EKG) und alle 3–5 Min. kontrollieren
  - Giftinformationszentrum anrufen zur Einschätzung der Gefährdung und des weiteren Vorgehens
  - Antidotgabe Acetylcystein (ACC fördert die Bildung von Glutathion)

- Atemwege freihalten, inkl. Sauerstoffgabe
- i. v.-Zugang: NaCl 0,9 %
- Im Krankenhaus wird hochdosiert ACC i.v. gegeben, da die orale Zufuhr nicht ausreicht.

9.8 Nikotinvergiftung

Verwendung

Nikotin ist ein in den Blättern der Tabakpflanze sowie in geringerer Konzentration auch in anderen Nachtschattengewächsen vorkommendes Alkaloid.

Es dockt an nikotinergen Acetylcholinrezeptoren an und wirkt so auf sympathische und parasympathische Nerven.

In niedrigen Dosen wirkt es eher stimulierend und steigert kurzfristig die Aufmerksamkeit. In mittlerer Dosis wirkt es eher parasympathisch und dadurch entspannend.

Die akute Intoxikation erfolgt v. a. bei oraler Aufnahme (30–40 mg), z. B. Essen von Zigaretten.

Symptome

- Miosis
- Tachykardie
- Hypertonie
- Kreislaufkollaps
- Übelkeit, Erbrechen
- Krämpfe
- Atemlähmung

(Gegen-)Maßnahmen

cABCDE

CAVE
Für eine Intoxikation mit Nikotin ist bisher kein Gegengift bekannt.

- Vorgehen nach cABCDE-Schema:
  - Vitalparameter prüfen (RR, Puls, SpO_2, AF, ggf. EKG) und alle 3–5 Min. kontrollieren
  - Giftinformationszentrum anrufen zur Einschätzung der Gefährdung und des weiteren Vorgehens
  - i. v.-Zugang NaCl 0,9 %
  - In der Klinik erfolgt bei oral aufgenommenem Nikotin eine Magenspülung und es wird Aktivkohle gegeben.

9.9 Knollenblätterpilzvergiftung

Wirkstoff

Der Knollenblätterpilz enthält zwei für den Menschen tödliche Toxine (➤ Abb. 9.3):
- Amanitin (α-, β- und γ-Amanitin)
- Phallotoxine

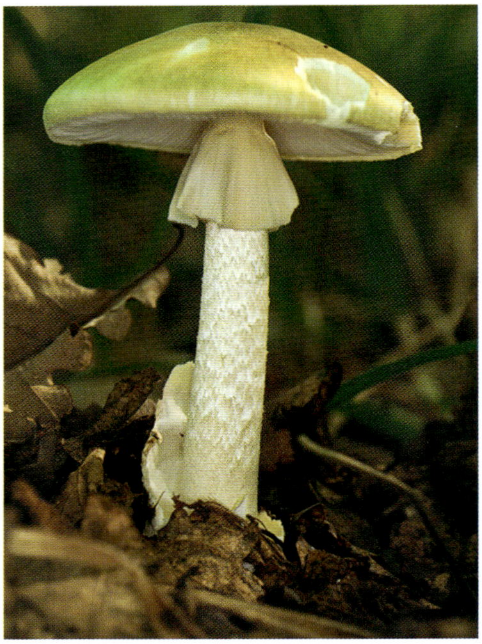

Abb. 9.3 Knollenblätterpilz [J748-107]

Diese Gifte hemmen die Proteinbiosynthese innerhalb der Zelle und zelluläre Transportvorgänge. Nach Aufnahme des Knollenblätterpilzes entwickelt sich ein Leber- und Nierenversagen, da es hier zu Nekrosen kommt.

Die Toxine des Knollenblätterpilzes werden auch bei Hitze (Kochen) oder Trocknen nicht zerstört. Der Pilz ist somit in jeder Zubereitungsform hoch giftig. Bereits 1–2 Pilze sind tödlich.

INFO

- Toxische Dosis: 0,1 mg/kg KG
- Der Verzehr eines einzelnen Pilzes (ca. 50 g) kann tödlich sein.
- Letalität liegt bei Erwachsenen: ca. 10–20 %, bei Kindern: ca. 50 %

Symptome

- Nach ca. 8–24 Std.:
  - Übelkeit, massives Erbrechen
  - Starke Durchfälle
  - Evtl. Exsikkose
- Nach ca. 3–10 Tagen:
  - Leber- und Nierenversagen mit bleibenden Schäden bzw. Multiorganversagen und Tod

cABCDE

(Gegen-)Maßnahmen

- Vorgehen nach cABCDE-Schema:
  - Vitalparameter prüfen (RR, Puls, SpO_2, AF, ggf. EKG) und alle 3–5 Min. kontrollieren
  - Giftinformationszentrum anrufen zur Einschätzung der Gefährdung und des weiteren Vorgehens
  - i. v.-Zugang: NaCl 0,9 %
  - Bei dem geringsten Verdacht einer Intoxikation müssen die Patient*innen in die Klinik gebracht werden.
- Therapie in der Klinik:
  - Magenspülung
  - Aktivkohle
  - Antidot: Silibinin

Bei Verdacht auf eine Knollenblätterpilzvergiftung gilt die sofortige ärztliche Gabe eines Antidots als erste und wichtigste Therapiemaßnahme!

9.10 Atropinvergiftung (Tollkirsche, Engelstrompete)

Wirkstoff

Die Tollkirsche (*Atropa belladonna*) oder Waldnachtschatten, gehört in die Pflanzenfamilie der Nachtschattengewächse. Der Wirkstoff Atropin wird medizinisch als Parasympathikolytikum eingesetzt, z. B. bei Augenärzt*innen.

Gerade der zufällige Verzehr von Tollkirschen, Engelstrompete, Stechapfel oder Alraunen kann zu einer Vergiftung führen.

INFO

- Bei Kindern können bereits 3–4 Tollkirschen tödlich wirken.
- Bei Erwachsenen verläuft der Verzehr von etwa 10–12 Beeren letal.

Atropin verdrängt Acetylcholin. Acetylcholin ist ein Neurotransmitter, der v. a. bei der parasympathischen Informationsweitergabe wirkt. Zudem kommt Acetylcholin in der motorischen Endplatte vor und dient der Aktivierung von Muskulatur.

Symptome

- Trockene, gerötete Haut und Schleimhäute
- Fieber
- Mydriasis
- Tachykardie
- Anfangs Übererregung des ZNS mit Unruhe, Delir, Halluzinationen
- Bewusstseinsstörungen, Koma
- Atemlähmung

(Gegen-)Maßnahmen

cABCDE

- Vorgehen nach cABCDE-Schema:
  - Vitalparameter prüfen (RR, Puls, SpO_2, AF, ggf. EKG) und alle 3–5 Min. kontrollieren
  - Giftinformationszentrum anrufen zur Einschätzung der Gefährdung und des weiteren Vorgehens
  - i. v.-Zugang: NaCl 0,9 %
  - Reanimationsbereitschaft herstellen
  - Bei vollem Bewusstsein: Wassertrinken zur Verdünnung
- In der Klinik:
  - Magenspülung
  - Gabe von Aktivkohle
  - Gabe von Physostigmin (Antidot)
  - Künstliche Beatmung

Keine Milch trinken! Milch verstärkt die Wirkung von Alkaloiden.

KAPITEL

10 Psychiatrische Notfälle

Die Psychiatrie umfasst ein großes Feld an psychiatrischen Erkrankungen, die sich schnell entwickeln können und auch zu einer akuten Gefährdung für Betroffene oder andere führen können.

Unabhängig von der Fachrichtung begegnen Heilpraktiker*innen in der Praxis zunehmend psychiatrisch auffällige Patient*innen. Die Tendenz hierzu stieg während der Coronapandemie massiv an und wird auch in den folgenden Jahren nicht abnehmen. Häufig sind Heilpraktiker*innen mit Angststörungen oder depressiven Episoden konfrontiert, aber auch andere Krankheitsbilder können sich zeigen.

Dieses Kapitel konzentriert sich ausschließlich auf potenzielle Notfallsituationen der Psychiatrie und möchte für diese ein Bewusstsein schaffen sowie praktische Tipps für den Umgang mit psychiatrisch auffälligen Patient*innen geben.

10.1 Psychisch Krankenhilfegesetz (PsychKHG) der jeweiligen Bundesländer

Jedes Bundesland hat ein eigenes Psychisch Krankenhilfegesetz bzw. Unterbringungsgesetz, in dem u. a. der Umgang mit Personen geregelt wird, die für sich, andere oder fremde Rechtsgüter eine akute, erhebliche Gefährdung darstellen.

Auch wenn die Formulierungen leicht verschieden sind, ist die inhaltliche Regelung in allen Bundesländern einheitlich (➤ Tab. 10.1).

Das vertrauensvolle Gespräch und das Zeigen einer Gesprächsbereitschaft sind die wichtigsten Erstmaßnahmen bei suizidalen Patient*innen.

Die Unterbringung gegen den Willen der Patient*innen stellt das letzte Mittel dar, das angewendet werden sollte. Sie bildet einen massiven Einschnitt in die Rechte eines Menschen. Darüber hinaus kann es traumatisierend sein, gegen seinen Willen in einer psychiatrischen Einrichtung untergebracht zu werden und ggf. ca. 4–6 Wochen dort bleiben zu müssen.

Aus diesem Grund sollte auch bei einer akuten Suizidabsicht zuerst das Gespräch mit den Patient*innen gesucht werden. Sehr häufig sehen Betroffene nur noch den Selbstmord als letzten Ausweg aus ihrer Einsamkeit, Sorgen, Schmerzen, aus der Krankheit oder aus den Ängsten. Die Betroffenen ziehen sich immer weiter zurück, schämen sich zum Teil für ihre „Schwäche“ und fühlen sich allein und hilflos.

Telefonhotlines ➤ Kap. 10.2

Da im Rahmen von depressiven Episoden häufig auch der Antrieb und die Kraft für ein aktives Hilfesuchen fehlen, können auch Heilpraktiker*innen einen aktiven Teil übernehmen und Suizidalen verschiedene Optionen bzw. Hilfestellungen aufzeigen:

- Krisentelefonangebote bzw. kirchliche Seelsorge
- Freiwillige Unterbringung in einer psychiatrischen Abteilung zur „Überwachung“ und eigenem Schutz
- Psychotherapeutische Angebote
- Je nach Ursache evtl. Selbsthilfegruppen, z. B. Trauergruppen, Anonyme Alkoholiker

Tab. 10.1 Kriterien für die Unterbringung nach dem PsychKHG

Kriterien	Erklärung	Beispiel
Vorliegen einer psychischen Erkrankung	Psychische Erkrankungen verändern das eigene Erleben, Wahrnehmen, Denken, Fühlen oder Verhalten.	• Manie • Suchtkrankheit • Depressive Episode
Erhebliche Eigen-, Fremdgefährdung	Akute, massive Bedrohung für die körperliche Unversehrtheit der Patient*innen oder für andere Menschen	• Suizidale Absicht bei einer Schizophrenie oder depressiven Episode • „Flugversuche“ bei manischem Patienten • Alkoholkranker beabsichtigt im Eifersuchtswahn, seine Partnerin umzubringen
Erhebliche Gefährdung Rechtsgüter anderer	Gefahr, dass Gegenstände, die anderen Menschen gehören, stark beschädigt oder zerstört werden	• Schizophrene schlägt mit Baseballschläger auf Autos ein, weil sie denkt, dass diese Kameras eingebaut haben

Sollte das Gespräch nicht die gewünschte Wirkung erzielen und die Patient*innen weiterhin an ihren akuten Suizidplänen festhalten, sind Heilpraktiker*innen zum Wohl der Patient*innen verpflichtet, eine Unterbringung nach dem PsychKHG zu veranlassen.

Die Unterbringung unterliegt in jedem Bundesland leicht verschiedenen Regelungen, aber einheitlich sind folgende Punkte:

- Bei akuter, erheblicher Selbst- oder Fremdgefährdung wird die Polizei unter 110 alarmiert.

INFO

Sollten Patient*innen nicht auf das Eintreffen der Polizei warten wollen, stellt sich immer wieder die Frage, ob sie festgehalten bzw. eingesperrt werden dürfen oder ob dies den Straftatbestand der Freiheitsberaubung nach §239 StGB erfüllt.
Grundsätzlich ist dies nur zulässig, wenn eine **akute** Gefährdung des eigenen Lebens oder der Gesundheit eines anderen besteht. In diesem Fall dürfen Patient*innen auch gegen ihren Willen festgehalten werden, da im Sinne der Nothilfe (§32 StGB) oder auch des rechtfertigen Notstands (§34 StGB) der Schutz des Lebens und der Gesundheit übergeordnet wird.

- Die Polizei entscheidet, ob sie die betroffene Person mitnimmt. Sollten auch die Polizist*innen die akute Eigen- oder Fremdgefährdung als gegeben sehen, nehmen sie diese gegen ihren Willen mit und bringen sie in die nächstmögliche, psychiatrische Einrichtung.
- Kommen Ärzt*innen in der psychiatrischen Einrichtung zu dem Ergebnis, dass keine akute Fremd- oder Eigengefährdung vorliegt, wird die betroffene Person wieder entlassen.
- Sollte die akute Gefährdung bestehen, wird die Entscheidung zur Zwangseinweisung spätestens am darauffolgenden Tag nachträglich richterlich genehmigt und die Patient*innen bleiben bis zur Abwendung der akuten Gefahr in der psychiatrischen Einrichtung.

10.2 Telefonhotlines

24 Std. die ganze Woche erreichbar:

- Telefonseelsorge: 0800/111 0 111 oder 0800/111 0 222
- Gewalt gegen Frauen: 0800/116 016
- Schwangere in Not: 0800/40 40 020
- Ansonsten: 112 oder 110
  Eingeschränkte Erreichbarkeit (siehe jeweilige Homepage)
- Nummer gegen Kummer für Kinder und Jugendliche: 0800/111 0 333
- Nummer gegen Kummer für Eltern: 0800/111 0 550
- Hilfetelefon bei sexuellem Missbrauch: 0800/22 55 530
- Männerhilfetelefon: 0800/123 99 00
- Hilfetelefon für pflegende Angehörige: 030/20 179 131

10.3 Psychopathologischer Befund

Hintergrund

Der psychopathologische Befund fasst die Ergebnisse der psychiatrischen Anamnese und Untersuchung zusammen. Er bildet die Grundlage für diagnostische Entscheidungen sowie therapeutische Maßnahmen. In Deutschland hat sich das AMDP-System etabliert, mit dessen Hilfe eine standardisierte und systematische Erhebung möglich und gewährleistet wird.
In der Praxis ist der psychopathologische Befund sehr umfangreich und beurteilt alle möglichen psychiatrischen Bereiche:

- Bewusstsein
- Orientierung

Tab. 10.2 Quantitative und qualitative Bewusstseinsstörungen

Bewusstseinstörung	Inhalt	Ursachen
Quantitative Bewusstseinsstörungen		
Benommenheit	Patient*innen sind verlangsamt und in der Gedankenverarbeitung eingeschränkt	• Neurologisch: z. B. Schädel-Hirn-trauma, Epilepsie • Internistisch: metabolische Entgleisung • Psychiatrisch: z. B. Depression
Somnolenz	Schläfrigkeit, aber erweckbar	
Sopor	Schläfrigkeit, nur noch schwer erweckbar und nicht mehr komplett.	
Koma	Nicht erweckbar	
Qualitative Bewusstseinsstörungen		
Bewusstseinseintrübung	Die Umgebung und die eigene Person können nicht mehr richtig erfasst werden, Zusammenhänge werden nicht mehr erkannt. Die Person wirkt abwesend.	• Schädel-Hirn-Trauma • Delir • Intoxikation
Bewusstseinseinengung	Das Bewusstsein, das Erleben und Verhalten werden nur auf Teilaspekte der Umgebung konzentriert.	• Akute Belastungsstörung • PTBS • Akute Psychose • Dämmerzustand • Mediation, Trance
Bewusstseinserweiterung bzw. -verschiebung	Sinnesempfindungen und die Empfindung von Raum und Zeit werden intensiver erlebt. Patient*innen erleben teilweise auch Wahrnehmungen, die nicht real sind, z. B. das Schweben oberhalb des eigenen Körpers.	• Schizophrenie • Einnahme von Halluzinogenen • Mediation, Trance

- Aufmerksamkeit
- Gedächtnis
- Denken (Formal und inhaltlich)
- Ich-Erleben
- Wahrnehmung
- Affektivität (einschließlich einer möglichen Suizidalität)
- Antrieb und Psychomotorik
- Tag-Nacht-Rhythmus
- Evtl. Substanzmissbrauch

MERKE
Im Rahmen eines Notfalls bedarf es keines ausführlichen psychopathologischen Befunds, sondern es werden lediglich die notwendigsten Befunde erhoben.

10.4 Bewusstseins- und Orientierungsstörung

10.4.1 Bewusstseinsstörungen

Neurologische Untersuchungen ➤ Kap. 4.1
Vigilanzminderung ➤ Kap. 4.2

Bewusstseinsstörungen werden in quantitative und qualitative Störungen unterteilt (➤ Tab. 10.2):
- Die **quantitative Bewusstseinsstörung** ist die Störung der Wachheit, des bewussten Erlebens und Handelns und der Reaktionsfähigkeit.
- Bei einer **qualitativen Bewusstseinsstörung** kommt es zu einer Störung bzw. Verminderung des Erlebens der Umgebung.

10

Tab. 10.3 Orientierungsstörungen

Abk.	Inhalt	Fragestellung
Z	Zeitliche Orientiertheit	• Welchen Tag haben wir? • Welches Datum haben wir? • Welches Jahr haben wir? Fragen zur Uhr- oder Tageszeit nicht abfragen, da diese aufgrund des Tageslichts annäherungsweise geschätzt werden können.
Ö	Örtliche Orientiertheit	Wo befinden wir uns gerade?
S	Situative Orientiertheit	• Was ist passiert? • Was wollen Sie hier machen? • Warum sind Sie hier?
P	Orientiertheit in Bezug auf die eigene Person	• Wie heißen Sie? • Wann haben Sie Geburtstag? • Wo wohnen Sie? • Wo sind Sie geboren?

10.4.2 Orientierungsstörungen

Die Orientierung ist die kognitive Fähigkeit, sich zeitlich, räumlich, bezüglich seiner Person und seiner aktuellen Situation zurechtzufinden. Orientierungsstörungen treten bei psychiatrischen Erkrankungen, z. B. Delir, Demenz, Substanzabusus, aber auch im Rahmen neurologischer Störungen auf.
Meist geht die Orientiertheit auch in dieser Reihenfolge verloren, das bedeutet, dass die Orientiertheit zur eigenen Person am längsten erhalten bleibt (➤ Tab. 10.3):

- Z: zeitlich
- Ö: örtlich
- S: zur Situation
- P: zur eigenen Person

10.5 Delir

Definition

Als „Delirium" (Syn.: Delir, delirantes Syndrom, akutes organisches Psychosyndrom) bezeichnet man eine lebensbedrohliche, akute Bewusstseinsstörung, die mit Denkstörungen und körperlichen Symptomen einhergeht. Sie ist grundsätzlich reversibel, bildet sich also je nach Ursache wieder vollständig zurück.

Alkoholvergiftung ➤ Kap. 9.4

INFO
Als Sonderform kann es auch bei dem Entzug von Alkohol zu einem deliranten Zustand kommen. Dieses **Delirium tremens** (Synonym Alkoholentzugsdelir) ist eine lebensbedrohliche Komplikation bei Alkoholabhängigkeit. Es entwickelt sich meist im Rahmen des „kalten" Entzugs, ca. 24–72 Std. nach dem letzten Alkoholkonsum.

Ursachen

➤ Tab. 10.4

Merkspruch: „I watch death" (➤ Tab. 10.4)!

Tab. 10.4 Ursachen eines Delirs

Ursache (engl.)	Übersetzung	Beispiel
Infection	Infektion	Lues, Pneumonie, Meningitis, Enzephalitis, HIV
Withdrawal	Entzug	Alkohol, Sedativa (Benzodiazepine)
Acute metabolic	Akuter Stoffwechsel	Niereninsuffizienz, Leberinsuffizienz, Entgleisungen des Säure-Basen-Haushalts
Trauma	Verletzung	Schädel-Hirn-Trauma
CNS pathology	ZNS-Pathologie	Tumor, Metastasen, Schlaganfall, Blutungen, Meningitis, Enzephalitis
Hypoxia	Hypoxie	Anämie, Lungenerkrankungen Herzinsuffizienz, CO-Vergiftung
Deficiency in vitamins	Vitaminmangel	Vitamin-B_{12}-Mangel
Endocrine	Hormonell	Hyper-/Hypoglykämie, Morbus Addison, Cushing-Syndrom, Hypothyreose
Acute vascular	Akute vaskuläre	Schock
Toxins/Drugs	Toxine/Medikamente	Benzodiazepine, Opioide, Alkohol, Steroide
Heavy metals	Schwermetalle	Quecksilber, Blei

Symptome eines Delirs

- Plötzlicher Beginn
- Meist fluktuierende Symptomatik (nachts und frühmorgens vorhanden, tagsüber meist zurückgebildet)
- Störung des Bewusstseins (quantitativ oder Bewusstseinseinengung)
- Störung der Orientierung, v. a. zeitlich und örtlich
- Psychomotorische Störungen, z. B. hyperaktiv (Unruhe) oder hypoaktiv (lethargisch)
- Wahrnehmungsstörungen mit Halluzinationen oder Illusionen, meist visuell
- Schlafstörungen
- Gedächtnisstörung, meist teilweise oder komplette Amnesie

Symptome eines Alkoholentzugsdelirs

- Beginn ca. 24–72 Std. nach letztem Alkoholkonsum
- Dauer ca. 2–4 Tage
- Desorientiertheit
- Optische Halluzinationen, häufig kleine, sich bewegende Objekte, z. B. Mäuse
- Selten können auch akustische oder taktile Halluzinationen auftreten.
- Starke motorische Unruhe mit Nesteln
- Vegetative und körperliche Störungen:
  - Herzrhythmusstörungen
  - Hypertensive Entgleisung
  - Tremor
  - Elektrolytstörungen
  - Hypo- oder Hyperthermie
  - Rhabdomyolysen (Zerfall quergestreifter Muskulatur)
- Zerebraler Kramfanfall (z. T. Status epilepticus)

Nesteln = sich wiederholende Bewegungen, z.B. Händereiben oder sich an der Kleidung zupfen

Maßnahmen

cABCDE

CAVE
Die Patient*innen müssen dringend klinisch versorgt und beobachtet werden!

- Vorgehen nach cABCDE-Schema:
  - Vitalparameter prüfen (RR, Puls, SpO_2, AF, ggf. EKG) und alle 3–5 Min. kontrollieren
  - Sauerstoffgabe Zielwert SpO_2 > 95 %
  - i. v.-Zugang

Therapie

- Kausale Therapie der Ursache bzw. stationärer Entzug
- Medikamentös: evtl. Ruhigstellung
- Bei Suchterkrankungen: psychotherapeutische Begleitung, Reha, Selbsthilfegruppen

Alkohol führt zum einen zu einem Folsäure-/Vitamin-B_{12}-Mangel. Auf der anderen Seite stört Alkohol direkt die Erythropoese.

10.6 Psychotrope Substanzen

Definition

Psychotrope Substanz: natürliche, synthetische oder chemisch aufbereitete Substanz, die auf das zentrale Nervensystem einwirkt und so die Wahrnehmung, das Fühlen, Denken und Handeln beeinflusst. Beispiele für psychotrope Substanzen und entsprechende Symptome zeigt ➤ Tab. 10.5.

Maßnahmen

cABCDE

CAVE
Patient*innen müssen dringend klinisch versorgt und beobachtet werden.

Alkoholvergiftung ➤ Kap. 9.4

- Vorgehen nach cABCDE-Schema:
  - Vitalparameter prüfen (RR, Puls, SpO_2, AF, ggf. EKG) und alle 3–5 Min. kontrollieren
  - Sauerstoffgabe: Zielwert SpO_2 > 95 %
  - i. v.-Zugang

10.6.1 Abhängigkeit

Viele der oben aufgeführten Substanzen werden wiederholt konsumiert und können so zu einer körperlichen und/oder psychischen Abhängigkeit führen. Eine definierte Abhängigkeit liegt vor, wenn mindestens drei der folgenden Kriterien bestehen:

- Starker Wunsch, die Substanz zu konsumieren (Craving)
- Schwierigkeiten, die Konsummenge und das Konsummuster zu kontrollieren
- Auftreten körperlicher Entzugssymptome
- Es ist eine immer höhere Dosis notwendig, um die gewünschte Wirkung zu erzielen (Toleranzentwicklung).
- Vernachlässigung anderer Aktivitäten zugunsten des Konsums, z. B. Substanzerwerb und -konsum
- Anhaltender Substanzgebrauch trotz schädlicher Folgen

Tab. 10.5 Psychische Störungen und Verhaltensstörungen durch psychotrope Substanzen (nach ICD-10)

Substanzen	ICD-10	Wirkung bzw. Symptome
Alkohol	F10	• Nach höhere Mengen Müdigkeit, Verwirrtheit und Orientierungslosigkeit • Ab 2–3 Promille ist der Körper bereits wie betäubt • Ab 3 Promille und höher kann eine Bewusstlosigkeit eintreten, die lebensgefährlich sein kann
Opioide	F11	• Atemdepression • Miosis • Übelkeit und Erbrechen • Verminderung der Diurese • Blutdruckabfall • Bradykardie • Hustenstillung (antitussiv)
Cannabinoide	F12	Veränderung der Sinneswahrnehmung • Senkung der Schmerzempfindlichkeit • Euphorie • Müdigkeit • Schwindel • Verwaschene Sprache • Mundtrockenheit, reduzierter Tränenfluss • Steigerung des Appetits
Sedativa oder Hypnotika	F13	Müdigkeit, Schläfrigkeit • Schwindel • Verlust von Reflexen • Atemdepression • Kreislaufinstabilität
Kokain	F14	Tachykardie • Hypertonie • Tachypnoe, Bronchodilatation • Mydriasis • Anstieg der Körpertemperatur • Motorische Unruhe, Appetitlosigkeit • Euphorie • Steigerung der Libido • Logorrhö
Andere Stimulanzien, einschließlich Koffein	F15	Koffein regt die Ausschüttung der Stresshormone (Kortison und Adrenalin) an: • Blutdruckanstieg • Tachykardie mit evtl. Palpitationen, Rhythmusstörungen • Schwitzen • Tremor
Halluzinogene	F16	Halluzinogene können tiefgreifende psychische Veränderungen hervorrufen. Typisch ist dabei ein stark verändertes Erleben von Raum und Zeit.
Tabak	F17	• Übelkeit, Erbrechen • Benommenheit
Lösungsmittel	F18	• Schwindel, Benommenheit • Verwaschene Sprache • Instabiler Gang • Illusionäre Verkennungen • Halluzinationen und Wahnvorstellungen • Atemstillstand (je nach Substanz)
Multipler Substanzgebrauch und Konsum anderer psychotroper Substanzen	F19	• Substanzabhängig leichte Symptome bis hin zu lebensgefährliche Verläufe möglich

Ähnlich wie das „Alice im Wunderland-Syndrom"!

10.6.2 Entzugssyndrom

Definition

Als Entzugssyndrom wird jede Form einer körperlichen und/oder psychischen Reaktion verstanden, die bei teilweisem oder kompletten Entzug der betroffenen Substanz auftritt. Das Entzugssyndrom zeigt sich je nach Substanz mit unterschiedlichen Symptomen (➤ Tab. 10.6).

10.7 Panikattacke

Definition

Eine Panikattacke ist eine akut auftretende, vorübergehende Phase, in der Betroffene unter starken Angstgefühlen leiden. Häufig treten diese Attacken zusammen mit weiteren Symptomen auf. Zugrunde liegend lassen sich häufig Phobien oder Angststörungen finden:

- **Spezifische Phobien:** z. B. Spinnenphobie, Angst vor kleinen Räumen, Agoraphobie (Angst vor Menschenmengen, Busfahren, Öffentlichkeit)
- **Soziale Angststörung:** Angst vor Ablehnung oder negativer Bewertung durch andere Menschen in der Umgebung; Angst, sich ungeschickt oder peinlich zu verhalten
- **Generalisierte Angststörung:** diffuse Angstgefühle ohne konkretes Angstobjekt. Es bestehen meist düstere Befürchtungen oder Vorahnungen.

Angst wird häufig als Gefühl erlebt. Oft fühlen sich die Betroffenen eingeengt, unsicher oder ausgeliefert. Zudem können eine übermäßige Sorge um die körperliche und geistige Gesundheit oder wirtschaftliche Existenz auftreten.

Symptome

Plötzlich auftretend:

- Angstgefühle
- Herzrasen, -klopfen
- Schweißausbruch
- Evtl. Druckgefühle auf der Brust
- Tachypnoe mit Atemnot

Maßnahmen

cABCDE

- Vorgehen nach cABCDE-Schema:
  - Vitalparameter prüfen (RR, Puls, SpO_2, AF, ggf. EKG) und alle 3–5 Min. kontrollieren
  - Patient*in beruhigen
  - Wichtig ist die Abklärung körperlicher Ursachen für die bestehenden Symptome.

Therapieansätze

- Verhaltenstherapie
- Progressive Muskelentspannung, Autogenes Training, Atemübungen, Yoga
- Evtl. medikamentös (Benzodiazepine)

10

Tab. 10.6 Psychische Störungen und Verhaltensstörungen durch psychotrope Substanzen: Entzugssyndrome (Einteilung nach ICD-10)

Substanzen	Entzugssyndrom
Alkohol	Das Alkoholentzugssyndrom (ohne Delirium) beginnt meist nach 24–72 Std. nach dem letzten Alkoholkonsum: • Nervosität • Schlafstörungen • Starkes Verlangen, Alkohol zu trinken • Gereiztheit oder Depressionen • Starkes Schwitzen, Zittern • Zerebrale Anfälle • Halluzinationen • Delirium tremens
Opioide	Beim Opioidentzug kommt es nach ca. 3–4 Tagen zum Höhepunkt der Beschwerden: • Übelkeit, Erbrechen, Diarrhö • Kaltschweißig, Schwindel, Zittern • Schlafstörungen • Restless-Legs-Syndrom • Depressives Verhalten • Blutdrucksteigerung • Tachykardie • Tachypnoe • Mydriasis
Cannabinoide	• Magenbeschwerden mit Appetitverminderung • Schlafstörungen • Vermehrtes Schwitzen • Angst • Verärgerung, Aggressivität • Ruhelosigkeit
Sedativa oder Hypnotika	• Schlafstörungen mit Albträumen • Panikattacken • Sprachprobleme • Depression • Zwangsstörungen • Übersteigerte Sinneswahrnehmungen
Kokain	• Schlafstörungen mit extremer Müdigkeit • Selbstzweifel • Gedrückte Stimmung • Ängste
Andere Stimulanzien einschließlich Koffein	• Kopfschmerzen • Schlaflosigkeit, Unruhe • Herzrhythmusstörungen • Seh- und/oder Hörstörungen
Halluzinogene	• Unruhe, Zittern • Schweißausbrüche • Schwächegefühl • Muskel-, Gliederschmerzen • Übelkeit Erbrechen • Kreislaufstörungen • Massive Temperaturschwankungen bis hin zu lebensbedrohlichen Zuständen mit schweren Krampfanfällen • Wesensveränderungen
Tabak	• Reizbarkeit und innere Unruhe • Schlafstörungen • Depressive Verstimmungen • Konzentrationsprobleme • Vermehrter Appetit • Obstipationen

10.8 Suizidalität

Definition

Suizidalität besteht, wenn ein Mensch akut oder wiederkehrend Selbstmordgedanken bzw. -fantasien verspürt. Darüber hinaus können auch Handlungsimpulse oder Selbstmordhandlungen auftreten, unabhängig davon, ob diese erfolgreich sind oder nicht. Die Suizidalität ist häufig Symptom einer meist tiefgreifenden psychischen Erkrankung und stellt kein eigenes Krankheitsbild dar.

Warnsignale

- Bestehen einer schweren, depressiven Episode, einer Suchterkrankung oder einer Schizophrenie
- Zunehmender sozialer Rückzug
- Äußerung von Suizidgedanken, -plänen
- Äußern von Ausweglosigkeit oder Hoffnungslosigkeit
- Vorangegangene Suizidversuche
- Suizid(-versuche) innerhalb der Familie
- Regelung persönlicher Angelegenheiten
- Zuvor schwer verzweifelte Menschen wirken ohne ersichtlichen Grund gefasster und befreiter.
- Symptome der Grunderkrankung

Maßnahmen

CAVE
Bei akuter Suizidalität müssen Patient*innen notfalls unter Anwendung der PsychKHG in einer psychiatrischen Einrichtung zwangseingewiesen werden und die Polizei unter 110 verständigt werden.

PsychKHG ➤ Kap. 10.1

- Bei Verdacht auf Suizidalität müssen Patient*innen immer direkt darauf angesprochen werden. Sehr häufig wird die Gesprächsbereitschaft dankbar angenommen.
- Patient*in nicht alleine lassen
- Unterstützungs- und Hilfsangebote erörtern und suchen

Prüfungsfragen

Prüfungsfragen

Amtsärztliche Frage: „Eine Ihnen unbekannte 62-jährige Patientin kommt zum ersten Mal zu Ihnen in die Praxis. Die Patientin berichtet, dass es ihr nicht gut gehe. Sie könne es nicht weiter beschreiben, aber irgendwas stimme nicht mit ihr. Wie gehen Sie vor?“

Lösungsansatz

Prüfling macht ausführliche Anamnese und erhält folgende Informationen:
- Keine körperlichen Symptome
- Führt seit 30 Jahren eine glückliche Ehe
- Ein Sohn hat vor 6 Monaten die erfolgreiche Firma des Vaters (Patienten) übernommen.
- Der zweite Sohn ist Geschäftsführer einer ebenfalls erfolgreichen Firma und glücklicher Familienvater.
- Die Patientin hat nach eigener Aussage alles erreicht:
  - Alle Wünsche und Ziele im Leben erfüllt
  - Abgezahltes Luxushaus am See
  - Ist viel gereist

Prüfling: „Bei dieser Patientin besteht der Verdacht einer Anpassungsstörung mit akuter depressiver Episode, da sie offensichtlich keine Ziele mehr sieht und auch keine Pflichten und Aufgaben mehr hat, da der Sohn die Firma übernommen hat. Ich frage die Patientin direkt, ob sie Selbstmordgedanken hat."
Antwort: „Ja, hat sie."
Prüfling: „Dann besteht hier der akute Verdacht einer Suizidalität. Ich rufe die Polizei und lasse die Patientin zur Beobachtung in die Psychiatrie bringen."

MERKE

In der Prüfung wird immer direkt entsprechend dem PSychKHG gehandelt und der Schritt mit der alternativen Unterstützung und den Hilfsangeboten übersprungen.

10.9 Schizophrenie

Definition

Schweres psychiatrisches Krankheitsbild, wobei je nach Krankheitsphase Positiv- oder Negativsymptome auftreten können.

INFO

Positivsymptome sind Symptome, die zu dem „normalem Erleben" dazukommen, z.B. Halluzination, Wahn, Gedankeneingebungen, Gedankenausbreitungen.
Negativsymptome sind Symptome, die zu dem „normalem Erleben" fehlen, z.B. Affektverarmung, Demenz, schizophrenes Residuum.

Merkspruch: 6Ás der Negativsymptome

1. **A**logie: Verarmung der Sprache
2. **A**ffektverflachung: reduzierter emotionaler Ausdruck und verminderte Schwingungsfähigkeit
3. **A**pathie: Mangel an Antrieb und Energie
4. **A**nhedonie: Unfähigkeit, Freude zu empfinden
5. **A**sozialität: ein von der anerkannten gesellschaftlichen Norm abweichendes Verhalten
6. **A**ufmerksamkeitsstörung: Beeinträchtigung der Konzentration

Die Hauptsymptome sind gerade in den ersten Jahren der Krankheit das Auftreten einer Positivsymptomatik, inkl. Wahnvorstellungen wie Verfolgungswahn und Halluzinationen sowie das Hören von Stimmen. Im Krankheitsverlauf bildet sich immer mehr eine Negativsymptomatik (schizophrenes Residuum) heraus, wobei die Patient*innen depressive Symptome zeigen und eine deutlich erhöhte Wahrscheinlichkeit zum Begehen eines Suizids besteht.

Maßnahmen

- Die Schizophrenie ist per se zunächst kein Notfall.
- Allerdings können Betroffene im Rahmen des Wahns oder v.a. dann im Rahmen der Negativsymptome eine Gefahr für die eigene Gesundheit oder die Unversehrtheit anderer darstellen.
- In diesem Fall ist eine Zwangsunterbringung nach dem PsychKHG notwendig. Eventuell besteht im akuten Stadium mangelnde Krankheitseinsicht.

10.10 Stupor

Definition

Verminderte Ausdrucksfähigkeit bis hin zu einem Erstarrungszustand des ganzen Körpers bei wachem Bewusstsein. Je nach Ausprägung und Schwere können die Betroffenen teilweise tagelang in einer Bewegungslosigkeit gefangen sein.

Ursachen

- Psychiatrische Krankheitsbilder, z. B. schwere depressive Episoden, Schizophrenie
- Intoxikationen
- Medikamentennebenwirkungen
- Metabolische Entgleisungen
- Neurologische Erkrankungen, z. B. Meningoenzephalitis, Tetanus, Apoplex, Hirndrucksteigerung

Symptome

- Fehlende Mimik
- Bewegungsarmut bis zu Bewegungsunfähigkeit
- Unfähigkeit, mit der Umwelt zu kommunizieren
- Evtl. Exsikkose
- Evtl. Unterernährung

Maßnahmen

Der Stupor kann sich zu einem psychiatrischen Notfall entwickeln, wenn die betroffene Person sich aufgrund der Erstarrtheit nicht mehr selbst versorgen kann und so akut lebensbedrohliche Austrocknung oder Auszehrung mit den entsprechenden Organfolgen auftreten:
- Vitalparameter prüfen (RR, Puls, SpO_2, AF, ggf. EKG) und alle 3–5 Min. kontrollieren
- i. v.-Zugang mit 0,9 % NaCl
- Patient*in zur weiteren Abklärung und symptomatischen Therapie in die Klinik bringen lassen

10.11 Anorexia nervosa

Definition

Die Anorexia nervosa (Syn.: Magersucht) zählt zu den schwerwiegendsten Essstörungen. Sie ist geprägt von dem krankhaften Bedürfnis, das eigene Körpergewicht zu vermindern. Es liegt eine Körperschemastörung vor, bei der die Betroffenen den eigenen Körper oder Körperteile als zu dick wahrnehmen. Früher traten dieses Krankheitsbild sowie die anderen Essstörungen (Bulimia nervosa, Binge-Eating-Störung) vorwiegend bei jugendlichen Mädchen und Frauen auf. In den letzten Jahren sind aber auch zunehmend Jungen und Männer betroffen.

Die Anorexia nervosa kann zu einer lebensbedrohlichen Unterernährung und schwerwiegenden Elektrolytstörungen führen.

Diagnostik

Für die Diagnose einer Anorexia nervosa sind vier Kriterien entscheidend:

- Körperschemastörung (Störung des Selbstbildes)
- Untergewicht (BMI < 17,5 kg/m^2)
- Absichtliche übermäßige Gewichtsreduktion
- Endokrine Störung (sekundäre Amenorrhö etc.)

Symptome bzw. Warnhinweise

- Eingeschränkte Nahrungsaufnahme oder ritualisiertes Essen
- Übermäßige körperliche Aktivität
- Haarausfall und/oder Lanugobehaarung
- Arterielle Hypotonie
- Bradykardie
- Evtl. Herzrhythmusstörungen bei Elektrolytentgleisungen
- Sekundäre Amenorrhö
- Fehlende Brustentwicklung bei jungen Mädchen

cABCDE

Maßnahmen

- Bei vitaler Gefährdung: Vorgehen nach cABCDE-Schema:
  - Vitalparameter prüfen (RR, Puls, SpO_2, AF, ggf. EKG) und alle 3–5 Min. kontrollieren
  - Eine Unterbringung in die Klinik kann je nach Schwerebild notwendig sein.
  - Bei leichteren Fällen sind eine psychiatrische Betreuung und Therapie notwendig.

Register